全国高等职业院校护理类专业第二轮教材

营养与膳食

（供护理、助产等相关专业用）

主　编　聂春莲　王　丹

副主编　赵　琼　张玉领　任　森

编　者　（以姓氏笔画为序）

王　丹（长春医学高等专科学校）

任　森（长沙卫生职业学院）

何清懿（长沙卫生职业学院）

张玉领（江苏护理职业学院）

陆基伟（广东江门中医药职业学院）

陈香郡（重庆医药高等专科学校）

陈敬玲（云南工商学院）

范　宏（承德护理职业学院）

赵　琼（重庆医药高等专科学校）

聂春莲（广东江门中医药职业学院）

徐　莉（江苏医药职业学院）

常　亮（长春医学高等专科学校）

中国健康传媒集团

中国医药科技出版社

内 容 提 要

本教材是"全国高等职业院校护理类专业第二轮教材"之一，系根据高等职业院校护理类专业教学标准的基本要求和课程特点编写而成。内容涵盖营养学基础、膳食结构与平衡膳食、营养调查与评价、不同生理人群的营养与膳食指导、医院常用膳食与营养支持、常见疾病膳食营养防治、膳食营养与肿瘤防治等内容。本教材将知识点通俗化，在知识框架上具有由浅入深的特点，旨在帮助学生更好地学习和掌握课程知识；采用将现代营养学理论与实践相结合的方式进行编写，有助于学以致用。

本教材主要供全国高等职业院校护理、助产等相关专业使用，也可作为参加注册营养师、注册营养技师水平评价考试的参考教材。

图书在版编目（CIP）数据

营养与膳食/聂春莲，王丹主编. —北京：中国医药科技出版社，2023.8（2025.1 重印）.

全国高等职业院校护理类专业第二轮教材

ISBN 978 - 7 - 5214 - 3544 - 3

Ⅰ.①营…　Ⅱ.①聂…②王…　Ⅲ.①膳食营养 - 高等职业教育 - 教材　Ⅳ.①R151.4

中国版本图书馆 CIP 数据核字（2023）第 005622 号

美术编辑　陈君杞
版式设计　友全图文

出版　**中国健康传媒集团** | 中国医药科技出版社
地址　北京市海淀区文慧园北路甲 22 号
邮编　100082
电话　发行：010 - 62227427　邮购：010 - 62236938
网址　www. cmstp. com
规格　889×1194mm $^1/_{16}$
印张　10 $^3/_4$
字数　333 千字
版次　2023 年 8 月第 1 版
印次　2025 年 1 月第 3 次印刷
印刷　北京印刷集团有限责任公司
经销　全国各地新华书店
书号　ISBN 978 - 7 - 5214 - 3544 - 3
定价　**39.00 元**

获取新书信息、投稿、为图书纠错，请扫码联系我们。

为贯彻落实《国家职业教育改革实施方案》《职业教育提质培优行动计划（2020—2023年）》《关于推动现代职业教育高质量发展的意见》等有关文件精神，不断推动职业教育教学改革，对标国家健康战略、对接医药市场需求、服务健康产业转型升级，支撑高质量现代职业教育体系发展的需要，中国医药科技出版社在教育部、国家药品监督管理局的领导下，在本套教材建设指导委员会主任委员西安交通大学医学部李小妹教授，以及长春医学高等专科学校、江苏医药职业学院、江苏护理职业学院、益阳医学高等专科学校、山东医学高等专科学校、遵义医学高等专科学校、长沙卫生职业学院、重庆医药高等专科学校、重庆三峡医药高等专科学校、漯河医学高等专科学校、皖西卫生职业学院、辽宁医药职业学院、天津生物工程职业技术学院、承德护理职业学院、楚雄医药高等专科学校等副主任委员单位的指导和顶层设计下，通过走访主要院校对2018年出版的"全国高职高专院校护理类专业'十三五'规划教材"进行了广泛征求意见，有针对性地制定了第二版教材的出版方案，旨在赋予再版教材以下特点。

1. 强化课程思政，体现立德树人

坚决把立德树人贯穿、落实到教材建设全过程的各方面、各环节。教材编写应将价值塑造、知识传授和能力培养三者融为一体，在教材专业内容中渗透我国医疗卫生事业人才培养需要的有温度、有情怀的职业素养要求，着重体现加强救死扶伤的道术、心中有爱的仁术、知识扎实的学术、本领过硬的技术、方法科学的艺术的教育，为人民培养医德高尚、医术精湛的健康守护者。

2. 体现职教精神，突出必需够用

教材编写坚持现代职教改革方向，体现高职教育特点，根据《高等职业学校专业教学标准》《职业教育专业目录（2021）》要求，以人才培养目标为依据，以岗位需求为导向，进一步优化精简内容，落实必需够用原则，以培养满足岗位需求、教学需求和社会需求的高素质技能型人才准确定位教材。

3. 坚持工学结合，注重德技并修

本套教材融入行业人员参与编写，强化以岗位需求为导向的理实教学，注重理论知识与岗位需求相结合，对接职业标准和岗位要求。在教材正文适当插入临床案例，起到边读边想、边读边悟、边读边练，做到理论与临床相关岗位相结合，强化培养学生临床思维能力和操作能力。

4. 体现行业发展，更新教材内容

教材建设要根据行业发展要求调整结构、更新内容。构建教材内容应紧密结合当前临床实际要求，注重吸收临床新技术、新方法、新材料，体现教材的先进性。体现临床程序贯穿于教学的全过程，培养学生的整体临床意识；体现国家相关执业资格考试的有关新精神、新动向和新要求；满足以学生为中心而开展的各种教学方法的需要，充分发挥学生的主观能动性。

5. 建设立体教材，丰富教学资源

依托"医药大学堂"在线学习平台搭建与教材配套的数字化资源（数字教材、教学课件、图片、视频、动画及练习题等），丰富多样化、立体化教学资源，并提升教学手段，促进师生互动，满足教学管理需要，为提高教育教学水平和质量提供支撑。

本套教材凝聚了全国高等职业院校教育工作者的集体智慧，体现了凝心聚力、精益求精的工作作风，谨此向有关单位和个人致以衷心的感谢！

尽管所有参与者尽心竭力、字斟句酌，教材仍然有进一步提升的空间，敬请广大师生提出宝贵意见，以便不断修订完善！

营养与膳食课程，作为护理专业教育体系中的重要一环，其教学目标与党的二十大报告精神高度契合，即致力于办好人民满意的教育，全面贯彻党的教育方针，落实立德树人根本任务，培养德智体美劳全面发展的社会主义建设者和接班人。在此背景下，教材作为教学的核心载体，其质量直接关系到教育目标的实现与成效。高质量的营养与膳食教材，在传授专业知识和技能的同时，也承载着践行社会主义核心价值观、深化爱国主义、集体主义、社会主义教育的重任，对于培养能够担当民族复兴大任的时代新人具有不可估量的价值。

本课程通过深入理解和科学利用食物中的各类营养素，旨在预防和治疗营养不良及营养缺乏症，并探究营养在促进健康方面的广泛作用。该课程是护理专业的基础课程。通过本课程的学习让高等职业院校护理类专业学生了解营养与健康、营养与疾病的关系，掌握营养学的基础知识，合理营养、平衡膳食方法以及疾病的营养治疗的注意事项，通过合理的营养减少疾病的发生，促进患者康复，延长人们的寿命和提高生命质量。

本课程教材内容的设置根据护理专业岗位需求，结合执业护士考试以及注册营养师水平评价考试对知识、技能和态度的要求构建相关知识体系，重于培养职业能力。全书分为八章，第一章为绪论，概括介绍营养与膳食的基本概念以及营养与人体健康的关系；第二、三章，主要介绍营养学的基础理论知识；第四、五、六章，主要介绍不同生理人群与职业人群的营养特点及营养评价方法，指导人群合理膳食，预防营养性疾病；第七、八章，概述临床营养基本知识以及临床上常见疾病的营养治疗与护理。正文后设三个实训，引导学生实践学习。本教材适用于护理、助产等相关专业学生的营养教育；也可作为参加注册营养师、注册营养技师水平评价考试的参考教材。本书内容由浅入深，力求使营养学知识通俗化，不仅可作为高等学校相关专业公共选修课的教材，还可以作为营养与膳食方面的科普读物，同时也可以作为营养学相关的专业广大师生的教学工具书，食品管理及食品安全相关科研人员的参考书。

由于编者水平所限，书中疏漏及不当之处在所难免，敬请各位专家、同仁和广大读者提出宝贵意见，以便进一步修订和完善。谨致谢意！

编　者
2023 年 5 月

CONTENTS 目录

第一章 绪 论

◎ 学习目标

1. 通过本章学习，重点把握营养、营养素、合理营养与平衡膳食的基本概念；营养与膳食的主要内容、重要性与学习方法。

2. 学会运用所学知识，以严谨的科学态度，正确认识和合理利用各类食物。

人类为了生存需要不断从外界环境中摄取食物，以获得维持生命活动必需的营养素和能量。古语曰"民以食为天"，说明了人类对食物的依存关系。合理的食物构成能增进健康、预防疾病、促进康复，如人体营养失衡、摄入有害物质则会导致机体抵抗力下降、处于亚健康、发生疾病。因此，食物必须含有正常机体生命活动所需的物质，人体摄取、消化、吸收和利用食物中营养物质的过程称为营养。

》 情境导入

情境描述 小明，男，18岁。大学入学体检结果是：身高170cm，体重81kg，血压110/80mmHg。针对饮食方面的问卷显示：他平时喜爱吃肉类、油炸食品、甜点、快餐，很少吃蔬菜；业余时间喜爱玩网络游戏，小学三年级以后除了学校的体育课，平时很少运动。

讨论 1. 小明的饮食习惯是否健康？

2. 确定小明一日的营养需要。

3. 为小明合理选择一日膳食的食物及用量。

一、营养与膳食的基本概念

（一）营养与膳食

1. 营养 从字义上讲"营"的含义是谋求，"养"的含义是养生，营养就是谋求养生。养生是中医学中的术语，即指保养、调养、颐养生命。现代科学对营养的定义是：营养是机体摄取食物，经过消化、吸收、代谢和排泄，利用食物中的营养素和其他对身体有益的成分构建组织器官、调节各种生理功能，维持正常生长、发育和防病保健的过程。

2. 营养素（nutrient） 是指食物中具有营养价值，为正常机体生命活动所需的物质。它存在于天然食物之中，必须是构成机体的成分，或能为机体提供能量，或能维持机体正常的生理功能。目前已知人体必需的营养素有40余种（表1-1）。

表1-1 人体必需的营养素及其他膳食成分

必需的营养素	宏量营养素	蛋白质、脂肪、碳水化合物
	常量元素	钙、磷、钾、钠、镁、硫、氯
	微量元素	铁、碘、锌、硒、铜、铬、锰、钼、钴等
	维生素	维生素A、维生素B_1、维生素B_2、维生素B_6、维生素B_{12}、维生素C、维生素D、维生素E、维生素K、叶酸、生物素、泛酸、烟酸、胆碱
其他膳食成分		膳食纤维、番茄红素、植物固醇、原花青素、姜黄素、大豆异黄酮、叶黄素、花色苷、氨基葡萄糖等

3. 平衡膳食 膳食（diet）又称饮食、饭食，是指机体每天摄入各类食物的总称。由多种食物构成，不但含有足够的能量和人体必需的营养素，而且还保持各种营养素之间平衡的膳食就称为平衡膳食。

4. 合理营养 是指通过平衡膳食达到机体最佳营养状况的生物学过程。平衡膳食是机体达到合理营养的唯一方式，合理营养对人的健康有着十分重要的影响，合理营养与平衡膳食简称为合理膳食。

5. 营养学 是研究人体营养过程及影响因素的规律，以及改善生存质量的措施，探讨人类营养与健康关系的一门综合性学科。

（二）膳食营养素参考摄入量

膳食营养素参考摄入量（dietary reference intakes，DRIs）是为了保证人体合理摄入营养素，避免缺乏和过量，在推荐膳食营养供给量的基础上发展起来的每日平均膳食营养素摄入量的一组参考值。

1. 平均需要量（EAR） 是指某一特定性别、年龄及生理状况群体中的所有个体对某种营养素需要量的平均值，即某一特定人群按照平均需要量水平摄入，可以满足这一群体中50%个体需要量的水平。

2. 推荐摄入量（RNI） 是指可以满足某一特定性别、年龄及生理状况群体中绝大多数个体（97%～98%）需要量的某种营养素的摄入水平。长期按推荐摄入量水平摄入，可以满足绝大多数个体对某种营养素的需要，维持组织中有适当的营养素储备和保证机体健康。平均摄入量相当于传统意义上的供给量。推荐摄入量的主要用途是作为个体每日摄入该营养素的目标值。

3. 适宜摄入量（AI） 是通过观察或实验获得的健康人群对某种营养素的摄入量。当某种营养素的个体需要量研究资料不足而不能计算出平均需要量，从而无法推算推荐摄入量时，可通过设定适宜摄入量来代替推荐摄入量。例如纯母乳喂养的足月产健康婴儿，从出生到6个月，他们的营养素全部来自母乳，故母乳中的营养素含量就是婴儿所需各种营养素的适宜摄入量。适宜摄入量和推荐摄入量的主要用途一样，可作为个体每日摄入某种营养素的目标值。

4. 可耐受最高摄入量（UL） 是某种营养素或食物成分的每日摄入量的安全上限，是一个健康人群中几乎所有个体都不会产生毒副作用的最高摄入量。UL的主要用途是避免个体对某种营养素摄入过高而造成危害。

5. 宏量营养素可接受范围（AMDR） 是指脂肪、蛋白质和碳水化合物理想的摄入量范围，该范围可以满足这些必需营养素的需要，并且有利于降低非传染性慢性病的发生危险，常用占能量摄入量的百分比表示。其显著的特点之一是具有上限和下限。

二、营养与膳食的发展简史

人类为了生存、生活和生产劳动，必须每天摄取食物，得到必要的营养。所以自从有了人类便有了对饮食营养的探索。人类在漫长的生活实践中，对饮食营养的认识由感性上升到理性，产生了营养学。随着社会经济和科学技术的发展，营养学也得到不断地进步和完善。

（一）我国古代的营养学

中国作为一个文明古国，其营养学的发展与其他自然科学一样，历史悠久，源远流长。早在公元前约1046—公元前771年的西周时期，官方医政制度就将医学分为四大类：食医、疾医、疡医和兽医。食医排在诸医之首，是专门从事饮食营养的医生，也可以说是世界上最早的营养师。在战国至西汉时期编写的中医经典著作《黄帝内经》中，已经对膳食平衡的概念进行了精辟的论述，对人们由摄取食物获得营养以维持正常活动有了明确的认识，强调"五谷为养，五果为助，五畜为益，五菜为充，气味合而服之，以补精益气"的原则，可以认为是世界上最早的"膳食指南"。唐代名医孙思邈在饮食养生方面，强调顺应自然，特别要避免"太过"和"不足"的危害，与现代膳食平衡的观点非常接近。孙思邈还明确提出了"食疗"的概念。他认为就食物功能而言，"用之充饥则谓之食，以其疗病则谓之药"。在《神农本草经》和《本草纲目》等中医学经典中记载有数百种食物的性质和对人体的影响。此外，历史上还有《食经》《千金食治》等书籍，都反映了我国古代在营养学方面的成就。

（二）我国现代营养学的发展

我国现代营养学初创于 20 世纪早期，其发展可以分四个历史阶段。这些阶段的形成既受到国际营养学和其他相关科学发展的影响，也和我国不同时期的政治、经济和社会生活密切联系在一起。

第一阶段：萌芽时期 即 20 世纪初到 1923 年。我国营养研究最早开始于医学院及医院，一些学者对大豆、荔枝及其他食物进行了初步分析。这一时期虽然实验设备简陋，成就不大，但却开创了我国现代营养学的研究。

第二阶段：成长时期 即 1924—1937 年。在此时期内，中国的营养学、生物化学及其他各门科学都有很大发展。北京协和医学院生化系主任吴宪等在营养研究方面起了带头作用，同时燕京大学化学系、上海雷斯德医学研究所、北京大学农学院营养室等机构也都相继建立。1927 年，《中国生理学》杂志问世，开始刊载营养论文。此外，《中华医学》杂志、《中国化学会会志》以及北平农学院的《营养专报》《中国科学社生物研究所论文丛刊》等刊物也间或有营养论文发表，营养研究在此期间有了长足的进步。

第三阶段：动荡时期 即 1938—1949 年。此时战乱不断，我国各学术机关纷纷西迁，设备器材大多简陋，图书资料也无法补充，研究队伍也不整齐。但由于营养科学工作者多能刻苦奋斗，克服种种困难，亦取得了许多营养学研究成果。如成都的前中央大学医学院生化科、华西大学医学院生化科、四川大学农学院营养研究室等都作出了突出的贡献，推进了营养学在此期间的发展。1939 年，中华医学会提出了我国第一个营养素供给量——中国人民最低营养需要量的建议。1941 年和 1945 年，中央卫生实验院先后召开了全国第一次、第二次营养学会议，并于第一次全国营养学会议上酝酿组织成立中国营养学会，1945 年中国营养学会正式成立。《中国营养学》杂志亦在第二年正式出刊，但于出版两卷后停刊。

第四阶段：发展时期 1949 年之后，中国营养学进入一个空前发展时期。在建立专业机构队伍、进行科学研究、防治营养缺乏病等方面做了大量工作，取得显著成绩。营养学研究经过长期的发展，已经形成了一个系统的、包含多个研究领域的独立学科。在宏观和微观两个方面的研究工作都得到不断的扩展和深入。

早先，营养工作主要针对当时比较紧迫的实际问题展开，先后进行了"粮食适宜碾磨度""军粮标准化""5410 豆制代乳粉"以及"野菜营养"等研究。1952 年我国出版第一版《食物成分表》，至今已多次更新和改进；1956 年创刊了《营养学报》；1959 年对全国 26 省市的 50 万人进行了四季膳食调查；1962 年提出了中华人民共和国成立后第一个营养素供给量建议；1982—2002 年，每隔十年进行一次全国性营养调查；1988 年中国营养学会修订了每人每日膳食营养素供给量并于 1989 年发布《中国居民膳食指南》。

在此期间，我国的营养工作者进行了一些重要营养缺乏病的防治研究，包括癞皮病、脚气病、碘缺乏病及佝偻病等，并结合对克山病及硒中毒病的防治研究，提出了人体硒需要量，得到各国营养学界的认可和采用。中国营养学会在 1997 年修订了《中国居民膳食指南》，并发布了《中国居民平衡膳食宝塔》，广泛开展了营养知识的普及宣传。2000 年我国第一部《中国居民膳食营养素参考摄入量（DRIs）》的公布，标志着我国营养学在理论研究和实践运用的结合方面又迈出了重要的一步。

从理论研究的角度，我国营养工作者开展了广泛和深入的工作。在宏观研究方面，对营养素生理功能的认识逐步趋于完善和系统化。一方面对营养素缺乏造成的身体和智力损害有了更深入的了解，另一方面对膳食成分和营养素摄入在预防慢性疾病、提高机体适应能力以及延缓衰老方面的意义有诸多发现。在微观研究方面，对营养素生理作用的认识已由器官组织水平推进到亚细胞结构及分子水平。叶酸、维生素 B_{12}、维生素 B_6 与出生缺陷及心血管疾病相关联的研究，肥胖等慢性病的发病机制研究已深入到分子和"组学"水平；维生素 E、维生素 C、胡萝卜素及硒、锌等在体内的抗氧化作用及有关细胞机制和分子机制的研究也都有新的进展。

三、营养与膳食的主要内容

营养与膳食侧重于从膳食的角度来探讨营养素、食物和膳食因素对人体健康及各种疾病的影响，以及人体在健康和疾病状态下对各种营养素和食物的需求，探讨如何制定合理的日常膳食和治疗膳食食谱，以达到促进健康，延长寿命的目的。

四、营养与膳食的重要性

国民营养与健康状况是反映一个国家或地区的经济与社会发展水平、卫生保健水平和人口素质的重要指标。合理营养是健康的物质基础，对于维护和促进健康、增进国民体质、提高机体的抗病能力和劳动效率、降低死亡率以及延年益寿均有重要作用。相反，营养失衡会危害健康，甚至引发疾病，如肥胖、高脂血症、糖尿病等"富裕病"，蛋白质－能量营养不良、佝偻病、缺铁性贫血等营养缺乏病。

对手术患者而言，合理营养可以提高机体抗病、支持手术和术后康复的能力，并能减少并发症；对于代谢性疾病，合理营养可以起到调整代谢、治疗疾病的重要作用。中医学认为医食同源、药食同根，表明合理营养和使用药物对于治疗疾病有异曲同工之处。

衰老是生命周期的必然趋势。衰老的进程受环境、遗传等因素的影响，其中营养是极为重要的因素之一。营养不良或营养过剩、代谢紊乱均可加速衰老，并推进疾病发生的进程，平衡膳食、合理营养有助于延缓衰老、预防疾病。

五、营养与膳食的学习方法

（一）深入浅出地灌输营养知识

我们要考虑自身的知识水平及需求，不能一味追求高深的理论。老师要本着"深入浅出，注重实用"的原则安排理论教学。各大营养素的教学安排也秉承这样的思路。让学生及时全面地掌握相关知识，紧跟学科的最新动态，有利于他们应对今后工作生活中的相关问题。

（二）注重教学与生活相联系

营养与膳食是与人们的日常生活密切相关的一门学科，现在的人们也越来越关注营养问题。对学生而言，丰富的营养学知识也有助他们在将来的工作中更好地为他人服务。因此在教学中，我们不仅用深入浅出的讲解激起学生对这门课程的兴趣，还注重教学内容与日常生活的结合，引导他们主动关注身边的营养问题，这样的教学方式可以起到事半功倍的效果。

（三）教学内容与学生的需求相联系

将教学内容与学生的需求相结合以激发学生学习兴趣。比如上课时结合公共营养学的基础知识，进行分组讨论。

（四）引导学生活学活用

相对于其他专业学科而言，营养与膳食是最适于与生活相联系的课程。比如，学习了维生素 A 的生理功能后，当你遇到看电视、玩电脑后感觉眼睛干涩，秋冬季呼吸道容易感染之类的问题时，你就知道应该多吃橙黄色蔬菜，比如南瓜、胡萝卜、西红柿等，以补充维生素 A。

现在的学生都会通过网络了解外面的世界，而网络上会流传很多与营养学有关的观点模糊甚至错误的文章。所以讲完相关知识点后，我都会引进一个环节"是真的吗？"让同学们对网络流传的观点展开讨论，分辨真伪。此环节既提高了同学们的思辨能力，又能利于同学们更好地掌握营养学知识。

目标检测

答案解析

一、单选题

1. 平均摄入量是指能满足（　　）成员的营养需要的营养摄入量

　　A. 50%　　　　　　　　B. 60%　　　　　　　　C. 80%

　　D. 95%　　　　　　　　E. 65%

2. 下列属于宏量营养素的是（　　）

　　A. 蛋白质　　　　　　　B. 维生素　　　　　　　C. 膳食纤维

　　D. 生物素　　　　　　　E. 矿物质

二、思考题

膳食营养素参考摄入量包含哪些指标？各有什么含义与应用？

（聂春莲）

书网融合……

本章小结　　　　　　　　微课

第二章　营养学基础

第一节　蛋白质

PPT

>> 情境导入

    情境描述　刘先生，30岁，身高177cm，体重95kg。体检发现胆固醇偏高，低密度脂蛋白（LDL）160mg/dl，不吸烟。由于工作忙碌，很少吃早餐；午餐经常以汉堡、炸鸡腿、薯条、咖啡、奶茶等快餐为主，而且吃饭速度很快；晚餐则多是商务宴请，经常大量饮酒。他也试着改变自己的生活方式，但是由于工作繁忙总是无法实现。

    讨论　1. 分析刘先生的饮食和生活方式存在的健康问题。

            2. 针对刘先生的现状，给出一份健康指导建议。

    蛋白质（protein）是一切生命的物质基础，动植物的每一个细胞都有蛋白质构成。蛋白质是由碳、氢、氧、氮、硫等元素组成的有机化合物，约为体重的16%。体内所有蛋白质都在不断更新，包括合成和分解两部分，人体每日更新其总量的1%～2%。

一、蛋白质的分类

    蛋白质的化学结构非常复杂，大多数蛋白质的化学结构尚未阐明，因此无法根据蛋白质的化学结构进行分类。在营养学上常按营养价值分类。

    1. 完全蛋白质　指所含必需氨基酸种类齐全、数量充足、比例适当，不但能维持成人的健康，并能促进儿童生长发育的蛋白质，如乳类中的酪蛋白、乳白蛋白，蛋类中的卵白蛋白、卵磷蛋白，肉类中的白蛋白、肌蛋白，大豆中的大豆蛋白，小麦中的麦谷蛋白，玉米中的谷蛋白等。

    2. 半完全蛋白质　指所含必需氨基酸种类齐全，但有的数量不足，比例不适当，可以维持生命，但不能促进生长发育的蛋白质，如小麦中的麦胶蛋白等。

    3. 不完全蛋白质　指所含必需氨基酸种类不全，既不能维持生命，也不能促进生长发育的蛋白质，如玉米中的玉米胶蛋白、动物结缔组织和肉皮中的胶质蛋白、豌豆中的豆球蛋白等。

二、蛋白质的消化、吸收和代谢

    食物蛋白质未经消化不能吸收，被水解成氨基酸才能被吸收。胃内消化蛋白质的酶是胃蛋白酶，小肠是蛋白质消化的主要部位。食物蛋白质在小肠内消化主要依赖于胰腺分泌的各种蛋白酶，包括胰蛋白酶、糜蛋白酶等。食物蛋白质被水解为可被吸收的氨基酸，吸收的氨基酸在体内主要是用来合成人体蛋白质，未被吸收的氨基酸经过分解代谢合成尿素后，经肾脏随尿排出。

氮平衡是指氮的摄入量和排出量的关系，可用下式表示：

$$B = I - (U + F + S) \tag{2-1}$$

式中，B 代表氮平衡；I 代表摄入氮；U 代表尿氮；F 代表粪氮；S 代表皮肤等的氮损失。

蛋白质不能在机体内蓄积储存，过多的蛋白质只能以尿素排出。当摄取的氮多于排出的氮时，认为是正氮平衡，生长期的新生儿、婴儿、幼儿、儿童、青少年、孕妇等人群应该维持正氮平衡；当摄取氮少于排出氮时，则认为是负氮平衡，老年人、消耗性疾病患者往往处于负氮平衡，此时应注意减轻或改变负氮平衡，以保持健康，促进疾病康复和延缓衰老。健康的成人应该是维持氮平衡。

三、蛋白质的主要生理功能

1. 构成、修补和更新机体组织 蛋白质是构成机体组织的重要成分，是人体组织更新和修补的主要原料。人体的每个组织如毛发、皮肤、肌肉、骨骼、内脏、大脑、血液、神经、激素等都是由蛋白质组成的。成人体内蛋白质含量占体重的 16% ~ 19%，其中 3% 的蛋白质参与组织更新。无论机体是否摄入足量蛋白质，机体都会进行蛋白质的分解和合成。

当摄入氮等于排出氮时，机体处于零氮平衡，摄入的氮主要参与组织蛋白的更新，见于正常成年人；若摄入氮大于排出氮时，则为正氮平衡，摄入的氮除维持组织更新外，主要用于合成新的组织，满足机体生长发育，见于婴幼儿、孕妇、乳母及疾病恢复期患者；摄入氮小于排出氮时，为负氮平衡，此时机体组织蛋白被降解，见于饥饿、慢性消耗性疾病患者。

2. 构成人体各种生理活性物质 人体内大多数生理活性物质是由蛋白质构成的，包括合成代谢和分解代谢中起重要作用的酶；许多调节生理功能的激素如胰岛素、生长激素、甲状腺素等；能抵御外来微生物及有害物质入侵的抗体、补体、细胞因子；血液和细胞膜中担负着各类物质的运输和交换的血红蛋白等。此外，蛋白质还参与血液凝固、视觉形成、肌肉运动、维持机体内渗透压、构成神经递质及胶原蛋白等活动。

3. 提供必需氨基酸 必需氨基酸是人体不能合成或合成速度不能满足机体需要，必须由膳食提供的氨基酸。

4. 提供能量 蛋白质的供能是由体内一小部分不能再利用的以及由膳食摄入的不符合合成需要的蛋白质氧化而产生。1g 食物蛋白质在体内氧化可产生 16.7kJ（4.0kcal）的能量。

四、蛋白质的组成和必需氨基酸

蛋白质主要由碳、氢、氧、氮等化学元素组成，是一类重要的生物大分子，所有蛋白质都是由 20 种不同氨基酸连接形成的多聚体，在形成蛋白质后，这些氨基酸又被称为残基。

将氨基酸连接起来的键称为肽键（—CO—NH—）。通常将 10 个以下氨基酸组成的肽叫寡肽，11 个以上氨基酸组成的肽称为多肽。由 2 个或 3 个氨基酸组成的肽分别为二肽、三肽，如谷胱甘肽是由谷氨酸、半胱氨酸、甘氨酸构成的三肽。

1. 必需氨基酸 是指人体不能合成或合成速度不能满足机体需要，必须由食物供给的氨基酸。构成人体蛋白质的氨基酸中，有 9 种为必需氨基酸，包括异亮氨酸、亮氨酸、赖氨酸、蛋氨酸、苯丙氨酸、苏氨酸、色氨酸、缬氨酸和组氨酸。组氨酸是婴儿的必需氨基酸。

2. 条件必需氨基酸 又称半必需氨基酸，是指在正常情况下能够在体内合成并满足机体需要，但在某些特殊情况下，由于合成能力有限或需要量增加，不能满足机体需要，必须从食物中获取的氨基酸。如半胱氨酸和酪氨酸在体内可分别由蛋氨酸和苯丙氨酸转变而成，当食物能提供足够的蛋氨酸和苯丙氨酸时，可不摄入半胱氨酸和酪氨酸，但是当膳食中蛋氨酸和苯丙氨酸供给不足，或由于某些原因机体不能转化（如苯丙酸尿症患者）时，半胱氨酸和酪氨酸就必须从食物中获取。因此，在计算氨基酸的需要量的时候，常将蛋氨酸和半胱氨酸、苯丙氨酸和酪氨酸合并计算。

3. 非必需氨基酸　即人体可以自身合成，不一定需要从食物中直接供给的氨基酸。

五、食物蛋白质营养学评价

1. 蛋白质含量　是一个基础指标。常见食物的蛋白质含量为：谷类 40g/500g，豆类 150g/500g，蔬菜（5～10）g/500g，肉类 80g/500g，蛋类 60g/500g，鱼类（50～60）g/500g。食物中蛋白质含量测定一般用凯氏定氮法，先测定食物中的氮含量，再乘以由氮换算成蛋白质的换算系数，即可以得到食物蛋白质的含量。一般来说，食物中含氮量占蛋白质的 16%，其倒数为 6.25，所以由氮计算蛋白质的换算系数为 6.25。

2. 蛋白质的消化率　是指食物蛋白质可被消化酶分解的程度。蛋白质的消化率越高，被机体吸收利用的可能性越大，其营养价值也越大。

$$蛋白质消化率(\%)=食物氮-(粪氮-粪代谢氮)\times100\% \qquad (2-2)$$

上式的计算结果又称为蛋白质的真消化率。

粪代谢氮（又称粪内源氮）是指肠道黏膜脱落的上皮细胞和死亡的肠道微生物所含的氮，一般以（0.9～1.2）g/d 计。在实际工作中，往往不考虑粪代谢氮。不计算粪代谢氮的蛋白质消化率，则称为表观消化率。

常见食物的蛋白质消化率：奶类 97%～98%，肉类 92%～94%，蛋类 98%，米饭 82%，面包 79%，马铃薯 74%，玉米窝头 66%。

3. 蛋白质利用率　常用的蛋白质利用率包括生物价和蛋白质净利用率。

（1）生物价（BV）　是指食物蛋白质在体内被吸收后，在体内储留的氮量与吸收的氮量之间的比值，即表示蛋白质被吸收后，在体内被利用的程度。生物价是表示蛋白质在机体真正被利用情况的最常用指标。

$$生物价(\%)=\frac{储留氮}{吸收氮}\times100\% \qquad (2-3)$$

$$吸收氮=食物中含氮总量-(粪氮-粪代谢氮) \qquad (2-4)$$

$$储留氮=氮的吸收量-(尿氮-尿内源氮) \qquad (2-5)$$

尿内源氮来源于尿道黏膜脱落的上皮细胞和尿内微生物所含的氮。蛋白质的生物价受多种因素影响，实验条件不同，实验结果可以有很大的出入。如饲料中蛋白质的含量不同可以很大程度地影响实验结果，对动物生长发育情况也有很大影响。常见食物的蛋白质生物价：鸡蛋 94%，牛奶 90%，鱼 83%，牛肉 76%，猪肉 76%，大米 77%，玉米 60%，花生 59%，高粱 56%。

（2）蛋白质净利用率（NPU）　可反映摄入蛋白质在体内被利用的情况，是指在一定条件下，体内储留蛋白质在摄入蛋白质中所占的比例。

$$蛋白质净利用率(\%)=生物价\times消化率=\frac{储留氮}{食物氮}\times100\% \qquad (2-6)$$

结合蛋白质含量、蛋白质消化率、蛋白质利用率三者可以较全面地评价蛋白质的营养。即食物蛋白质的营养价值可以用食物蛋白质含量×蛋白质净利用率表示。例如，评价 500g 鸡蛋蛋白质的营养价值可以计算为 60g/500g（蛋类蛋白质含量）×98%（鸡蛋蛋白质消化率）×94%（鸡蛋蛋白质生物价）=

55.3g/500g；而评价 500g 大米蛋白质的营养价值可以计算为 40g/500g（大米蛋白质含量）×82%（米饭蛋白质消化率）×77%（大米蛋白质生物价）=25.3/500g，显然鸡蛋的蛋白质营养价值较好。

4. 蛋白质功效比值　是用处于生长发育中幼小动物增长的体重（g）与摄入蛋白质的量（g）的比值来表示蛋白质在体内被利用的程度。一般将初断奶的大鼠用含有 9% 蛋白质的饲料喂养 28 天，然后计算相当于动物每摄入 1g 蛋白质所增加的体重。增加较多者，蛋白质营养价值较高。

$$蛋白质功效比值 = 动物体重增加量(g)摄入食物蛋白质量(g) \tag{2-7}$$

5. 氨基酸评分　是指被测食物中某种必需氨基酸的实际含量与参考蛋白质中该种氨基酸的含量之比。被测食物中各种必需氨基酸与参考蛋白质模式的一系列比值就是该种蛋白质的氨基酸评分。氨基酸评分反映蛋白质构成和利用率的关系，能够发现限制氨基酸。

$$氨基酸评分 = \frac{被测食物蛋白质每克氮(mg)}{参考蛋白质每克氮(mg)} \times 100\% \tag{2-8}$$

氨基酸评分方法简单，缺点是没有考虑食物蛋白质的消化率。

$$经消化率修正的氨基酸评分 = 氨基酸评分 \times 真消化率 \tag{2-9}$$

六、蛋白质与健康的关系

1. 缺乏的危害　长期摄入蛋白质不足、消化吸收不良和需要量增加会导致机体出现负氮平衡，引起体重减轻、贫血、免疫和应急能力下降、血浆蛋白含量下降，尤其是清蛋白降低，并出现营养性水肿。蛋白质缺乏在成人和儿童中都有发生，但处于生长阶段的儿童更为敏感，易患蛋白质 – 能量营养不良。

2. 过量的危害　蛋白质尤其是动物性蛋白摄入过多会对人体产生危害。蛋白质大量分解产生的酸性代谢产物会增加肝、肾的负担，造成肝、肾肥大。大量的蛋白质堆积会导致机体脱水、脱钙、痛风，氨基酸可引起氨基酸中毒；代谢产物中的含硫氨基酸过多，会加速骨骼中钙的丢失，易产生骨质疏松；对水和无机盐代谢不利而引起泌尿系统结石和便秘。

七、蛋白质的食物来源与供给量

蛋白质广泛存在于动植物性食物中。动物性蛋白质质量好、利用率高，但同时富含饱和脂肪酸和胆固醇，而植物性蛋白利用率较低。因此，注意蛋白质互补，适当进行搭配是非常重要的。我国由于以植物性食物为主，所以成人蛋白质推荐量为 1.16g/（kg·d）。中国营养学会推荐成人蛋白质的 RNI 为：男性 65g/d，女性 55g/d。

含蛋白质较多、蛋白质质量较好的食物为肉类、鱼类、奶类、蛋类、干豆类。肉类蛋白质含量为 10.0%～30.0%，奶类为 1.5%～3.8%，蛋类为 11.0%～14.0%，干豆类为 20.0%～49.8%。大豆可提供丰富的优质蛋白质，其对人体健康的益处也越来越被认可；牛奶也是优质蛋白质的重要食物来源，我国人均牛奶的年消费量很低，所以应大力提倡我国各类人群增加牛奶和大豆及其制品的消费量。

第二节　脂　类

PPT

脂类（lipids）是一类不溶于水而溶于有机溶剂的化合物，包括脂肪（fat）和类脂（lipoids）以及它们的衍生物。脂类是人体必需的营养物质，在正常人体中脂类占 14%～19%。

一、脂类的分类

脂肪也称中性脂肪，是由甘油和各种脂肪酸链脱水形成的甘油三酯的混合物。人体内的脂肪主要分布在腹腔、皮下以及肌肉纤维之间。

1. 脂肪酸 按照碳链长度可以分为长链脂肪酸（14～24 碳）、中链脂肪酸（8～12 碳）和短链脂肪酸（6 碳以下）。食物中的脂肪酸多数以 18 碳为主。脂肪酸的碳链越长，饱和程度越高，其熔点也越高。按照其含有的不饱和键的数量分为饱和脂肪酸、单不饱和脂肪酸和多不饱和脂肪酸（PUFA）。动物脂肪中多含饱和脂肪酸，常温下为固态，故称为脂；植物脂肪多含不饱和脂肪酸，熔点低，常温下为液态，故称为油。按空间结构分类，脂肪酸可分为顺式脂肪酸和反式脂肪酸。在自然状态下，大多数的不饱和脂肪酸为顺式脂肪酸，只有少数为反式脂肪酸（主要存在于牛奶和奶油中）。将不饱和脂肪酸的不饱和双键与氢结合变成饱和键，随着饱和程度的增加，液态油可变为固态脂，这一过程称为氢化。氧化作用一方面可以提高脂肪的抗氧化作用（饱和脂肪酸对氧化的耐受性高于不饱和脂肪酸），另一方面可以改变脂肪中脂肪酸的空间结构，如植物油氢化过程中，其中有一些未被饱和的不饱和脂肪酸的空间结构发生变化，由顺式转化为反式，成为反式脂肪酸。而反式的不饱和脂肪酸不具有必需脂肪酸的生物活性。反式脂肪酸的含量一般随植物油的氢化程度增高而增加，如人造奶油可能含 7%～18% 的反式脂肪酸。

2. 必需脂肪酸（EFA） 某些多不饱和脂肪酸是人体生长发育与正常生理活动所必需的，人体不能自身合成，必须依靠食物供给，故称为必需脂肪酸。一般认为，必需脂肪酸有亚油酸和亚麻酸。

3. 磷脂 除甘油三酯外，磷脂是体内最多的脂类。磷脂按其组成结构可以分为两类：一类是磷酸甘油酯，即甘油三酯中一个或两个脂肪酸被磷酸或含磷酸的其他基团所取代的一类脂类物质，常见卵磷脂、脑磷脂、肌醇磷脂等，其中最重要的是卵磷脂，它是由一个磷酸胆碱基团取代甘油三酯中一个脂肪酸而形成的；另一类是神经鞘磷脂，其分子结构中含有脂肪酰基、磷酸胆碱和神经鞘氨醇，但不含甘油。神经鞘磷脂是膜结构的重要磷脂，它与卵磷脂并存于细胞膜外侧。人红细胞膜的磷脂中 20%～30% 为神经鞘磷脂。

4. 固醇类 是一种重要的甾醇化合物，广泛存在于动物和植物食物中。最重要的固醇类物质是胆固醇。

胆固醇是细胞膜的重要成分，也是人体内许多重要活性物质的合成材料，如胆汁、睾酮、肾上腺素等，因此肾上腺皮质中胆固醇含量很高。胆固醇还可在体内转变成 7 - 脱氢胆固醇，后者在皮肤中经紫外线照射可转变为维生素 D_3。

人体自身可以合成内源性胆固醇，主要在肝脏和小肠内合成。人体胆固醇合成代谢受能量及胆固醇摄入的多少、膳食脂肪摄入的种类、甲状腺素水平、雌激素类水平、胰岛素水平等影响和调节。体内胆固醇增多时可负反馈抑制肝及其他组织中胆固醇合成限速酶的活性，使胆固醇的合成降低。碳水化合物和脂肪等分解产生的乙酰辅酶 A（acetyl - CoA）是体内各组织合成胆固醇的主要原料。研究表明，人体内的胆固醇水平升高主要是因为内源性胆固醇合成增加。

二、脂类的消化、吸收和代谢

1. 脂肪 必须分解为甘油和脂肪酸才能被人体吸收。脂肪先被胆汁乳化成为乳糜微粒，后经胰脂酶水解成为甘油、脂肪酸，再吸收进入肠黏膜细胞，在细胞内重新合成甘油三酯，与蛋白质结合，形成脂蛋白（乳糜微粒、低密度脂蛋白）进行转运。甘油单酯和长链脂肪酸在小肠黏膜细胞中重新合成甘油三酯，加上磷脂、胆固醇和蛋白质形成乳糜微粒，从淋巴管到全身，最后到肝脏。

极低密度脂蛋白（VLDL，前 β - 脂蛋白）由食物中的脂肪和内源性脂肪、蛋白质等构成，反映血浆中甘油三酯的浓度。VLDL 随血流不断供给机体需要，随着其中甘油三酯的减少，同时聚集了血中的胆固醇，形成胆固醇多而甘油三酯少的低密度脂蛋白（LDL）。LDL 可以满足机体对各种脂类的需要，反映胆固醇的血浆浓度。但低密度脂蛋白过多可以引起动脉粥样硬化等疾病。体内还可合成高密度脂蛋白（HDL，α-脂蛋白），其主要功能是将体内的胆固醇、磷脂运回到肝脏进行代谢，因此起到有益的保护作用。

2. 胆固醇 可以直接被吸收；胆固醇酯需要先被水解为胆固醇和脂肪酸再分别吸收。

3. 磷脂 其消化和吸收与甘油三酯相似。

三、脂类的生理功能

1. 构成人体组织，参与生物活性物质的合成 脂类是机体组织的重要组成成分，脂类以多种形式存在于体内，占正常人体重的 10%～20%。如皮下脂肪、肠系膜、大网膜，可以保护和固定重要器官，缓冲机械压力。体内脂类还可转化为多种生物活性物质，如胆固醇在体内可转变成肾上腺皮质激素、性激素、胆汁酸盐和维生素 D 等。

2. 供能和贮能 人体正常生命活动所需能量的 20%～30% 是由脂肪提供。脂肪也是人体内主要的贮能物质，当机体摄入能量过多或不能被及时利用时，则以脂肪的形式储存在体内。

3. 提供必需脂肪酸 亚油酸是人体不能合成的必须由食物供给的必需脂肪酸。亚油酸缺乏，将使生长停滞、体重减轻、皮肤呈鳞状并使肾脏受损。婴儿可能患湿疹。植物油中，如玉米油、葵花籽油、红花油、大豆油中亚油酸含量超过 50%。亚油酸在人体内的产热量应占总产热量的 3% 为宜。

4. 促进脂溶性维生素的吸收 膳食中脂溶性维生素常与脂肪并存，如鱼油及肝脏脂肪富含维生素 A、维生素 D，麦胚芽油含丰富的维生素 E。因此，脂肪不仅是脂溶性维生素的重要来源，而且还有利于脂溶性维生素的吸收。若长期缺乏或脂肪吸收不良，可造成脂溶性维生素吸收障碍，并引起脂溶性维生素缺乏症。

5. 促进食欲及增加饱腹感 脂肪在烹调时可增加食物的色、香、味，增进食欲。膳食中油脂多，可刺激产生抑胃素，抑制胃肠蠕动，延迟胃的排空，增加饱腹感。

6. 其他 脂肪组织还可起到保持体温、润肠缓泻、保护内脏器官的作用，产生代谢水等。

四、必需脂肪酸

必需脂肪酸是指机体不能合成，必须从食物中摄取的脂肪酸。早期认为亚油酸、亚麻酸和花生四烯酸是必需脂肪酸，现在认为人体的必需脂肪酸是亚油酸和 α-亚麻酸两种。亚油酸作为其他 $n-6$ 系列脂肪酸的前体可在体内转变生成 γ-亚麻酸、花生四烯酸等 $n-6$ 系的长链多不饱和脂肪酸。α-亚麻酸则作为 $n-3$ 系脂肪酸的前体，可转变生成二十碳五烯酸（EPA）、二十二碳六烯酸（DHA）等 $n-3$ 系脂肪酸。必需脂肪酸在体内有多种生理功能，主要如下。

1. 构成线粒体和细胞膜的重要组成成分 必需脂肪酸参与磷脂的合成，并以磷脂的形式存在于线粒体和细胞膜中。人体缺乏必需脂肪酸时，细胞对水的通透性增加，毛细血管的脆性和通透性增高，皮肤出现水代谢紊乱，出现湿疹样病变。

2. 合成前列腺素的前体 前列腺素存在于许多器官中，有多种多样的生理功能，如抑制甘油三酯水解、促进局部血管扩张、影响神经刺激的传导等，作用于肾脏影响水的排泄等。

3. 参与胆固醇代谢 胆固醇需要和亚油酸形成胆固醇亚油酸酯后，才能在体内转运，进行正常代谢。如果必需脂肪酸缺乏，胆固醇则与一些饱和脂肪酸结合，由于不能进行正常运转代谢，而在动脉沉积，形成动脉粥样硬化。

4. 参与动物精子的形成 膳食中长期缺乏必需脂肪酸，动物可出现不孕症，授乳过程也可发生障碍。

5. 维护视力 α-亚麻酸的衍生物二十二碳六烯酸（DHA），是维持视网膜光感受体功能所必需的脂肪酸。α-亚麻酸缺乏时，可引起光感受器细胞受损，视力减退。此外，长期缺乏 α-亚麻酸时，对调节注意力和认知过程也有不良影响。

但是，过多地摄入必需脂肪酸，也可使体内氧化物、过氧化物等增加，同样对机体产生不利影响。

膳食脂类的营养价值主要取决于其消化吸收的程度、所含有必需脂肪酸的种类和数量及脂溶性维生素的含量等。

五、食物脂类的营养学评价

1. 脂肪的消化率 脂肪的消化率越高，其营养价值也越高。食物脂肪的消化率与其熔点密切相关，而熔点主要取决于脂肪酸碳链长度和饱和程度。含不饱和脂肪酸和短链脂肪酸越多的脂肪，熔点越低，越容易消化。一般植物油的消化率要高于动物脂肪。

2. 必需脂肪酸的含量 脂肪中的必需脂肪酸含量越高，其营养价值也越高。植物油中的必需脂肪酸含量高于动物脂肪。

3. 膳食脂肪提供的各种脂肪酸的比例 机体对饱和脂肪酸、单不饱和脂肪酸和多不饱和脂肪酸的需要不仅要有一定的数量，各种脂肪酸之间还要有适当的比例。目前推荐的比值为 1∶1∶1，ω-3 与 ω-6 脂肪酸摄入比为 1∶（4~6）。一般植物油中不饱和脂肪酸的含量高于动物脂肪。

4. 脂溶性维生素的含量 食物脂肪是各类脂溶性维生素 A、维生素 D、维生素 E、维生素 K 的食物来源，一般脂溶性维生素含量高的脂肪营养价值也高。

六、脂类与健康的关系

1. 缺乏的危害 脂类缺乏主要为必需脂肪酸摄入不足，可表现为生长发育迟缓、生殖障碍、皮肤受损等，还可引起肝脏、肾脏和视觉功能障碍。

2. 过量的危害 脂肪摄入增多主要引起肥胖、冠心病、高血压、动脉粥样硬化、糖尿病和某些肿瘤的发生。不饱和脂肪酸，如 DHA、EPA 有降低血脂，保护机体避免发生心脑血管疾病的作用。单不饱和脂肪酸，尤其是多不饱和脂肪酸含有较多的不饱和键容易在体内氧化产生过氧化物和氧化物，对机体产生不利影响。

七、脂类的食物来源与供给量

人类膳食脂类主要来自动物的脂肪组织、肉类和植物的种子，如猪油、羊油、牛油、奶油、肥肉、骨髓及菜籽油、大豆油、花生、芝麻、核桃仁等烹调用油，谷类极少。磷脂丰富的食品有蛋黄、脑、骨髓和心、肝、肾等内脏，但同时含有较高的胆固醇。亚油酸普遍存在于植物油中，亚麻酸在豆油和紫苏油中较多。目前发现一些海产鱼油中含 EPA 和 DHA 较多。

在不同国家、不同民族，其饮食习惯不同，脂类的供给量摄入量也有较大的差异。我国脂肪推荐摄入量：成人脂肪能量占总能量的 20%~30%；7~14 岁儿童为 25%~30%；2~6 岁儿童为 30%~35%；1 岁以内婴儿为 35%~50%。

第三节　碳水化合物

PPT

碳水化合物又称糖类或糖，是一大类由碳、氢、氧组成的有机化合物，是构成动物和植物的主要成分，也是人类能量的主要来源，对人类营养有着重要作用。每日膳食中最重要的碳水化合物是淀粉，其他碳水化合物还有糊精、糖原、纤维素和果胶等。

一、碳水化合物的分类

碳水化合物的分类有两种不同的方法：一种是根据其聚合度可分为糖、寡糖和多糖；另一种是按生理学或营养学的理解，将其分为可消化利用碳水化合物和不可消化利用碳水化合物。主要的膳食碳水化合物的分类见表 2 – 1。

表 2 – 1　主要的膳食碳水化合物

分类	亚组	组成
糖（1～2）	单糖	葡萄糖、半乳糖、果糖
	双糖	蔗糖、乳糖、麦芽糖、海藻糖
	糖醇	山梨醇、甘露醇
寡糖（3～9）	异麦芽低聚寡糖	麦芽糊精
	其他寡糖	棉子糖、水苏糖、低聚果糖
多糖（≥10）	淀粉	直链淀粉、直链淀粉、变性淀粉
	非淀粉多糖	纤维素、半纤维素、果胶、亲水胶质物

1. 糖　包括单糖、双糖和糖醇。

（1）单糖　指分子结构中含有 3～6 个碳原子的糖。食物中各种糖类都必须水解成单糖才能被机体吸收利用。单糖主要有葡萄糖、果糖和半乳糖。葡萄糖（glucose）是构成其他许多糖类物质的基本单位，人体的血糖就是指血液中葡萄糖。果糖（fructose）多存在于各类水果中，蜂蜜中含量最为丰富，是天然糖类中最甜的糖。半乳糖（galactose）是乳糖和棉子糖的组成成分，不单独存在于天然食物中。半乳糖在人体内也是先转化成葡萄糖后才被利用。

（2）双糖　由两分子单糖组成，天然食物中的双糖主要有蔗糖、麦芽糖和乳糖。蔗糖（sucrose）由一分子葡萄糖和一分子果糖缩合而成，在甘蔗和甜菜中含量丰富。日常食用的白糖、红糖、砂糖等都是蔗糖，其甜度仅次于果糖。麦芽糖（maltose）由两分子葡萄糖缩合而成，在发芽的谷粒尤其是麦芽中含量较多。淀粉、糖原等被淀粉酶水解后也可产生少量的麦芽糖。乳糖（lactose）由一分子葡萄糖和一分子半乳糖缩合而成，只存在于人和动物的乳汁中，甜味只及蔗糖的 1/6，较难溶于水。乳糖不刺激胃肠黏膜，且促使肠道中有益菌生长，故有益于婴儿营养。

（3）糖醇　为单糖重要的衍生产物，常见的有山梨醇、甘露醇和木糖醇。因为糖醇代谢不需要胰岛素，因此常作为甜味剂用于糖尿病患者的膳食中。临床上常用山梨醇、甘露醇作为脱水剂。

2. 寡糖　又称低聚糖，是一类由 3～9 个单糖分子结合而成的糖。常见的寡糖有豆类中棉子糖和水苏糖、水果蔬菜中的低聚果糖等。这些寡糖可以作为肠道双歧杆菌的增殖因子，被应用于酸奶、乳酸菌饮料等食品中。

3. 多糖　是一类由 10 个及以上的同种单糖或异种单糖缩合而成，是能被人体消化酶消化分解而吸收的大分子糖。多糖无甜味，不溶于水，主要包括淀粉、糖原、纤维素等。

（1）淀粉　是由葡萄糖分子聚合而成，占膳食中碳水化合物的绝大部分，也是人类的主要食物。淀粉存在于植物种子、根茎以及干果中，因聚合方式不同，淀粉可分为直链淀粉和支链淀粉。

（2）糖原　也称动物淀粉，是人和动物体内糖的贮存形式。分布于所有组织之中，以肝脏和肌肉含量最多。肝脏中的糖原可维持正常血糖浓度，肌肉中的糖原提供机体运动所需要的能量，尤其是高强度和持久运动时比较重要。

二、碳水化合物的消化、吸收和代谢

膳食中的碳水化合物主要是淀粉，α - 淀粉酶是消化碳水化合物的主要酶。唾液中含有 α - 淀粉酶，食物在口腔中即开始被消化。碳水化合物的消化主要在小肠进行，来自胰液的 α - 淀粉酶以及小肠黏膜上皮细胞刷状缘上丰富的 α - 糊精酶、麦芽糖酶等，把膳食中的碳水化合物水解为葡萄糖、乳糖和少量果糖。葡萄糖在体内首先分解为丙酮酸，在无氧情况下，丙酮酸还原为乳酸，这个过程称为葡萄糖的无氧氧化。在有氧的情况下，丙酮酸进入线粒体，氧化脱羧后进入三羧酸循环，最终被彻底氧化成二氧化碳及水，这个过程称为葡萄糖的有氧氧化。当碳水化合物的摄入量大于需要量时，碳水化合物可转化为脂肪酸、胆固醇，还可以转化为各种非必需氨基酸。

三、碳水化合物的生理功能

1. 能量来源　碳水化合物是人体最重要的能量来源，每克碳水化合物在人体内可以产生 16.74kJ 热能。特别是葡萄糖能够很快氧化，供给能量以满足机体的需要。人体 60% 以上的热能都由碳水化合物提供。糖原能贮存和提供能量，是肌肉和肝脏贮存碳水化合物的形式，当机体需要时能及时地转化为葡萄糖供机体使用，红细胞和大脑、神经组织只能利用葡萄糖供能。

2. 机体的组成成分　碳水化合物是构成人体组织的重要物质，如黏蛋白、糖蛋白、糖脂、核糖等都是人体所必需的。一些重要的生理功能物质如抗体、酶和激素都需要碳水化合物的参与。

3. 调节血糖　碳水化合物的含量、类型和摄入总量是影响血糖的主要因素。不同类型的碳水化合物，即使摄入的总量相同，也会产生不同的血糖反应。

4. 节约蛋白质作用和抗生酮作用　当机体的碳水化合物供给量不足时，只能通过转化蛋白质来满足热能的需要。蛋白质和碳水化合物一起被摄入时，机体内潴留的氮比单独摄入蛋白质时的量要多，即碳水化合物具有节约蛋白质作用。当机体的碳水化合物供给量不足时，脂肪酸不能彻底氧化，产生酮体，过多的酮体则可引起酮血症、酸中毒，因此碳水化合物有抗生酮作用。人体每天至少需要 50 ~ 100g 碳水化合物。

四、膳食纤维

1. 定义　膳食纤维（dietary fiber）是指不能被人体消化酶所消化吸收的多糖以及非多糖类的木质素。膳食纤维是人类膳食中不可缺少的重要成分，对人体健康和一些疾病的预防有非常重要的意义。

2. 膳食纤维的分类

（1）不可溶性膳食纤维　包括纤维素、木质素和部分半纤维素。①纤维素：是植物细胞壁的主要成分，不能被人体消化酶分解。人类大肠中少量细菌能发酵纤维素，草食动物肠道具有纤维素酶，可分解纤维素。纤维素因具有吸水性且不溶于水的特性，故可增加肠内容物体积。②半纤维素：是组成植物细胞壁的主要成分。食物中的半纤维素常与纤维素共存。③木质素：不是多糖类物质，因存在于植物细胞壁中难以与纤维素分离，故膳食纤维的成分中也包括木质素。通常存在于坚硬的木质组织中，人及动物均不能消化。

（2）可溶性膳食纤维　包括果胶、树胶、藻胶以及豆胶等亲水胶体物质和部分半纤维素。①果胶：是存在于水果中的一种多糖，含有果胶酸，果胶酸被酯化后就可以形成胶，果胶是膳食纤维的重要成分，可以增加胶质的黏稠性。②树胶和胶浆：存在于植物的软组织细胞之间，具有凝胶性、稳定性和乳化性等性能，在食品工业中，可作为增稠剂和乳化剂用于制造果酱、果冻等凝胶类食品。

3. 膳食纤维的生理功能

（1）促进肠道蠕动　膳食纤维可刺激肠道蠕动，缩短胃内容物通过肠道的时间，促进粪便排出，减少有害物质与肠壁的接触时间，减少毒素的再吸收。

（2）预防肠癌的发生　膳食纤维的摄入量与结肠癌的患病率呈负相关。膳食纤维尤其是不可溶性膳食纤维有很强的吸水能力，从而增加粪便的体积和重量，稀释肠内致癌物，减少致癌物与肠黏膜接触的时间。同时，膳食纤维在肠道内具有一定的吸附、包裹作用，可促进代谢产物随粪便一起排出。膳食纤维还可以吸附金属离子，对抗化学药物和食品添加剂中的有害成分，减少有害物质的吸收。

（3）预防胆结石　膳食纤维可与胆汁酸结合，阻碍其吸收，并可部分阻断胆汁酸的肠肝循环，降低胆汁浓度，预防胆结石的发生。

（4）调节血脂　膳食纤维有调节血脂的作用，可降低总胆固醇和低密度脂蛋白胆固醇水平，从而降低心血管疾病发生的危险。

（5）控制血糖　研究表明，可溶性膳食纤维可降低餐后血糖升高的幅度和提高胰岛素的敏感性，从而防止糖尿病的发生、发展并降低糖尿病患者对胰岛素和降糖药物的依赖作用。

（6）控制肥胖　膳食纤维可增加饱腹感，减少食物的摄入量，从而降低全日总能量的摄取，有利于减轻体重和控制肥胖。

五、碳水化合物与健康的关系

碳水化合物在体内可直接供能，或转化为糖原短期储存，或转化为脂肪长期储存。通常意义碳水化合物的营养评价仍然基于膳食碳水化合物摄入量以及供能比的调查分析。碳水化合物可通过影响生理和代谢过程而直接影响人类健康，因而碳水化合物缺乏或过量将对疾病或疾病进程产生影响。

1. 缺乏的危害　长期摄入不足可导致酮症酸中毒、呕吐、便秘和口臭等症状，引起后代高死亡率和低出生体重及其他营养素缺乏。

2. 过量的危害　过量的碳水化合物摄入可引起碳水化合物氧化率增加、对糖尿病发生和发展不利，过量的部分最终转化为脂肪并沉积在机体的脂肪组织上而使人体肥胖。

六、碳水化合物的食物来源与供给量

碳水化合物是最易摄入的能量。膳食中碳水化合物的主要存在形式是淀粉。膳食中淀粉的来源主要是粮谷类和薯类食物。粮谷类一般含碳水化合物60%～80%，薯类含量为15%～29%，豆类为40%～60%。碳水化合物适宜摄入量（AI）为总能量的50%～65%。限制精制糖的摄入量，精制糖应占总能量10%以下。膳食纤维的适宜摄入量为（25～30）g/d。

第四节　能　量

PPT

≫≫ **情境导入**

情境描述　小张是一名刚入学的大学生，她性格活泼开朗，乐于助人，跟同学们相处得很融洽。不过她也有自己的困扰，同宿舍的舍友们总拿她圆圆的脸蛋打趣，在运动时稍显臃肿的身材也不够灵活。于是，她开始节食减肥，可是过了一段时间后，她发现自己的体重并没有减轻。

讨论　1. 为什么小张每天吃的食物量很少，而体重却依然没有减轻呢？

　　　　2. 怎样才能一劳永逸地控制体重？

人体在维持生命和工作活动过程中需要能量，食物中的营养物质含有能量，在分解的过程中可释放出来，供人体需要。人如果长期摄入能量不足，则会导致营养不良，甚至死亡；如果长期摄入能量过多，则易造成能量过剩，导致肥胖等一系列疾病的发生。因此保持能量平衡，维持理想体重对保障身体健康有着重要的意义。

一、能量单位与能量系数

1. 能量单位　国际上通用的能量单位是焦耳（J），在营养学上常用千焦耳（kJ），我国习惯使用卡（cal）或千卡（kcal）来表示，其换算方法为：

$$1kcal = 4.184kJ$$
$$1kJ = 0.239kcal$$

2. 能量系数　食物的能量主要蕴含在蛋白质、脂肪、碳水化合物三大产能营养素中，我们把这三类物质在人体内氧化实际产生可利用的热能值称为能量系数。其能量系数分别是：蛋白质 16.7kJ（4.0kcal)/g，脂肪 36.7kJ（9.0kcal)/g，碳水化合物 16.7kJ（4.0kcal)/g。

二、人体能量的消耗

人体能量的消耗主要用于基础代谢、体力活动以及食物特殊动力作用，婴幼儿、儿童、青少年、孕妇、乳母及恢复期患者每日的能量消耗除上述三方面外，还包括生长发育和新组织增加所需能量的消耗。

（一）基础代谢

1. 概念　人体在适宜的气温（18～25℃）环境中，空腹（一般禁食后 12 小时）、清醒而安静的状态下维持最基本的生命活动所需的能量称为基础代谢（BM）。把单位时间内人体每平方米表面积所消耗的基础代谢能量称为基础代谢率（BMR）。

2. 能量消耗占比　基础代谢占人体每日总能量消耗的60%～70%，同年龄、同性别的人在同一生理条件下，基础代谢基本接近，故测定基础代谢率可了解一个人代谢状态是否正常。

3. 影响因素

（1）年龄　婴儿和青少年基础代谢相对较高，成年后基础代谢随年龄增长而下降，30 岁以后每 10 年约降低2%，50 岁以后下降更多。

（2）体型　不同体型的体表面积不同，在体重相同的情况下，身材越高，体表面积越大，向外界散发的热量越多。因此瘦高体型者比矮胖体型者基础代谢要高，人体瘦组织（如肌肉、心脏、肝脏、肾脏等）消耗的能量占基础代谢的70%～80%。

（3）性别　在年龄、体表面积相同的情况下，男性基础代谢水平比女性高5%～10%，可能与女性瘦组织所占比例低于男性有关，妇女在孕期因子宫、乳房、胎盘、胎儿生长发育，基础代谢水平会有增高。

（4）内分泌　内分泌异常会影响基础代谢率。如甲状腺素可以使基础代谢率增高，去甲肾上腺素可以使基础代谢率降低。

（5）其他　高温、寒冷、大量摄食、体力过度消耗以及精神紧张都可提高基础代谢水平，而禁食、饥饿或少食则会使基础代谢水平降低。

（二）体力活动

1. 能量消耗占比　通常人体进行的各种体力活动所消耗的能量占人体总能量消耗的15%～30%。

2. 影响因素

（1）劳动强度越大，持续时间越长，能量消耗越多。

（2）体重越重，能量消耗越多。

（3）肌肉越发达，能量消耗越多。

（4）工作越不熟练，能量消耗越多。其中劳动强度是主要影响因素。

中国营养学会建议将中国成年人的活动水平划分为轻、中、重三级（表2-2）。

表2-2 中国成年人的体力活动水平分级

活动强度	职业工作时间分配	工作内容举例	体力活动水平比（PAL）	
			男	女
轻	75%时间坐或站立 25%时间站着活动	办公室工作、修理电器钟表、售货员、酒店服务、化学实验操作、讲课等	1.55	1.56
中	25%时间坐或站立 75%时间特殊职业活动	学生日常活动、机动车驾驶、电工安装、车床操作、金工切割等	1.78	1.64
重	40%时间坐或站立 60%时间特殊职业活动	非机械化农业劳动，炼钢、舞蹈、体育运动、装卸、采矿等	2.1	1.82

注：PAL为体力活动水平比，即每人每日消耗的总能量/基础代谢能量。

（三）食物特殊动力作用

食物特殊动力作用又称食物热效应，指人体因摄取食物引起的额外能量消耗。食物热效应的大小与食物成分、进食量和进食频率有关，例如进食蛋白质可增加能量消耗30%~40%，进食脂肪增加4%~5%，进食碳水化合物增加5%~6%，一般混合性食物约增加10%。

（四）生长发育和新组织增加

机体在生长发育过程中，要形成新的组织，新生组织自身也要进行新陈代谢，都需要消耗能量，因此婴幼儿、儿童、青少年、孕妇、乳母及恢复期患者每日需要的能量除了用于基础代谢、体力活动和食物特殊动力作用外，还需要额外增加。

三、能量与健康的关系

人体每日需要的能量需从外界食物的摄取中获得，使机体消耗的能量和摄取的能量趋于平衡，营养学上称为能量平衡。能量平衡能使机体保持健康，完成学习、工作等日常活动，饥饿或疾病可引起机体能量摄入不足，进而导致体力、环境适应能力和抗病能力下降，学习、工作效率低下；相反，过多的能量摄入会导致肥胖、高血压、高血脂、糖尿病等疾病的发生率明显上升。

四、能量的食物来源与推荐摄入量

1. 食物来源 人体能量的食物来源主要为食物中的蛋白质、脂肪和碳水化合物。这三种产能营养素普遍存在于各种食物中。谷类和薯类食物含碳水化合物较多，是膳食能量最经济的来源；肉类、鱼虾蟹贝类、奶类、蛋类、干豆类、坚果类食物富含蛋白质和脂肪，是膳食能量的重要来源；糖、酒、烹调油属纯能量食物；果蔬类食物含能量较少。几种常见食物的能量含量见表2-3。

表2-3 常见食物能量含量（每百克）

食物	能量		食物	能量	
	kcal	kJ		kcal	kJ
小麦粉（标准粉）	344	1439	蚕豆	335	1402
粳米（标一）	343	1435	绿豆	315	1322
籼米（标一）	346	1448	赤小豆	309	1293
玉米（黄、干）	335	1402	花生仁（生）	563	2356
玉米面（黄）	341	1427	猪肉（肥瘦）	395	1353

2. 推荐摄入量 根据我国人民以植物性食物为主、动物性食物为辅的饮食习惯，中国营养学会推荐三大产能营养素占总能量百分比分别为：蛋白质 10% ~ 15%，脂肪 20% ~ 30%，碳水化合物 50% ~ 65%。

第五节　矿物质

PPT

▶▶ 情境导入

情境描述 2 岁的女孩小丽喜欢吃卫生纸，据小丽妈妈说，她一天能啃一卷卫生纸，大人阻止时，她也不哭不闹，但家人不在场，她立刻又会拿来吃，她对卫生纸的感觉就像普通小朋友对冰淇淋、巧克力的感觉一样。除了这种特殊的饮食习惯以外，小丽的免疫力还很低下，容易得一些感染性的疾病，而且她的注意力、学习和记忆力较其他同龄的孩子差一些。就小丽的饮食特性来说，她得了一种病，叫作异食癖。

讨论 1. 异食癖是由于哪些原因造成的？
　　　2. 在饮食上，如何辅助治疗异食癖？

人体组织内除碳、氢、氧、氮主要以有机化合物形式存在外，其余的元素均称为矿物质，占成人体重的 5% ~ 6%。根据它们在人体内的含量多少分为常量元素和微量元素，人体含量较多，含量大于体重 0.01% 的元素为常量元素，也称宏量元素，有钙、磷、钠、钾、氯、镁、硫 7 种；人体含量极少，一般小于体重 0.01% 的元素称为微量元素，其中铁、锌、碘、硒、氟、铜、钼、锰、铬、钴这 10 种微量元素是维持正常人体生命活动不可缺少的必需微量元素，硅、镍、硼、钒为可能必需微量元素，铅、镉、汞、砷、铝、锡、锂为低剂量时可能具有功能作用，称为具有潜在毒性的微量元素。

一、钙

钙是人体中含量最多的金属元素，正常成人含钙总量为 1000 ~ 1200g，相当于体重的 1.5% ~ 2.0%，其中 99% 集中在骨骼和牙齿中。

1. 生理功能 构成骨骼和牙齿的组成成分；参与神经和肌肉活动，是神经递质的主要成分，促进细胞的信息传递；参与血液凝固；调节机体内某些酶的活性；维持细胞膜的稳定性，参与内分泌和酸碱平衡的调节等。

2. 缺乏与过量 钙缺乏会发生佝偻病、骨质疏松症和骨质软化症；钙过量可影响磷、镁、铁、锌等元素的生物利用率，增加患结石的危险。

3. 影响钙吸收的因素 促进机体钙吸收的因素有维生素 D、蛋白质或氨基酸、乳糖、胃酸和胆汁的分泌等，而抑制钙吸收的因素有草酸、植酸、脂肪酸、膳食纤维、绝经期和年老等。

4. 食物来源 钙的膳食来源应考虑钙含量及吸收利用率。奶类及奶制品含钙丰富，吸收率也高，是钙的最理想来源。虾米、紫菜、海带、芝麻及芝麻酱、豆制品、荠菜、雪里蕻、坚果、红螺、海参等食物都是钙的良好来源。

5. 参考摄入量 中国营养学会建议成年人摄入钙 800 ~ 1000mg/d，孕妇摄入钙 800 ~ 1200mg/d，乳母摄入钙 1000 ~ 1200mg/d，成人钙的可耐受最高摄入量（UL）为 2000mg/d。

二、铁

铁是人体含量最多的一种必需微量元素，总量为 4 ~ 5g，它们有两种存在形式：一为功能性铁，占总铁量的 70% ~75%，其中 65% ~70% 为血红蛋白铁，3% ~5% 为肌红蛋白铁，1% 为含铁酶类；二为储存铁，以铁蛋白和含铁血黄素的形式存在于肝、脾与骨髓中，占体内总铁量的 25% ~30%，铁蛋白可反映机体的铁贮存量，是衡量人体铁营养状况的指标。

1. 生理功能　是血红蛋白与肌红蛋白的主要成分，参与体内氧和二氧化碳的运送、交换和组织呼吸过程；参与正常的造血过程，在骨髓里铁会和原卟啉结合，进而再和珠蛋白结合，最后形成血红蛋白，形成成熟的红细胞；铁还要参与维持机体正常的免疫功能，包括细胞免疫和体液免疫；此外，铁还要参与磷脂转运和一些药物的解毒等。

2. 缺乏与过量　缺铁性贫血是常见的铁缺乏病，婴幼儿、孕妇及乳母更易发生；缺铁还可发生智力发育的损害及行为改变，损害儿童的认知能力，降低抗感染能力等。正常情况下，通过膳食途径摄入铁是不会引起铁过量的，当长期过量服用铁剂或长期食用大量含铁高的特殊食品时，或反复大量输血，会造成铁过量和中毒，此时铁在肝脏中大量沉积，可引起皮肤色素沉着症及各种器官损害。

3. 影响铁吸收的因素　主要有人体自身因素、铁源因素及膳食组成因素，人体处于生长发育期及特殊的生理阶段如经期、妊娠、哺乳以及疾病、免疫应激时，对铁的吸收利用率提高，此时需要补充较多的铁；不同来源铁的生物价差异很大，硫酸亚铁的生物价较高；当膳食中含高浓度的锌、锰、碘、铜时，铁的吸收利用率会降低。

4. 食物来源　膳食中铁的良好来源为动物性食品，如肝脏、瘦肉、鸡蛋、动物全血、禽类、鱼类等，但奶类的含铁量较低，长期食用牛奶的婴儿应及时补充含铁丰富的食物，此外海带、芝麻、豆类、红蘑、蛏子、蚌肉、油菜、芹菜及藕粉含铁量也较高。

5. 参考摄入量　中国营养学会建议成年男性摄入铁 15mg/d，女性 20mg/d，孕妇中期及乳母 25mg/d，孕妇后期 35mg/d，可耐受最高摄入量（UL）男女均为 50mg/d。

三、锌

锌分布于人体的所有组织、器官、体液和分泌物中，成年男性体内含锌量约为 2.5g，成年女性约为 1.5g。按单位重量计，以视网膜、前列腺为最高，其次为骨骼、肌肉、皮肤、毛发、心、肝、肾等，血液中的锌含量很少，主要分布于红细胞中。

1. 生理功能　锌是人体内许多重要酶的组成成分或激活剂；锌可促进生长发育与组织再生；促进食欲；促进维生素 A 的代谢和生理作用；参与免疫功能等。

2. 缺乏与过量　锌缺乏表现为生长迟缓、认知行为改变等症状，如可发生异食癖，生长期儿童极易出现锌缺乏，常有食欲减退、味觉迟钝甚至丧失、皮肤创伤不易愈合、易感染、第二性征发育障碍等症状。成人一次性摄入锌 2g 以上可导致锌中毒，表现为上腹部疼痛、腹泻、恶心、呕吐等症状。

3. 影响锌吸收的因素　膳食中抑制钙、铁吸收的植酸盐、膳食纤维以及过多的钙、铁、铜也会影响锌的吸收，而蛋白质在肠内消化后产生的氨基酸及维生素 D、葡萄糖、乳糖、半乳糖、柠檬酸有利于锌的吸收。

4. 食物来源　含锌丰富的食物有贝壳类海产品、红色肉类、动物内脏，干豆类、坚果中锌含量也较高，而粮谷类、蔬果类食物锌含量较低。

5. 参考摄入量　中国营养学会推荐摄入量（RNI）为：成年男性 12.5mg/d，成年女性 7.5mg/d，孕妇及乳母 9.5mg/d。

四、硒

硒在人体内总量为 14 ~20mg，广泛分布于所有组织和器官中，尤以肝、胰、肾、心、脾、牙釉质及指甲中的硒含量较高，而脂肪组织的硒含量最低。

1. 生理功能 硒具有抗氧化作用，参与构成谷胱甘肽过氧化酶，对代谢产生的过氧化物有较强的还原作用，维持生物膜的完整结构和正常功能；硒能维护心肌和血管的健康，血硒高的地区人群心血管疾病发病率低；硒对甲状腺激素有调节作用，促进生长发育；硒可维持正常的免疫功能，具有一定的抗肿瘤、抗艾滋病作用；硒对重金属有解毒作用，与金属有很强的亲和力，在体内与汞、镉、铅等重金属结合形成金属硒蛋白，可排出体外而解毒。

2. 缺乏与过量 一般处于低硒的地理环境才容易发生硒缺乏，硒缺乏已被证实是克山病的重要病因。克山病是一种以多发性灶状心肌坏死为主要病变的地方性心肌病，主要表现为急性或慢性心功能不全和各种类型的心律失常；缺硒还可引起大骨节病，主要发生于青少年，严重影响骨发育。硒摄入过多可致中毒，这与地区性的水质与膳食中含硒量高有关，如我国湖北恩施和陕西紫阳等地的地方性硒中毒。主要表现为毛发脱落、指甲变形、肢端麻木、头晕目眩、食欲不振、皮疹、皮痒，职业性硒中毒的主要症状有面色苍白、精神疲惫、胃肠功能紊乱、消化不良、呼吸有大蒜气味等。

3. 影响硒吸收的因素 硒的吸收率高低主要与膳食中硒的化学结构和溶解度有关。缺乏维生素 E、缺铁、饮食中含硫氨基酸低、细菌感染、受惊等情况下会影响人体对硒的吸收。正常膳食条件下，硒的吸收率比其他微量元素高，提高膳食粗蛋白质水平能促进硒的吸收。

4. 食物来源 食物中硒的含量随当地水质和土壤中硒含量的变化而有较大的差异，即使是同一品种的谷物或蔬菜，由于产地不同，硒含量也会有所不同。一般动物性食品如肝、肾、肉类以及海产品含硒较丰富。

5. 参考摄入量 中国营养学会推荐摄入量（RNI）为：成年人 $60\mu g/d$，孕妇 $65\mu g/d$，乳母 $78\mu g/d$，成人可耐受最高摄入量（UL）$400\mu g/d$。

五、其他矿物质

1. 钠 是人体不可缺少的常量元素，是细胞外液的主要阳离子，约占人体体重的 0.15%。钠的主要生理功能是调节体内水分与渗透压，维持酸碱平衡，参与肌肉的收缩和神经传导。

如果长期进食过少或长期低钠饮食不能满足机体的正常需要，会导致机体缺钠；运动或发热时大量出汗、严重恶心呕吐、严重腹泻、长期服用利尿剂等引起机体钠离子丢失过多也会导致低钠。钠摄入过多是导致高血压的重要因素，还可导致水肿、血清胆固醇升高等。

钠普遍存在于各种食物中，一般动物性食物中的钠含量高于植物性食物，但人体钠的来源主要是食盐，其次是含盐的加工食物如酱油、腌制品、发酵豆制品或其他咸味食品等。中国营养学会建议成年人每日食盐的摄入量应低于 6g，世界卫生组织建议降至 3 ~ 5g。

2. 钾 是人体重要的阳离子之一，正常人血浆中钾的浓度为 3.5 ~ 5.3mmol/L，其中 98% 的钾存在于细胞内液，其余存在于细胞外液。

钾的主要生理功能为维持糖类、蛋白质的正常代谢，维持细胞内外酸碱平衡，维持神经肌肉的应激性和正常功能，维持心肌的正常功能，降低血压。

体内缺钾的常见原因是摄入量不足或损失过多。由于疾病或其他原因长期禁食或少食、频繁呕吐、腹泻、胃肠引流、长期服用轻泻药等可使钾损失；患有肾小管功能障碍的肾脏疾病，以及从事高温作业、重体力劳动、体育锻炼者致大量出汗，均可使体内的钾大量流失，会出现低钾血症，表现为肌肉无力、瘫痪、心律失常、呼吸困难或窒息、腱反射减退或消失等症状。当钾摄入过多或排出困难时，可出现高钾血症，表现为极度疲乏软弱、四肢无力、心律失常等症状。

大部分食物都含有钾，蔬菜和水果是钾的良好来源，例如香蕉被认为是最丰富的钾的来源，此外紫菜、黄豆、冬菇、小豆、绿豆、黑木耳、花生、柠檬、柑橘类水果中也含有较多的钾。

中国营养学会提出的成年人膳食钾的适宜摄入量为2000mg/d。

3. 碘　人体内含碘20~50mg，相当于0.5mg/kg，甲状腺组织内含碘最多。

碘在体内主要参与甲状腺素的合成，其主要生理功能是通过甲状腺激素的作用来完成，主要是促进和调节代谢及促进生长发育。

碘缺乏不仅会引起甲状腺肿和少数克汀病发生，还会引起更多的亚临床克汀病和儿童智力低下的发生。较长时间的高碘摄入可导致高碘性甲状腺肿等的高碘性危害。高碘、低碘都可引起甲状腺肿。

人体所需碘主要来自食物，为一日总摄入量的80%~90%，其次为饮水与食盐。食物中碘含量的高低取决于各地区土壤及土质背景含量。海洋生物含碘量丰富，是碘的良好来源，如海带、紫菜、海鱼、干贝、淡菜、海参、海蜇、龙虾等，陆地食品中蛋、奶含碘量相对稍高，其次为肉类、淡水鱼。

中国营养学会碘推荐摄入量为150μg/d，可耐受最高摄入量为1000μg/d。

第六节　维生素

≫ 情境导入

情境描述　王女士，育有一个18个月大的男孩。该孩子足月出生，完全母乳喂养到6个月，孩子很少吃鱼、奶制食品，且平时很少外出。前日出现"罗圈腿"，遂前来门诊就诊。

讨论　1. 该男孩出现"罗圈腿"的原因是什么？

　　　　2. 你能给王女士制定正确的膳食指导方案吗？

维生素（vitamin）是人和动物为维持正常的生理功能而必须从食物中获得的一类微量分子化合物。它不构成人体细胞，也不为人体提供能量，但在机体生长、代谢、发育过程中发挥着重要的作用。虽然各种维生素的化学结构及性质各不相同，但它们却有着以下共性。①外源性：维生素均以维生素原（其本身或可被机体利用的前体形式）的形式存在于天然食物。一般不能在体内合成（维生素D、维生素K例外），或合成数量很少，必须由食物供给。②微量性：机体需要量极少但不可缺少，日需要量常以毫克或微克计算，一旦缺乏就会引发相应的维生素缺乏症，对机体健康造成损害。③调节性：常以辅酶或辅基形式担负着特殊的代谢调节和能量转变功能。④特异性：若缺乏了某种维生素后，人将呈现特有的病态。

人体一共需要13种维生素，也就是通常所说的13种必需维生素。根据其溶解性将维生素分为两大类：一类是脂溶性维生素，包括维生素A、维生素D、维生素E和维生素K；另一类是水溶性维生素，包括B族维生素（维生素B_1、维生素PP、维生素B_6、叶酸、维生素B_2等）和维生素C。

日常生活中维生素缺乏的原因：①食物供应严重不足，摄入不足；如食物单一、储存不当、烹饪破坏等，比如叶酸受热损失；②吸收利用降低，如消化系统疾病或摄入脂肪量过少从而影响脂溶性维生素的吸收；③特殊时期维生素需要量相对增高，如妊娠和哺乳期妇女、儿童、特殊工种、特殊环境下的人群；④不合理使用抗生素，会导致对维生素的需要量增加。

一、维生素A

维生素A（vitamin A）的化学名为视黄醇，它并不是单一的化合物，而是一系列视黄醇的衍生物。属于脂溶性的醇类物质，在1912年到1914年之间发现。主要存在于动物肝脏、血液和眼球的视网膜中，是构成视觉细胞中感受弱光的视紫红质的组成成分，与暗视觉有关，常用于干眼病和夜盲症的治疗，又名抗干眼病维生素。

1. 理化性质 维生素 A 遇热和碱均稳定，一般烹调和罐头加工不易使其破坏。但在存放过程中，空气中的氧以及紫外线较敏感而易被氧化破坏。而在含有磷脂、维生素 E、维生素 C 或其他抗氧化物质的食物中不易被氧化破坏。

2. 生理功能

（1）能促进视觉细胞内感光物质的合成与再生，以维持正常视觉。

（2）可参与糖蛋白的合成，维持上皮结构的正常形成、发育与健全。

（3）维持和促进免疫功能，促进生长发育和维持生殖功能，清除自由基，防癌、抑癌作用。

3. 食物来源 维生素 A 有两种：一种是维生素 A 醇，是最初的维生素 A 形态，这种形态只存在于动物性食物中，富含的食物如各种动物肝脏、鱼肝油、鱼卵、全奶、奶油、牛奶、禽蛋等；另一种是胡萝卜素，在体内转变为维生素 A 的预成物质，可从植物性及动物性食物中摄取，富含的食物如胡萝卜、菠菜、韭菜、荠菜、莴苣叶、黄花菜或果类杏干、空心菜、芹菜叶、豌豆苗、辣椒、芒果杏子及柿子等。

4. 缺乏与过量的危害

（1）维生素 A 缺乏的危害 最早的症状是暗适应能力下降，即在黑夜或暗光下看不清物体，在弱光下视力减退，暗适应时间延长，严重者可致夜盲症。若不经治疗，可发展至眼干燥症，即患者眼结膜和角膜上皮组织变性，泪腺分泌减少、发炎、疼痛等，发展下去可致失明；典型者在球结膜上可出现银灰色 Bitot 斑，最终可致失明。另一方面，维生素 A 缺乏时鼻、咽、喉和其他呼吸道、胃肠和泌尿生殖系内膜角质化，削弱了防止细菌侵袭的天然屏障，而易于感染。表现为指甲出现凹陷线纹，皮肤瘙痒、脱皮、粗糙发干，脱发，血红蛋白合成代谢障碍，免疫功能低下，儿童生长发育迟缓等。在儿童，极易合并发生呼吸道感染及腹泻。这时补充维生素可以起到促进免疫系统功能正常的作用。

（2）维生素 A 过量的危害 摄入大剂量维生素 A 可引起急性、慢性中毒及致畸性。大量摄入胡萝卜素可出现高胡萝卜素血症，使皮肤发黄，易出现类似黄疸皮肤。但停止使用后症状可逐渐消失，未发现其他毒性。

5. 维生素 A 缺乏的膳食防治

（1）改善饮食，经常食用富含维生素 A 的肝脏等动物性食物、富含胡萝卜素的绿叶蔬菜和橙色、黄色（香蕉、柿子、橘、桃等）的水果，有助于增加膳食维生素 A 的摄入量；强化维生素 A 或胡萝卜素的食品也可增加维生素 A 的摄入。

（2）积极预防和干预妊娠、哺乳母亲的维生素 A 缺乏强调母乳喂养婴儿，当母乳不足或不能母乳喂养时，选择强化维生素 A 的配方奶。

（3）积极治疗感染性疾病（麻疹、疟疾和结核病等）、慢性消耗性疾病等原发疾病，使体内代谢恢复正常，以便机体吸收和利用胡萝卜素或维生素 A。

6. 推荐摄入量 维生素 A 的计量单位过去用国际单位（IU）表示，近年来用视黄醇当量（RE）表示；中国营养学会推荐成年男性每天摄入维生素 A 800pg RE，成年女性每天摄入维生素 A 700pg RE。

二、维生素 D

维生素 D（vitamin D）属于固醇类，在 1922 年发现，亦称为骨化醇、钙化醇、抗佝偻病维生素。属于脂溶性的醇类物质，主要包括维生素 D_2（即麦角钙化醇）和维生素 D_3（即胆钙化醇）。藻类植物及酵母中的麦角固醇经紫外线照射形成维生素 D_2。7 - 脱氢胆固醇经紫外线照射形成维生素 D_3。它是唯一一种人体可以少量合成的维生素，多存在于鱼肝油、蛋黄、乳制品、酵母。

1. 理化性质 维生素 D 的化学性质比较稳定，在中性和碱性环境中耐热，不易被氧化破坏，如在 130℃下加热 90 分钟仍能保持其活性，但在酸性环境中则逐渐分解。脂肪酸败时可使其中的维生素 D 破坏。

2. 生理功能 调节体内的钙、磷代谢，促进钙、磷的吸收和利用，如促进小肠对钙、磷的吸收，促进肾小管对钙、磷的再吸收。促进骨钙动员，促进破骨细胞的成熟，增加破骨细胞的活性，以构成健全的骨骼和牙齿，同时参与机体多种机能的调节。

3. 食物来源 维生素 D 主要存在于动物性食品中包括海水鱼（如沙丁鱼）、动物肝、蛋黄及鱼肝油制剂中。

4. 缺乏与过量的危害

（1）维生素 D 缺乏的危害 维生素 D 缺乏或不足，引起机体内钙、磷代谢紊乱，血中钙、磷含量降低，可致使骨组织钙化发生障碍，在婴幼儿期易出现佝偻病；在成人期易发生骨软化症，多见于孕妇、乳母和老年人。

（2）维生素 D 过量的危害 摄入维生素过量可引起维生素 D 过多症，多见于长期大量给儿童浓缩的维生素 D，可出现食欲缺乏、体重减轻、恶心、呕吐、腹泻、头痛等症状。

5. 维生素 D 缺乏的膳食防治 人体有三种主要途径获得维生素 D：阳光（紫外线）照射皮肤、食物中获得、补充添加剂。

口服维生素 D_3 是维生素 D 缺乏症的首选治疗方法，也是易被接受且有效的补充方法。维生素 D 缺乏症患者需补充高剂量的维生素 D；对发现的维生素 D 缺乏症患者，应该在医生指导下进行相关治疗。母乳喂养或者部分母乳喂养足月婴儿，应在生后 2 周开始补充维生素 D 400IU/d，若出生体重较轻的双胎儿或不足月婴儿，补充维生素 D 800IU/d，均补充至 2 岁。

改善饮食，经常食用富含维生素 D 的食物，富含维生素 D 的食物有限，占 10% 左右。维生素 D_2 主要来源于植物性食物，如坚果及经紫外线照射的蘑菇等；维生素 D_3 主要来源于动物性食物，如奶酪、鲜奶、动物肝脏、蛋黄及三文鱼、鳕鱼、沙丁鱼、金枪鱼等。

多晒太阳，70% ~90% 的维生素 D 可由太阳中紫外线对皮肤照射而获取。如果选择春夏秋季上午10 点至下午 2 点之间阳光最充足的时候晒太阳，不采取任何防晒措施（包括防晒霜或打伞），四肢暴露，不隔玻璃，接受阳光直射 15 ~30 分钟即可满足 1 ~2 天维生素 D 的生理需要量。

6. 推荐摄入量 中国营养学会推荐成年人每天摄入量维生素 D 15μg/d，儿童每天摄入量维生素 D 10μg/d。

三、维生素 E

维生素 E 又称生育酚，主要有 α、β、γ、δ 四种，多存在于鸡蛋、肝脏、鱼类、植物油中。

1. 理化性质 维生素 E 为黄色油状液体，溶于脂肪，对热、酸稳定，遇碱易被氧化，在酸败的油脂中易破坏。一般的食物烹调方法对其影响不大，长期反复加热和油脂酸败会导致维生素 E 失活。

2. 生理功能

（1）抗氧化 维生素 E 有很强的抗氧化性，具有保护多不饱和脂肪酸（PUFA）维持细胞膜的正常功能。维生素 E 可防止维生素 A、维生素 C 被氧化。

（2）促进蛋白质合成 表现为促进人体的新陈代谢，增强机体的耐力，维持骨骼肌、心肌、平滑肌、外周血管、中枢神经、视网膜的正常结构和功能。

（3）预防衰老 抗过氧化，清除自由基，减少脂褐质形成，提高免疫反应。

（4）与动物的生殖有关 动物缺乏维生素 E 时，其生殖器官受损伤导致不育。临床常用于先兆流产和习惯流产。

（5）调节血小板的黏附力和聚集作用，可以降低发生心脑血管疾病的危险性。

3. 食物来源　维生素 E 在自然界中广泛存在，通常人类不会缺乏。维生素 E 含量丰富的食品有植物油、麦胚、硬果、种子类、豆类、蛋黄等；绿叶植物中的维生素 E 含量高于黄色植物；而肉类、鱼类等动物性食品及水果中维生素 E 含量很少。

4. 缺乏与过量的危害

（1）维生素 E 缺乏的危害　维生素 E 主要在小肠上部吸收，吸收率一般为 70%。维生素 E 缺乏在人类较为少见，但可出现在低体重的早产儿，因维生素 E 很少通过胎盘，故新生儿组织中储存较少，易缺乏。维生素 E 缺乏导致红细胞膜受损，表现为视网膜退行性改变、溶血性贫血、肌无力等症状。给予维生素 E 治疗可望治愈。一般不能正常吸收脂肪的患者可出现维生素 E 缺乏，出现溶血性贫血。

（2）维生素 E 过量的危害　在脂溶性维生素中，维生素 E 的毒性较小。大剂量维生素 E 有可能出现中毒症状，如肌无力、视物模糊、恶心、腹泻等。

5. 维生素 E 缺乏的膳食防治　一般不建议直接服用维生素 E 补充剂，维生素 E 食物来源广泛，可通过摄入植物油和坚果来补充。若缺乏维生素 E 严重，应前往医院检查，遵医嘱应用补充剂。缺铁性贫血患者要慎用维生素 E 补充剂。此外，若服用含少量硫酸亚铁的营养补充品而又要服用维生素 E 时，必须前后间隔 8 小时。

6. 推荐摄入量　中国营养学会推荐青少年、成年人每天摄入维生素 E 14mg α‐TE/d。

四、维生素 B_1

维生素 B_1（vitaminB$_1$）即硫胺素，又称抗脚气病因子、抗神经炎因子等，属于水溶性维生素。是人类发现最早的维生素之一，由卡西米尔·冯克在 1912 年发现。在生物体内通常以硫胺焦磷酸盐的形式存在，多存在于酵母、谷物、肝脏、大豆、肉类。

1. 理化性质　维生素 B_1 是第一个被发现的 B 族维生素。呈白色针状结晶，易溶于水，在酸性环境中稳定，比较耐热，不易破坏，在碱性环境中对热极不稳定。一般煮沸加温即可使其大部分破坏，故在煮粥、蒸馒头时加碱会造成米面中的维生素 B_1 大量损失。

2. 生理功能

（1）构成脱羧酶的辅酶，参加碳水化合物代谢，即与能量代谢有关。

（2）维持神经、肌肉特别是心肌的正常功能。

（3）维持正常食欲和胃肠蠕动等。

3. 食物来源　维生素 B_1 广泛存在于各类食物中，其良好食物来源是动物内脏，如肝、肾、心和瘦肉及全谷类、豆类和坚果类。目前，谷类仍为我国传统饮食摄取维生素 B_1 的主要来源，维生素 B_1 主要存在于谷物糊粉层和胚芽中。过度碾磨的精白米、精白面会造成维生素 B_1 大量丢失；在清洗、烫漂过程中也会有维生素 B_1 损失，合理烹调减少维生素 B 的损失，纠正不良的饮食习惯，改变偏食、挑食的不良习惯。

4. 缺乏与过量的危害　维生素 B_1 轻度缺乏会引起多发性神经炎，从而引起人的情绪变化，如忧郁、焦躁、易怒等，还会导致记忆力严重减退。长期缺乏会使人出现食欲不振消化不良、便秘、脚气病等症状。典型性疾病称为脚气病，主要表现为神经‐血管系统损伤，可导致消化、神经和心血管诸系统的功能紊乱，主要表现为疲乏无力、肌肉酸痛、头痛、失眠、食欲不佳、心动过速、多发性神经炎、水肿及浆液渗出等。其早期症状为食欲缺乏、便秘、恶心、抑郁、周围神经障碍、易兴奋及疲劳等；维生素 B_1 摄入过量则会出现体乏无力或昏昏欲睡的症状。维生素 B_1 多余时维生素 B 可以经尿液排出体外。

临床上根据年龄差异将脚气病分为成人脚气病和婴儿脚气病，成人脚气病又可分为干性脚气病、湿性脚气病和混合型脚气病，主要发生于以精白米、精白面为主食的人群和胃肠道及消耗性疾病患者。

（1）干性脚气病　以多发性周围神经炎为主，出现上行性周围神经炎，表现为踝部、足部麻木、肌肉酸痛、压痛，尤以腓肠肌为甚，跟腱及膝反射异常。

（2）湿性脚气病　以水肿和心脏症状为主。表现为心脏扩大，周围血管扩张，静息时心动过速、气促、胸痛、肝大、全身水肿、少尿；心电图可见低电压、右心室肥大。

3. 混合型脚气病　兼有干性脚气病与湿性脚气病的症状，既有神经炎又有心力衰竭和水肿症状，早期婴儿脚气病困难；晚期有发绀、水肿、心脏扩大、心力衰竭和强制性痉挛等，多发生于出生数月的婴儿。发病初期食欲缺乏、呕吐、兴奋、腹泻、便秘、心跳加快，呼吸急促可能出现头痛、惊厥和心律失常等。

5. 维生素 B_1 缺乏的膳食防治

（1）白米白面要少吃。白米白面的维生素 B_1 含量本就不高，远不及糙米、黑米、大黄米、燕麦等粗杂粮，所以做主食时一定要用粗杂粮或豆类替换一部分白米，这样可以弥补营养的不足。

（2）多吃种子类食物，维生素 B_1 含量都是比较丰富的。粮食、豆子、坚果都是种子。植物们把维生素 B_1 珍贵地放进种子中，是因为它对于新植株萌发时的能量供应十分重要。

（3）在动物性食品当中，瘦猪肉和一些内脏是维生素 B_1 的良好来源。

6. 参考摄入量　中国营养学会建议成年男性每天摄入维生素 B_1 4mg，成年女性每天摄入量 1.2mg。中国营养学会推荐摄入量：成年男性 1.4mg/d，女性 1.2mg/d。

五、维生素 B_2

维生素 B_2（vitamin B_2）又称核黄素，以黄素单核苷酸（flavinmononucleotide，FMN）和黄素腺嘌呤二核苷酸（flavin adenine dinucleotide，FAD）形式作为多种黄素酶类辅酶。属于水溶性维生素，容易消化和吸收，可以从食物中摄取，多存在于酵母、肝脏、蔬菜和蛋类。缺少维生素 B_2 易患口舌炎症（如口腔溃疡等）。

1. 理化性质　维生素 B_2 为橙黄色针状结晶，带有微苦味，易溶于水。在酸性溶液中对热稳定，在碱性环境中易被热和紫外线分解、破坏。

2. 生理功能　维生素 B_2 的作用十分广泛。作为辅酶促进代谢，它可以参与体内生物氧化与能量代谢，提高机体对蛋白质的利用率，促进生长发育，维护皮肤和细胞膜的完整性；还可以参与细胞的生长代谢，是机体组织代谢和修复的必需营养素，增进视力，减轻眼睛的疲劳。

3. 食物来源　维生素 B 广泛存在于动植物食品中，动物性食品较植物性食品高，动物肝、肾、心和蛋黄、乳类尤为丰富。植物性食品以绿色蔬菜，如菠菜、韭菜、油菜及豆类含量较多；而粮谷类含量较低，尤其是研磨过于精细的粮谷类食物。

4. 缺乏与过量的危害　维生素 B 是我国饮食最容易缺乏的营养素之一。维生素 B_2 缺乏症主要表现为口角炎、口唇炎、舌炎、阴囊炎、脂溢性皮炎、眼部的睑缘炎，临床上称为口腔 – 生殖综合征。维生素 B_2 过量一般不会引起中毒症状。大量服用可使尿液呈黄色。

5. 维生素 B_2 缺乏的膳食防治　一是增加含维生素 B 丰富食物的摄入；二是合理烹调、良好的膳食制度与饮食习惯，克服长期偏食、节食等不良习惯，重视富含维生素 B_2 的摄入。烹调时适量加醋或避免加碱，有利于保护维生素 B_2 作用的发挥。

6. 参考摄入量　中国营养学会推荐适宜摄入量：成年男性每天维生素 B_2 的摄入量在 1.4 ~ 1.8mg，成年女性每天维生素 B_2 的摄入量在 1.2 ~ 1.3mg，0 ~ 10 岁的儿童每天维生素 B_2 的摄入量在 0.4 ~

1.2mg 不等。

六、维生素 C

维生素 C（vitamin C）是一种具有预防坏血病功能的有机酸，故曾称为抗坏血酸。是人体内重要的水溶性抗氧化营养素之一。溶于水、有酸味，性质不稳定，易被氧化破坏，尤其遇碱性物质。多存在于新鲜蔬菜和水果中。

1. 理化性质　维生素 C 溶于水，有酸味，性质不稳定，易氧化破坏。尤其是遇碱性物质、氧化酶及铜、铁等重金属离子时更易氧化破坏。而在酸性环境中对热稳定，所以烹调蔬菜时加少量醋可以避免维生素 C 大量损失。

2. 生理功能　维生素 C 是一种生理活性很强的物质，在人体内具有多种生理功能。

（1）构成体内的氧化还原体系，参与氧化还原过程。

（2）促进组织中胶原蛋白的合成，维持结缔组织及细胞间质结构的完整性，促进创伤愈合，防止微血管脆弱引起的出血。

（3）参与胆固醇代谢，降低血浆胆固醇水平。

（4）可作为还原剂将铁传递蛋白中的三价铁还原为二价铁，与铁蛋白结合组成血红蛋白，因而对贫血有一定的治疗作用。

（5）具有广泛的解毒作用，如铅、苯、砷等化学毒物进入人体时，给予大量的维生素 C 可增强体内的解毒功能。

（6）阻断致癌物质 N – 亚硝基化合物的形成，从而降低肿瘤的形成风险。

3. 食物来源　维生素 C 主要存在于蔬菜和水果中，植物种子（粮谷类、豆类）中不含维生素 C，动物性食物除肝、肾、血液外含量甚微。如绿色和红、黄色的辣椒、菠菜、韭菜、番茄、柑橘、山楂、猕猴桃、鲜枣、柚子、草莓和橙子等，野生的苜蓿、苋菜、刺梨、沙棘、酸枣等含量尤为丰富。

4. 缺乏与过量的危害　维生素 C 严重摄入不足可致维生素 C 缺乏症，即坏血病。坏血病的临床症状早期表现为疲劳、倦怠、皮肤出现瘀点或瘀斑、毛囊过度角化，继而出现牙龈肿胀出血、球结膜出血，机体抵抗力下降，伤口愈合迟缓，关节疼痛及关节腔积液等。长期摄入量过大不利于健康，可引起胃肠道反应、肾和膀胱结石等。

5. 维生素 C 缺乏的膳食防治　一是选择富含维生素 C 的食物，如西兰花、甘蓝、青椒、柠檬、橙子、猕猴桃等蔬菜和水果；二是改进烹调方法，减少维生素 C 在烹调中的损失；三是防止盲目追求时尚膳食及不科学延寿行为等；四是人工喂养儿应添加富含维生素食物或维生素；另外，疾病、手术前后、吸烟者、口服避孕药时，应适当添加维生素 C 摄入。

6. 参考摄入量　中国营养学会推荐摄入量：婴幼儿 40 ~ 50mg/d，儿童 60 ~ 90mg/d，青少年、成人为 100mg/d，孕妇 115mg/d，乳母 150mg/d。

素质提升

人体能自己制造维生素 C 吗

1907 年，Axel Holst 和 Theodor Frolich 发表论文称，天竺鼠与人类相似，在禁绝新鲜蔬菜、水果后会产生维生素 C 缺乏症，但老鼠和其他动物都不会患维生素 C 缺乏症。天竺鼠和灵长类（包括人类）不能自己制造维生素 C，其他动物都能在肝脏或肾脏中制造维生素 C。因此，动物受伤和患病之后可以很快自行复原，而人类则需要医生的专业服务。

七、叶酸

叶酸（folic acid）因最初从菠菜中分离出来而得名。叶酸是一种水溶性维生素，又称维生素 B_9，因绿叶中含量十分丰富而得名。叶酸是促进胎盘形成，保证宝宝正常发育、智力健康的关键角色，缺乏叶酸可引起巨幼红细胞贫血以及白细胞减少症，对准妈妈尤其重要。

1. 理化性质 叶酸为淡黄色结晶性粉末，不溶于冷水，稍溶于热水，其钠盐易溶于水，不溶于乙醇、乙醚及其他有机溶剂，在水中易被光解破坏，在酸性溶中对热不稳定，在中性和碱性溶液中对热稳定。

2. 生理功能 叶酸作为辅酶成分，对蛋白质、核酸的合成和各种氨基酸的代谢有重要作用。近年来研究发现，叶酸可以调节致病过程，降低癌症危险率。参与核酸和蛋白质合成，参与 DNA 甲基化，参与同型半胱氨酸代谢。

3. 食物来源 富含叶酸的食物很多，动物肝脏、肾脏、禽肉及蛋类、豆类、坚果类、谷物类等；大部分水果蔬菜以及粗粮都含有叶酸，莴苣、菠菜、青菜、扁豆、豆荚、西红柿、胡萝卜、南瓜、蘑菇、油菜、小白菜、猕猴桃、苹果、桃子、梨、李子、杏、草莓、樱桃、香蕉、柠檬、杨梅、海棠、山楂、石榴、葡萄等；全麦面粉、燕麦、米糠、糙米、豆类、坚果类等。

4. 缺乏与过量的危害 饮食摄入不足、酗酒、抗惊厥和避孕药物等妨碍叶酸的吸收和利用，而导致其缺乏。叶酸缺乏可导致巨幼红细胞贫血；可使孕妇先兆子痫和胎盘早剥的发生率增高，胎盘发育不良导致自发性流产；还可导致高同型半胱氨酸血症等。长期摄入大剂量合成叶酸，可能产生干扰抗惊厥药物的作用而诱发患者惊厥；干扰锌的吸收而导致锌缺乏；掩盖维生素 B 缺乏的症状，干扰其诊断；使胎儿发育迟缓，低出生体重儿增加等。

5. 叶酸缺乏的膳食防治 对于叶酸缺乏高危人群，如中国北方地区、贫困农村、冬/春季、孕妇/乳母、长期服用拮抗叶酸代谢药物、大量饮酒、某些疾病、叶酸代谢基因变异等特征人群，应进一步采用叶酸补充或强化食物等措施，以改善叶酸缺乏或不足状况。

叶酸缺乏会引起很多疾病的发生发展，但是叶酸补充也不是越多越好。过量的叶酸会掩盖因为维生素 B_{12} 缺乏引起的贫血和神经系统障碍，导致胎儿发育迟缓、低出生体重儿等。

6. 参考摄入量 叶酸摄入量通常以膳食叶酸当量（dietary folate equivalent，DFE）来表示，DFE（tug）＝膳食叶酸（μg）＋1.7×叶酸补充剂（μg）。中国营养学会推荐摄入量（RNI）：14 岁以上者每天摄入叶酸 400μg DFE，孕妇每天摄入叶酸 600μg DFE，乳母每天摄入叶酸 550μg DFE。

八、其他维生素和类维生素

维生素 PP（vitamin PP）又名烟酸、尼克酸，是一系列以烟酰胺腺嘌呤二核苷酸（NAD）和烟酰胺腺嘌呤二核苷酸磷酸（NADP）为辅基的脱氢酶类的绝对必需成分。

1. 理化功能 为白色结晶物，溶于水，性质稳定，在酸、碱、光、氧环境中加热也不易破坏，通常的食物加工烹调使其损失极少。

2. 生理功能 参与能量与氨基酸代谢，参与蛋白质等物质的转化，调节葡萄糖代谢；在细胞的生理氧化过程中起着重要的递氢作用，并参与碳水化合物、脂肪、蛋白质的能量代谢；是葡萄糖耐量因子的重要成分，具有增强胰岛素效能的作用。

3. 食物来源 维生素 PP 广泛存在于动植物食物中，良好的来源为肝、肾、瘦肉、全谷类、豆类等，乳类、绿叶蔬菜也含量丰富。玉米中所含的维生素 PP 是结合型的，不能被人体直接吸收，长期以玉米为主食的人易患烟酸缺乏症。

4. 缺乏与过量的危害 烟酸缺乏症又称癞皮病，主要损害皮肤、口、舌、胃肠黏膜及神经统。其典型病例可出现皮炎（dermatitis）、腹泻（diarrhea）和痴呆（dementia），又称"三 D"症状。尚无食物中摄入维生素 PP 过量引起中毒的报道。

5. 参考摄入量 中国营养学会建议成年男性中国营养学会推荐摄入量：每天摄入维生素 PP 13 ~ 15mg NE，成年女性每天摄入维生素 PP 10 ~ 12mg NE。

第七节　水

PPT

》》情境导入

情境描述 调查数据显示，超七成年轻人认为自己存在健康问题，希望通过膳食养生进行改善。"膳食养生"简而言之，就是通过日常饮食来改善身体机能、预防疾病的一种养生方法。膳食养生是一个系统概念，有"食"亦有"饮"。食疗在中国早有记载，水养作用却常被人忽略，事实上水对人体健康有着不可取代的作用。明朝李时珍的（本草纲目）水被列为各篇之首被称为"百药之王"。

讨论 1. 水与人体健康的关系是什么？
　　　2. 水对人体健康有哪些帮助作用？
　　　3. 正常人每天应该喝多少水？

水是维持最基本生命活动的物质，是机体需要量最大、最重要的营养素。机体的一切生命活动都离不开水的参与。

一、体内水的含量及其分布

水（water）是人体中含量最多的成分，占健康成年人体重的 60% ~ 70%。机体水含量随着年龄的增长而下降，男性体内含水分较女性多，年轻的人较年长者多，新生儿体内所含水量为 70% ~ 75%。人体内的水 2/3 分布于细胞内，1/3 分布在组织液、血浆、淋巴等细胞外。人体中每个器官的含水量也有所不同：最多的是脑脊髓，约占 99%；其次为淋巴腺，约占 94%；血液中的水分约占 83%；肌肉中的水分约占 77%；骨骼中的水分约占 20%。只要有足够的饮水，在无食物摄入时机体仍可以维持生命 1 周甚至更长时间，一旦机体丧失水分 20%，就无法维持生命。

二、水的生理功能

1. 构成细胞和体液的重要组成成分 水广泛分布在各种组织中，占成年人体重的 50% ~ 70%。各种组织器官含水量相差很大，血液中最多，脂肪组织中最少。患者呕吐、腹泻、大面积烧伤、大量出汗等可导致机体水分丢失，当失水超过体重的 10% 时，就会危及生命。

2. 促进营养素的消化、吸收与代谢 水是良好的溶剂，能使许多物质溶解，有助于体内的各种反应。水的流动性很大，在体内形成循环载体输送营养物质和排出代谢废物。没有水就无法维持血液循环、呼吸、消化、吸收、分泌、排泄等生理活动，体内的新陈代谢也无法正常进行。

3. 调节体温 水的比热比其他物质高，它能吸收体内不断分解代谢产生的大量能量而使体温保持不变。当外界温度高或体内生热过多时，机体通过蒸发或出汗使体温保持恒定；环境温度降低时，则通过减少蒸发而保持机体温度。

4. 润滑作用 水是机体的润滑剂。泪液、唾液、关节囊液、浆膜腔液等都有利于局部器官的润滑，减少摩擦，有助于保持其正常功能。

三、水与健康的关系

水是地球上最常见的物质之一，是包括人类在内所有生命生存不可缺少的资源，也是生物体最重要的组成部分。水包括多种生理功能：参与人体内新陈代谢、维持体液正常渗透压及电解质平衡、调节体温、消化作用等。不摄入水生命只能维持数日，摄入水而不摄入食物时生命可维持数周，可见水对维持生命至关重要。然而，水对健康的重要性却常常被大家忽视。

水与健康息息相关，水摄入过多或不足均会影响机体的健康。水摄入量超过肾脏排出能力可引起急性水中毒，从而导致低钠血症，也可因脑细胞肿胀、脑组织水肿、颅内压增高而引起头痛、恶心、呕吐、记忆力减退，重者可发生渐进性精神迟钝、恍惚、昏迷、惊厥等，严重者可引起死亡。

大量实验研究证明机体水摄入量不足引起的脱水会影响认知能力和身体活动。另外，从事高强度身体活动的个体会出现体能下降，表现为耐力下降、疲劳、体温调节紊乱和主观感觉吃力等。

四、人体水的来源、需水量

在正常情况下，机体水的摄入量和水的排出量大约相等。如成年人每日水摄入量约2500ml，排出量约2500ml。饮料获得量来源于营养素体内氧化形成的内生力，水的排出通过肾脏、皮肤、肺和胃肠道等器官组织。人体内水的主要来源有饮用水、饮料、固体食物中的水和体内代谢水。

（一）人体水的来源

1. 液态水 指人们日常饮用的水，包括茶、汤、乳和其他各种饮料，如矿泉水、纯净水，是人体水的主要来源。饮用水和饮料是机体内水的主要来源。胃对水的吸收速率约800ml/h，超出的部分不能被吸收；酒精、茶、咖啡等饮料具有利尿作用，可促进水从肾脏排出。

2. 固态水 指人们通常所摄入食物中含有的水分，如米饭、水果、蔬菜中的水。固体食物中的水是人体水的第二个主要来源。固体食物含水量差异较大，多数固体食物含水量在50%以上，尤其是蔬菜和水果，含水量一般在85%~95%。

3. 代谢水 指作为终产物在体内代谢过程中产生的水。

蛋白质、脂肪、碳水化合物以及酒精等供能物质在体内氧化的最终产物是二氧化碳和水，每克蛋白质产生的代谢水为0.42ml，脂肪为1.07ml，碳水化合物为0.6ml，代谢水可被重新利用。

食物进入体内，某些成分在体内氧化或代谢产生的水叫代谢水。每100g营养素在体内代谢产生的水量各不相同，其中蛋白质、脂类、糖类的代谢水分别为41ml、107ml、60ml。一个正常成年人每天代谢产生的内生水约为300ml。

（二）人体水的需要量

水的需要量受年龄、膳食、身体活动情况、外界温度及机体健康等因素的影响。一般情况下，健康成年人每日水需要量为2800~3000ml，包括饮水或饮料（1500~1700ml）、食物中的水（1000ml）以及代谢水（300ml）。婴儿及青少年的水需要量高于成年人。水的排出主要通过肾，以尿液（1800~2000ml）的形式排出，还有经肺（350ml）呼出、经皮肤（500ml）和随粪便（150ml）排出。人体对水的需要和代谢有一整套复杂而完善的调节机制。正常人水的需要量与排出量保持动态平衡，增加或减少摄水量，机体会自动通过调节系统来维持水的平衡。在某些病理情况下，水的摄入或排出超出了机体的调节能力，就会出现水肿或脱水（表2-4）。

表 2-4 成年人每日水的摄入量和排出量

来源	摄入量（ml）	排出途径	排出量（ml）
食物	1000	呼吸	350
饮用水或饮料	1200	皮肤	500
代谢水	300	粪便	150
		尿液	1500
总量	2500		2500

水的实际需要量因年龄、性别、运动量和生理状况等不同而不同。我国建议每天需水量：8~9 岁 0~100ml/kg，10~14 岁 50~80ml/kg，成人 40ml/kg 或每日最少饮水 1200ml。

目标检测

答案解析

一、选择题

（一）单选题

1. 下列物质中，蛋白质生物学价值最高的食物是（   ）

　　A. 大豆　　　　　　　　　B. 谷类　　　　　　　　C. 肉类

　　D. 鸡蛋　　　　　　　　　E. 芝麻油

2. 我国膳食中蛋白质的主要来源为（   ）

　　A. 粮谷类　　　　　　　　B. 大豆类　　　　　　　C. 薯类

　　D. 动物性食品　　　　　　E. 肉类

3. 乳糖属于（   ）

　　A. 单糖　　　　　　　　　B. 双糖　　　　　　　　C. 糖醇

　　D. 多糖　　　　　　　　　E. 寡糖

4. 下列属于必需氨基酸的是（   ）

　　A. 苏氨酸、苯丙氨酸、谷氨酸、缬氨酸

　　B. 苏氨酸、异亮氨酸、亮氨酸、缬氨酸

　　C. 蛋氨酸、色氨酸、精氨酸、赖氨酸

　　D. 苏氨酸、苯丙氨酸、甘氨酸、缬氨酸

　　E. 谷氨酸、苏氨酸、丝氨酸、甘氨酸

5. 蛋白质的生理功能不包括（   ）

　　A. 构成人体组织

　　B. 构成多种酶、激素等具有重要生理作用的物质

　　C. 改善食物的感官性状，促进食欲

　　D. 供给能量

　　E. 维持体内酸碱平衡

6. 评价食物蛋白质营养价值，应该考虑（   ）

　　A. 蛋白质含量　　　　　　B. 蛋白质消化率　　　　C. 必需氨基酸模式

　　D. 蛋白质利用率　　　　　E. 以上都包括

7. 下列属于碳水化合物独特的生理功能的是（　　）

    A. 供给能量

    B. 构成集体组织成分

    C. 是维持神经系统正常活动不可缺少的物质

    D. 抗生酮作用

    E. 构成生理活性物质

8. 下面不属于脂肪的主要生理功能的是（　　）

    A. 油酸　　　　　　　　　　　　B. $n-3$ 系列多不饱和脂肪酸

    C. $n-6$ 系列多不饱和脂肪酸　　D. 饱和脂肪酸

    E. $n-6$ 系列的亚油酸和 $n-3$ 系列的 $a-$ 亚麻酸

9. 下列食物中，不含膳食纤维的是（　　）

    A. 谷类　　　　　　　　B. 肉类　　　　　　　　C. 水果类

    D. 蔬菜类　　　　　　　E. 碳水类

10. 碳水化合物在血液中的主要存在形式是（　　）

    A. 麦芽糖　　　　　　　B. 蔗糖　　　　　　　　C. 糖原

    D. 葡萄糖　　　　　　　E. 乳糖

11. 能产能的营养素是（　　）

    A. 蛋白质、脂肪、矿物质　　　　　B. 蛋白质、脂肪、维生素

    C. 脂肪、矿物质、维生素　　　　　D. 蛋白质、脂肪、碳水化合物

    E. 蛋白质、碳水化合物、膳食纤维

12. 中国营养学会推荐成人脂肪适宜摄入量为总能量的（　　）

    A. 20% 以下　　　　　　B. 25% ~30%　　　　　C. 45%

    D. 15% ~25%　　　　　　E. 20% ~30%

13. 维持人体基本生命活动的能量消耗是（　　）

    A. 体力活动消耗　　　　B. 基础代谢　　　　　　C. 食物特殊动力作用

    D. 新组织增长　　　　　E. 以上均正确

14. 锌缺乏地区的儿童、青少年可发生（　　）

    A. 营养不良性贫血　　　B. 克山病　　　　　　　C. 克汀病

    D. 异食癖　　　　　　　E. 大骨节病

15. 富含铁的食品是（　　）

    A. 猪肝　　　　　　　　B. 牛奶　　　　　　　　C. 芹菜

    D. 苹果　　　　　　　　E. 白米饭

16. 下列食品中钙最好的来源是（　　）

    A. 蔬菜类　　　　　　　B. 肉类　　　　　　　　C. 水果类

    D. 奶类　　　　　　　　E. 蛋类

17. 下列矿物质中，在体内主要参与甲状腺素合成的是（　　）

    A. 钙　　　　　　　　　B. 铁　　　　　　　　　C. 碘

    D. 硒　　　　　　　　　E. 钾

18. 某孕妇，27 岁，生产一神经管畸形患儿，可能与（　　）营养素缺乏有关

    A. 维生素 B_1　　　　　B. 叶酸　　　　　　　　C. 维生素 PP

D. 维生素 C   E. 维生素 C

19. 膳食中不搭配蔬菜和水果，会造成身体缺乏（　　）

     A. 淀粉和蛋白质   B. 碳水化合物   C. 蛋白质和脂肪

     D. 维生素和矿物质   E. 脂肪和维生素

20. 下列不属于维生素 A 缺乏表现的是（　　）

     A. 夜盲症   B. 干眼病   C. 白内障

     D. 角膜软化症   E. 比托斑

21. 干性脚气病以（　　）系统的症状为主

     A. 神经系统   B. 消化系统   C. 循环系统

     D. 内分泌系统   E. 运动系统

（二）多选题

22. 可预防佝偻病的食品是（　　）

     A. 虾皮   B. 牛奶   C. 芝麻酱

     D. 香蕉   E. 瘦肉

23. 膳食中钙供给不足，人体易出现（　　）

     A. 佝偻病   B. 蛋白质 - 热能营养不良   C. 骨质疏松症

     D. 癞皮病   E. 骨质软化症

二、思考题

1. 蛋白质的营养学评价应该包括哪些方面？

2. 简述人体能量消耗的主要途径。

3. 简述影响膳食钙吸收的因素。

4. 简述水溶性维生素和脂溶性维生素各自包括的种类及各自的特性。

（聂春莲　范　宏　陈敬玲）

书网融合……

本章小结   微课

第三章　膳食结构与平衡膳食

◉ 学习目标

1. 通过本章学习，重点把握各类食物营养价值的特点与搭配，熟悉加工烹调对各类食物营养价值的影响，根据不同人群的营养需要及食物营养特点挑选、搭配食物，培养学生树立"食物要多样、搭配要合理"的饮食观念。

2. 学会膳食结构和平衡膳食的概念平衡膳食的基本要求，膳食营养素参考摄入量的应用，了解世界上典型膳食结构和我国膳食结构的特点；具有应用《中国居民膳食指南（2022版）》开展膳食指导的能力，逐步建立"平衡膳食、合理营养、促进健康"的理念。

第一节　常用食物的营养价值

PPT

≫ 情境导入

情境描述　王某，女，55岁，160cm，50kg。因"反复腰背酸痛3年，近1个月症状加重"，王某日常喜食五谷杂粮，因不喜牛肉和羊肉的膻味从不摄食，亦不饮牛奶，每周只食猪肉或鸡肉2～3次，每次50～100g；鱼肉2次，每次50g；豆制品1次，每次50g；鸡蛋1～2个，80～100g；蔬菜约500g/d，水果200g/d。患者于3年前绝经，近2年来反复出现腰酸背痛，腿脚乏力，近1个月腰背酸痛难忍。

讨论　1. 王某的问题从营养摄入的原则有哪些需要改进？

2. 如何为王某进行膳食护理？

食物的营养价值是指某种食物中所含的营养素和能量满足人体营养需要的程度。食物营养价值的高低取决于食物中营养素的种类、数量、比例以及消化、吸收的程度。各种食物的营养价值高低都是相对的，即使同一种食物，因其品种、部位、产地、种植管理、成熟程度及加工、烹调方法的不同，营养价值也会存在一定的差异。因此，提倡平衡膳食，食物多样化且合理搭配，促使膳食结构日趋合理，以满足不同生理、病理状况下的人群及不同能量水平需求的健康人群的营养需要。

一、谷薯类

（一）谷类

谷类的种类很多，主要有稻谷、小麦、玉米、高粱、粟、大麦、燕麦、荞麦等。在我国的膳食结构中，谷类食物占有突出地位，是我国人民的主食。由于谷类的种类、品种很多，其营养成分的含量不完全一样，即使是同一种类和品种，也会由于地区、气候条件、土壤条件和施肥、耕作方式以及加工方法等不同，从而导致营养成分有所不同。

谷类种子除形态大小不一样外，其基本结构是相似的，都是由谷皮、糊粉层、胚乳和谷胚四部分组成的（图3-1）。

1. 谷类的结构

（1）谷皮　谷粒的最外层主要由纤维素、半纤维素等组成，含有一定量的蛋白质、脂肪和维生素，含较多的矿物质。

（2）糊粉层　位于谷皮与胚乳之间，由厚壁细胞组成，纤维素含量较多，并含有较多的蛋白质、脂肪、维生素和矿物质，有较高的营养价值。如谷类加工碾磨过细，可使大部分营养素损失掉。

（3）胚乳　是谷类的主要部分，含有大量的淀粉和较多的蛋白质、少量的脂肪和矿物质。

（4）谷胚　位于谷粒的一端，富含蛋白质、脂肪、矿物质、B族维生素和维生素E。谷胚在谷类加工时容易损失。

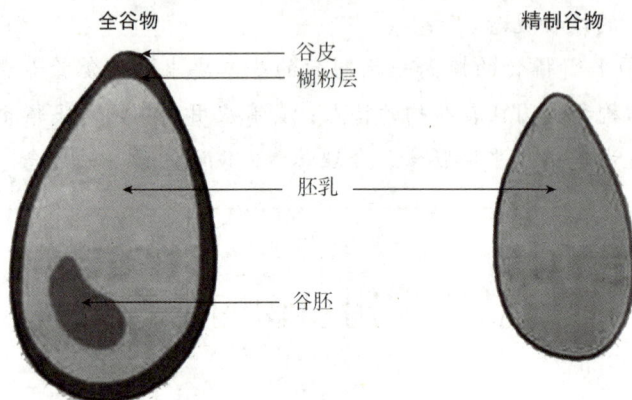

图3-1　谷类种子的基本结构图

2. 谷类的营养成分

（1）蛋白质　含量一般在7%~12%，因品种和种植地点不同，蛋白质含量也有所不同。谷类蛋白质的必需氨基酸组成不平衡，普遍缺乏赖氨酸，赖氨酸被称为谷类的第一限制氨基酸。为提高谷类蛋白质的营养价值，常采用赖氨酸强化和蛋白质互补的方法。此外，种植高赖氨酸玉米等高科技品种也是一好方法。

（2）脂肪　含量较低，约2%，玉米和小米可达3%，主要集中在糊粉层和谷胚中。谷类脂肪主要含不饱和脂肪酸，质量较好。从玉米和小麦胚芽中提取的胚芽油，80%为不饱和脂肪酸，其中亚油酸为60%，具有降低血清胆固醇，防止动脉粥样硬化的保健功能。

谷类中脂肪的含量虽然很低，但它在蒸制后产生一种特有的香气。谷类粮食在长期贮存中，由于空气中氧的作用，脂肪会发生氧化酸败现象，使谷类食物的香气消失或减少，并产生令人不快的陈味。

（3）碳水化合物　谷类的碳水化合物含量都在70%以上，其存在的主要形式是淀粉。淀粉在烹调过程中因受热在水中溶胀、分裂、发生糊化作用，变得容易被人体消化吸收，是人类最理想、最经济的热能来源。

（4）矿物质　谷类的矿物质含量为1.5%~3%。主要是磷、钙。

大米在烹调之前经过淘洗，会损失掉70%的矿物质。大米蛋白质的含量又比较低，钙与磷的比值小，并且不含维生素D等能帮助人体吸收钙的营养素，所以钙在人体中的吸收利用率较低；小麦中铁和钙的含量略高于大米，而且小麦粉在加工成食物的过程中，不必像大米那样经过淘洗，加热的时间又较短。所以矿物质的保存率较高。

一般谷类中都含有植酸，它能和铁、钙、锌等人体必需的矿物质元素结合，生成人体无法吸收的植酸盐，所以人体对谷类中矿物质的吸收利用率很低。但由于小麦粉常是经发酵后蒸制成馒头或烤制成面包供人食用的，因此小麦粉中的植酸在发酵过程中，大部分被水解而消除。又由于小麦粉的蛋白质含量丰富，消化时水解为氨基酸，能与钙等矿物质元素形成人体易于吸收的可溶性盐类，而有利于人体的吸收利用。

（5）维生素　谷类是 B 族维生素的重要来源，如硫胺素、核黄素、烟酸、泛酸和吡哆醇等。玉米和小米含少量胡萝卜素。

玉米中的尼克酸主要以结合型存在，只有经过适当的烹调加工，如用碱处理，使之变为游离型的尼克酸，才能被人体吸收利用，若不经处理，以玉米为主食的人群就容易发生烟酸缺乏症而患癞皮病。

（二）薯类

薯类是马铃薯、红薯、芋头、山药、木薯等根茎类食物的统称，富含淀粉、膳食纤维，含有较多的矿物质和 B 族维生素。

1. 薯类的营养成分

（1）蛋白质　薯类中的蛋白质含量比谷类低，马铃薯约为 2%，红薯约为 1%，但红薯的氨基酸组成与大米相近。

（2）碳水化合物　主要是淀粉和膳食纤维，薯类的淀粉含量仅次于谷类，含 16% ~ 30%，能量仅相当于相同重量谷类的 1/4 ~ 1/3。

（3）矿物质　薯类中含有一定量的钙、磷、铁、钾等矿物质。

（4）维生素　马铃薯含有丰富的维生素 C、B 族维生素和胡萝卜素，其中以维生素 C 含量最多，达 27mg/100g。红薯含胡萝卜素非常丰富，是胡萝卜素的良好来源，其含量为马铃薯的 4 倍，维生素 C 含量为 25mg/100g。木薯维生素 C 含量高达 35mg/100g。各种鲜薯（如红薯、马铃薯）中的维生素 C 含量均比大米高。

2. 薯类的保健作用　薯类富含膳食纤维，马铃薯为 0.7%，红薯为 1.3%，木薯为 1.6%，膳食纤维可在肠内吸收大量的水分，增加粪便体积，促进肠道蠕动，具有通便作用，可预防结直肠肿瘤。薯类含有丰富的胶原和黏多糖类物质，可促进胆固醇代谢，抑制胆固醇在动脉壁沉积，保护动脉血管的弹性，预防动脉粥样硬化。

二、豆类

豆类可分为大豆类和除此之外的其他豆类。大豆类按种皮的颜色可分为黄、青、黑、褐和双色大豆五种，其他豆类包括蚕豆、豌豆、绿豆、小豆等。豆制品是由大豆或绿豆等原料制作的半成品食物，如豆浆、豆腐、豆腐干等。

（一）大豆的营养成分

1. 蛋白质　大豆含有 35% ~ 40% 的蛋白质，是天然食物中含蛋白质最高的食品，其氨基酸组成接近人体需要。大豆中富含谷类蛋白较为缺乏的赖氨酸，但缺少蛋氨酸和胱氨酸，与谷类食物混合食用，可较好地发挥蛋白质的互补作用，大大提高混合蛋白质的利用率。

2. 脂肪　大豆的脂肪含量为 15% ~ 20%，以不饱和脂肪酸居多，其中油酸占 32% ~ 36%，亚油酸占 51.7% ~ 57.0%，亚麻酸占 2% ~ 10%，此外尚有 1.64% 左右的磷脂。由于大豆富含不饱和脂肪酸，所以是高血压、动脉粥样硬化等疾病患者的理想食物。

3. 碳水化合物　大豆的碳水化合物含量为 20% ~ 30%，其组成比较复杂，多为纤维素和可溶性糖，几乎完全不含淀粉或含量极微，在体内较难消化，其中有些在大肠内成为细菌的营养素来源。细菌在肠道内生长繁殖过程中能产生过多的气体而引起肠胀气。

4. 维生素和矿物质　大豆富含维生素和矿物质，其中 B 族维生素和铁等的含量较高。

5. 其他　大豆具有独特的保健成分，如皂苷和异黄酮，此两类物质具有抗氧化、降低血脂和血胆固醇的作用，近年来的研究发现了其更多的保健功能。豆类中膳食纤维含量较高，特别是豆皮，提取的豆类纤维加到缺少纤维的食品中，不仅能改善食品的松软性，还具有保健作用。豆类中的植物固醇可以明显降低血清胆固醇，对冠心病有一定的预防及治疗作用。

（二）大豆中的抗营养因素

大豆中含有一些非营养素特殊成分，如蛋白酶抑制剂、胀气因子、植酸、植物红细胞凝集素（PHA）、豆腥味等。其中，有的可影响人体对某些营养素的消化吸收，有的则具有一些特殊的生理活性。在应用大豆时，应注意合理利用或处理这些物质，才能充分发挥大豆的营养作用。通常，用加热的加工工艺可使对营养素的消化、吸收有影响的因子分解失活，故豆制品的营养价值要高于整粒大豆。

（三）其他豆类的营养价值

其他豆类主要包括红豆、豇豆、芸豆、绿豆、豌豆、蚕豆等。一般所含蛋白质为20%~25%，脂肪含量较低，碳水化合物含量可高达55%~60%，其他营养素近似大豆。

（四）豆制品的营养价值

豆制品包括以大豆为原料的豆制品，以及以其他豆类为原料生产的豆制品。

大豆制品中有非发酵豆制品和发酵豆制品两种。非发酵豆制品有豆浆、豆腐脑、豆腐、豆腐丝、豆腐干、干燥豆制品（腐竹）等。这些豆制品在经浸泡、磨细、过滤、加热等工艺处理后，其中的纤维素和抗营养因子等减少，从而使蛋白质的消化率提高；发酵豆制品有豆豉、黄豆酱、豆瓣酱、腐乳等。此类豆制品的蛋白质在加工时已被分解，更易被消化和吸收，且发酵能使其中的谷氨酸游离出来，维生素 B_1 和核黄素的含量亦有所增加。

若将大豆和绿豆发制成豆芽，除原有营养成分不变外，还可产生抗坏血酸。故在缺乏新鲜蔬菜时，可成为抗坏血酸的良好来源。其中，以绿豆芽为最好，产量也比黄豆芽高。

豆类经过不同的加工方法可制成多种豆制品，现已成为我国居民膳食中的重要组成成分。经过加工的豆类蛋白质消化率、利用率均有所提高，如整粒大豆的蛋白质消化率为65%左右，加工制成豆腐后其蛋白质消化率为92%~96%，其营养价值明显提高。

经发酵工艺的大豆制品中的蛋白质更易于消化吸收，而且某些营养素含量也会增加。如每100g发酵豆豉中含核黄素0.61mg，明显高于其他豆类食品。

三、蔬菜、水果类

（一）蔬菜的营养价值

蔬菜是我国膳食中的重要组成部分。蔬菜的品种很多，又可分为根茎类（其中有些种类又称薯类）、嫩茎、叶、苔、花类，瓜类，茄果类，菌类和藻类等，各个品种间的营养组成和营养价值有比较大的差别。

1. 碳水化合物　蔬菜中的碳水化合物包括淀粉、糖、纤维素和果胶。根茎类（尤其是薯类）含有较多的淀粉，一般含量可达到10%~25%。薯类在一些地区的膳食中占有相当比例，成为人体热能的重要来源。一般蔬菜中的淀粉含量只有2%~3%；一些有甜味的蔬菜中含有少量单糖和双糖。蔬菜中的纤维素、半纤维素、果胶含量丰富，是人体膳食纤维的重要来源。

2. 矿物质　蔬菜中含有丰富的矿物质，如钙、磷、铁、钾、钠、镁、铜等，是膳食中矿物质的主要来源，不仅能满足人体的需要，还对维持体内酸碱平衡起重要作用。如含钙较多的蔬菜有海带、紫菜、发菜、口蘑、黑木耳、毛豆、白菜苔、黄花菜、雪里蕻、油菜、紫苜蓿、苋菜、菠菜、小白菜、芫荽、汤菜、香椿、萝卜缨、油菜等；含铁较多的有黑木耳、发菜、藕、黄花菜、水芹、紫菜、紫苜蓿、口蘑、羊肚菌等。

大多数蔬菜中虽然含有比较多的矿物质，但同时也因含有较多的草酸和膳食纤维，而影响自身以及其他食物中钙、铁等矿物质的吸收。所以在选择蔬菜时，不能只考虑其钙的绝对含量，还应注意其草酸的含量。草酸能溶于水，食用含草酸较多的蔬菜时可先焯水，去除部分草酸。这类蔬菜有菠菜、苋菜、蕹菜、竹笋、毛豆、茭白等。

3. 维生素　新鲜蔬菜是维生素 C、胡萝卜素、核黄素和叶酸的重要来源。因维生素 C 的分布常常与叶绿素平行，所以深绿色的蔬菜中维生素 C 含量较高；胡萝卜素在绿色、黄色或红色蔬菜中含量较多。此外，叶菜中还含有核黄素、叶酸等。

4. 蛋白质与脂肪　除了菌藻类、根茎类和鲜豆类的某些种类外，一般蔬菜中蛋白质的含量很低。此外，蔬菜中的脂肪含量亦较低。

（二）水果的营养价值

水果分为鲜果、干果和坚果三类。其中，干果如葡萄干、杏干、龙眼、荔枝干等；坚果如花生、核桃、栗子、榛子、杏仁和瓜子等。

1. 鲜果的营养成分

（1）碳水化合物　以糖、淀粉为主，纤维素和果胶的含量也很高。

（2）维生素　鲜果含有丰富的维生素 C 和一定量的胡萝卜素。维生素 C 含量丰富的有鲜枣、猕猴桃、荔枝、龙眼、山楂、柑橘、番石榴、葡萄、柿子、桃子等；胡萝卜素含量高的有柑橘、芒果、枇杷、红富士苹果、杏脯等。

（3）矿物质　鲜果中各种矿物质含量丰富。

（4）有机酸与色素　富含有机酸与色素是水果的一大特色。如花青素、胡萝卜素、苹果酸、柠檬酸、酒石酸、琥珀酸等，使水果呈现出丰富多彩的颜色和风味，能增强食欲，还能保护维生素 C。

2. 干果的营养成分　干果由鲜果加工干制而成，所以营养素含量更集中，尤其是矿物质如钙、铁的含量相对较多。但在制作和储存过程中，维生素的损失较大，特别是维生素 C。

3. 坚果的营养成分　常见的坚果有花生、核桃、栗子、松子、白果、榛子、杏仁和瓜子等。这些坚果中，脂肪、蛋白质、钙和铁等的含量都相当丰富；有些还含有较多的维生素 B_1 和 B_2。

（三）蔬菜水果中的其他营养物质

蔬菜、水果中常含有各种芳香物质、有机酸和色素，能使食物具有特殊的颜色，赋予其良好的感官性状等。如水果中的有机酸能刺激人体消化腺的分泌，增进食欲，有利于食物的消化。有机酸还可使食物保持一定的酸度，对维生素 C 的稳定性具有保护作用。

蔬菜、水果中还常含有一些酶类、杀菌物质和具有特殊生理活性的植物化学物质。如萝卜中含有淀粉酶，生食时有助于消化；大蒜中含有植物杀菌素和含硫化合物，具有抗菌消炎、降低血清胆固醇等作用；洋葱、甘蓝、西红柿等含有的类黄酮为天然抗氧化剂，除具有保护心脑血管、预防肿瘤等多种生物学作用外，还可保护维生素 C、维生素 A、维生素 E 等不被氧化破坏；南瓜、苦瓜已被证实有明显降低血糖的作用等。

四、畜、禽、水产品类

从食物角度讲，畜禽肉类是指来源于热血动物且适合人类食用的所有部分的总称，它不仅包括动物的骨骼肌肉，实际上还包括许多可食用的器官和脏器组织，如心、肝、肾、胃、肠、脾、肺、舌、脑、血、皮、骨等。畜禽肉则是指畜类和禽类的肉，前者指猪、牛、羊、兔、马、骡、驴、犬、鹿、骆驼等牲畜的肌肉、内脏及其制品，后者包括鸡、鸭、鹅、火鸡、鹌鹑、鸵鸟、鸽等的肌肉及其制品。畜禽肉的营养价值较高，饱腹作用强，可加工烹制成各种美味佳肴，是一种食用价值很高的食物。

水产类原料的种类繁多，包括鱼、虾、蟹、贝（软体动物）等。根据其来源又可分为淡水和海水产品两类。

（一）畜禽类的营养成分

1. 蛋白质　畜禽肉中的蛋白质含量为10%～20%，因动物的种类、年龄、肥瘦程度以及部位而异。如在畜肉中，猪肉的蛋白质含量平均为13.2%，牛肉高达20%，羊肉介于猪肉和牛肉之间，兔肉、马肉、鹿肉和骆驼肉的蛋白质含量也达20%左右，狗肉约17%。在禽肉中，鸡肉的蛋白质含量较高，约20%；鸭肉约16%；鹅肉约18%；鹌鹑的蛋白质含量也高达20%。猪通脊肉蛋白质含量约为21%，后臀尖约为15%，肋条肉约为10%，奶脯仅为8%；牛通脊肉的蛋白质含量为22%左右，后腿肉约为20%，腑肋肉约为18%，前腿肉约为16%；羊前腿肉的蛋白质含量约为20%，后腿肉约为18%，通脊和胸腑肉约为17%；鸡胸肉的蛋白质含量约为20%，鸡翅约为17%。

畜禽肉的蛋白质为完全蛋白质，含有人体必需的各种氨基酸，并且必需氨基酸的构成比例接近人体需要，因此易被人体充分利用，营养价值高，属于优质蛋白质。

畜禽的皮肤和筋腱主要由结缔组织构成。结缔组织的蛋白质含量为35%～40%，而其中绝大部分为胶原蛋白和弹性蛋白。例如：猪皮含蛋白质28%～30%，其中85%是胶原蛋白。由于胶原蛋白和弹性蛋白缺乏色氨酸和蛋氨酸等人体必需氨基酸，为不完全蛋白质，因此以猪皮和筋腱为主要原料的食品（如膨化猪皮、猪皮冻、蹄筋等）的营养价值较低，需要和其他食品配合，补充必需的氨基酸。

骨是一种坚硬的结缔组织，其中的蛋白质含量约为20%，骨胶原蛋白占有很大比例，为不完全蛋白质。骨可被加工成骨糊添加到肉制品中，以充分利用其中的蛋白质。

畜禽血液中的蛋白质含量分别为：猪血约12%、牛血约13%、羊血约7%、鸡血约8%、鸭血约8%。畜血中血浆蛋白质含有8种人体必需氨基酸和组氨酸，营养价值高，其赖氨酸和色氨酸含量高于面粉，可以作为蛋白强化剂添加在各种食品和餐菜中；血细胞部分可应用于香肠的生产，其氨基酸组成与胶原蛋白相似。用胶原蛋白酶水解时，可得到与胶原蛋白水解物同样的肽类。

此外，畜禽肉中含有可溶于水的含氮浸出物，主要包括核苷酸、嘌呤碱、肌酸、肌酐、氨基酸、肽类等，它们是肉中香气和鲜味的主要成分，一般成年动物含量高于幼年动物。老禽肉比幼禽肉含氮浸出物多，故其肉汤更为鲜美。

2. 脂肪　畜禽肉中的脂肪含量因动物的品种、年龄、肥瘦程度、部位等不同有较大差异。如在畜肉中，猪肉的脂肪含量最高，羊肉次之，牛肉最低。猪瘦肉中的脂肪含量为6.2%，羊瘦肉为3.9%，而牛瘦肉仅为2.3%。兔肉的脂肪含量也较低，为2.2%。在禽肉中，火鸡和鹌鹑的脂肪含量较低，在3%以下；鸡和鸽子的脂肪含量类似，在14%～17%之间；鸭和鹅的脂肪含量达20%左右。

畜肉脂肪以饱和脂肪酸为主，熔点较高，主要为甘油三酯、卵磷脂（少量）、胆固醇和游离脂肪酸等。在畜肉中，猪肉的脂肪含量最高，羊肉次之，牛肉最低。禽肉脂肪含有较多的亚油酸，熔点低，易于消化吸收。

必需脂肪酸的含量与组成是衡量食物油脂营养价值的重要方面。动物脂肪所含有的必需脂肪酸明显低于植物油脂，因此其营养价值低于植物油脂。在动物脂肪中，禽类脂肪所含必需脂肪酸的量高于家畜脂肪；家畜脂肪中，猪脂肪的必需脂肪酸含量又高于牛、羊等反刍动物的脂肪。总的来说，禽类脂肪的营养价值高于畜类脂肪。

动物内脏中的胆固醇含量较多。胆固醇含量在瘦肉中较低，每100g含70mg左右，肥肉比瘦肉高90%左右，内脏中更高，一般为瘦肉的3～5倍，脑中胆固醇含量最高，每100g可达2000mg以上。

3. 碳水化合物　畜禽肉中的碳水化合物均以糖原形式存在于肌肉和肝脏中，含量极少。

牲畜刚刚宰杀后，其肉质呈弱碱性（pH 7.0~7.4），肌肉中糖原和含磷有机化合物在组织酶的作用下，分解为乳酸和游离磷酸，令肉的酸度增加，当 pH 为 5.4 时，达到肌凝蛋白等电点，肌凝蛋白开始凝固，使肌纤维硬化而出现僵直。此时肉的味道较差，有不愉快气味，肉汤混浊，不鲜不香。此后，肉内糖原分解酶继续活动，pH 值进一步下降，肌肉结缔组织变软，具有一定弹性，肉松软多汁，味美芳香，表面因蛋白凝固而形成有光泽的膜，有阻止微生物侵入内部的作用，这个过程称为畜肉后熟，俗称排酸。动物在宰前过度疲劳，糖原含量下降，宰后放置时间过长，也可因酶的作用，使糖原含量降低，乳酸相应增高，pH 下降。

4. 矿物质　矿物质的含量一般为 0.8%~1.2%，瘦肉中的含量高于肥肉，内脏高于瘦肉，以猪肝最丰富。畜禽肉中的铁主要以血红素形式存在，消化吸收率很高。在内脏中还含有丰富的锌和硒。牛肾和猪肾的硒含量是其他一般食品的数十倍。此外，畜禽肉还含有较多的磷、硫、钾、钠、铜等。钙的含量虽然不高，但吸利用率很高。禽类的肝脏中富含多种矿物质，且平均水平高于禽肉。肝脏和血液中铁的含量十分丰富，达（10~30mg）/100g，可称铁的最佳膳食来源。禽类的心脏和肫也是含矿物质非常丰富的食物。

5. 维生素　畜禽肉可提供多种维生素，主要以 B 族维生素和维生素 A 为主。内脏含量比肌肉中多，其中肝脏的含量最为丰富，特别富含维生素 A 和维生素 B_2，维生素 A 的含量以牛肝和羊肝为最高，维生素 B_2 含量则以猪肝中最丰富。在禽肉中还含有较多的维生素 E。

（二）水产类的营养价值

1. 蛋白质　鱼虾类的蛋白质含量为 15%~25%，分布于肌浆和肌基质，肌浆主要含肌凝蛋白、肌溶蛋白、可溶性肌纤维蛋白、肌结合蛋白和球蛋白；肌基质主要包括结缔组织和软骨组织、含有胶原蛋白和弹性蛋白质。除了蛋白质外，鱼还含有较多的其他含氮化合物，主要有游离氨基酸、肽、胺类、胍、季铵类化合物、嘌呤类和脲等。

鱼虾类蛋白质较畜禽肉蛋白质易消化，亦为优质蛋白。存在于鱼类结缔组织和软骨中的含氮浸出物主要为胶原和黏蛋白，是鱼汤冷却后形成凝胶的主要物质。有些水产制品如鱼翅中蛋白质含量也很高，但主要以结缔组织蛋白为主，属于不完全蛋白质。

2. 脂类　水产类原料中的脂类物质含量各不相同。一般为 1%~10%，平均为 5% 左右，呈不均匀分布，主要存在于皮下和脏器周围，肌肉组织中含量甚少。不同鱼种含脂量有较大差异，如鳕鱼含脂肪在 1% 以下，而河鳗的脂肪含量高达 10.8%。虾类、贝类脂肪含量更少，蟹类的脂肪主要在蟹黄中。

鱼类脂肪多由不饱和脂肪酸组成（占 70%~80%），熔点低，常温下为液态，消化吸收率达 95% 左右。鱼类脂肪中含有长链多不饱和脂肪酸，如 EPA 和 DHA，具有降低血脂、防治动脉粥样硬化等作用，但易发生氧化。

鱼、虾、蟹等肉中的胆固醇含量不高，但其鱼子、虾子、蟹子、蟹黄中的含量较高。

3. 碳水化合物　水产类碳水化合物的含量较低，约 1.5%。有些鱼不含碳水化合物，如鲳鱼、鲢鱼、银鱼等。碳水化合物的主要存在形式是糖原。鱼类肌肉中的糖原含量与其致死方式有关，捕即杀者糖原含量最高；挣扎疲劳后死去的鱼类，体内糖原消耗严重，含量降低。

4. 矿物质　鱼类中的矿物质含量占 1%~2%。其中锌、磷、钙、钠、氯、钾、镁等元素的含量亦较丰富。水产类钙的含量较畜肉高，但钙的吸收率较低。海产鱼类中含碘丰富；牡蛎中锌的含量丰富。

5. 维生素　鱼油和鱼肝油是维生素 A 和维生素 D 的重要来源，也是维生素 E（生育酚）的一般来源。多脂的海鱼肉也含有一定数量的维生素 A 和维生素 D。维生素 B_1、维生素 B_2 和烟酸等的含量也较高，而维生素 C 的含量则很低。一些生鱼制品中含有硫胺素酶和催化硫胺素降解的蛋白质，因此大量食用生鱼可能会造成维生素 B_1 缺乏。

五、奶及奶制品

乳类是一类营养成分齐全，组成比例适宜，易消化吸收，营养价值较高，能满足初生幼仔生长发育全部营养需要的天然食品。常用牛奶、羊奶和马奶等，最适合患者、幼儿、老年人食用。奶类食品主要提供优质蛋白质、维生素 A、核黄素和钙。

（一）乳类的营养价值

1. 蛋白质　牛乳中蛋白质含量平均为 3.0%，主要由酪蛋白（79.6%）、乳清蛋白（11.5%）和乳球蛋白（3.3%）组成。羊奶的蛋白质含量为 1.5%，低于牛乳；蛋白质当中酪蛋白的含量较牛乳略低，其中所含的酪蛋白在胃中所形成的凝乳块较小而细软，更容易消化。婴儿消化羊奶的消化率可达 94% 以上。牦牛奶和水牛奶的蛋白质含量明显高于普通牛奶，在 4% 以上。乳类蛋白质为优质蛋白质，容易被人体消化吸收。其中，乳球蛋白与机体免疫有关。

2. 脂肪　牛奶的脂肪含量为 2.8%～4.0%，以微粒状的脂肪球分散在乳浆中，静置时，脂肪小球集于一处而成奶油浮于牛奶的上层。牛奶脂肪熔点较低，易消化，吸收率达 97%。

乳脂肪中脂肪酸组成复杂，短链脂肪酸含量较高，是乳脂肪风味良好及易消化的原因。其中，油酸约占 30%，而亚油酸和亚麻酸分别占 5.3% 和 2.1%。此外，还有少量的卵磷脂、胆固醇，并含有脂溶性维生素。乳中脂肪是脂溶性维生素的载体，对乳的风味和口感也起着重要的作用。乳脂肪的香气成分包括各种挥发性烷酸、烯酸、酮酸、羟酸、内酯、烷醛、烷醇、酮类等。

3. 碳水化合物　乳类中的碳水化合物含量为 3.4%～7.4%。人乳中含量最高，羊乳居中，牛乳最少。碳水化合物的主要形式为乳糖，有调节胃酸、促进胃肠蠕动和促进消化液分泌的作用；还能促进钙的吸收和助长肠道乳酸菌繁殖、抑制腐败菌的生长等，为婴儿肠道内双歧杆菌的生长所必需，对于幼小动物的生长发育具有特殊的意义。

但对于部分不经常饮奶的成年人来说，体内乳糖酶活性过低，大量食用乳制品可能引起乳糖不耐受的发生。用固定化乳糖酶将乳糖水解为半乳糖和葡萄糖可以解决乳糖不耐受问题，同时可提高产品的甜度。

4. 矿物质　乳中矿物质主要包括钠、钾、钙、镁、氯、磷、硫、铜、铁等，大部分与有机酸结合形成盐类，少部分与蛋白质结合或吸附在脂肪球膜上。一般 100ml 牛乳中含钙 110mg，且吸收度率高，是钙的良好来源。但奶中铁元素的含量偏低。

乳中的矿物质含量因品种、饲料、泌乳期等因素而有所差异，初乳中含量最高，常乳中含量略有下降。发酵乳中钙含量高并具有较高的生物利用率，是膳食中最好的天然钙来源。

5. 维生素　牛奶中含有人体所需的各种维生素，包括维生素 A、维生素 D、维生素 E、维生素 K、各种 B 族维生素和微量的维生素 C。

维生素含量与奶牛的饲养方式有关，如放牧期牛奶中的维生素 A、维生素 D、胡萝卜素和维生素 C 含量较冬春季在棚内饲养时明显增多。鲜牛奶中的维生素 C 含量较少，经过加工处理后则所剩无几。

（二）奶制品的营养价值

奶制品包括巴氏杀菌乳（消毒牛乳）、奶粉、炼乳、酸奶、奶油、奶酪等。

1. 巴氏杀菌乳（亦称消毒牛乳）　是将新鲜牛奶过滤、加热杀菌后分装出售的饮用奶。除维生素 B_1 和维生素 C 有损失外，营养价值与新鲜牛奶差别不大。一般市售的巴氏杀菌乳中，常强化维生素 D 和维生素 B_1 等营养素。

2. 奶粉　可分为全脂奶粉、脱脂奶粉、加糖奶粉和调制奶粉。

（1）全脂奶粉　鲜奶消毒后除去 70%～80% 的水分，采用喷雾干燥法将奶喷成雾状颗粒。此奶粉溶解性好，对蛋白质的性质、奶的色香味及其他营养成分影响较小。

（2）脱脂奶粉 生产工艺同全脂奶粉，但原料奶需经过脱脂的过程，会使脂溶性维生素损失。此种奶粉适合于腹泻的婴儿及要求低脂膳食的人群。

（3）调制奶粉 又称母乳化奶粉，该奶粉是以牛奶为基础，按照人乳组成的模式和特点加以调制，使各种营养成分的含量和比例接近母乳。

3. 酸奶 是一种发酵制品，是以新鲜奶、脱脂奶、全脂奶粉、脱脂奶粉或炼乳等为原料接种乳酸菌，经过不同工艺发酵而成，其中以酸牛奶最为普遍。

牛奶经过乳酸菌发酵后，乳糖变成乳酸，蛋白质凝固和脂肪不同程度地水解使其形成独特的风味。酸奶营养丰富，且易消化吸收，还可刺激胃酸分泌。乳酸菌中的乳酸杆菌和双歧杆菌为肠道益生菌，在肠道可抑制肠道腐败菌的生长繁殖，防止腐败胺类产生，对维护人体的健康有重要作用。

酸奶适合于消化功能不良的婴幼儿、老年人，并能使成人原发性乳糖缺乏者的乳糖不耐症状减轻。

4. 炼乳 是一种浓缩乳，种类较多，按其成分可分为甜炼乳、淡炼乳、全脂炼乳和脱脂炼乳等。若添加维生素 D 等营养物质可制成各种强化炼乳。目前，市场上的炼乳主要品种有甜炼乳和淡炼乳。

（1）甜炼乳 是在牛奶中加入约 16% 的蔗糖，并经减压浓缩到原体积 40% 的一种乳制品。成品中蔗糖含量为 40%～45%，渗透压增大，成品保质期较长。甜炼乳因糖分过高，在食用前需加大量水分冲淡，造成蛋白质等营养成分相对较低，故不宜用于喂养婴儿。

（2）淡炼乳 为无糖炼乳，又称蒸发乳。将牛奶浓缩到原体积 1/3 后装罐密封，经加热灭菌后制成具有保存性的乳制品。

淡炼乳经过高温灭菌后维生素 B_1 受到损失，若予以增补，其营养价值与鲜奶相同。高温处理后形成的软凝乳块以均质处理可使脂肪球微细化，有利于消化吸收，所以淡炼乳适合喂养婴儿。

5. 干酪 也称奶酪，为一种营养价值很高的发酵乳制品，是在原料乳中加入适当量的乳酸菌发酵剂或凝乳酶，使蛋白质发生凝固，并加盐、压榨排除乳清之后的产品。

干酪中的蛋白质大部分为酪蛋白，经凝乳酶或酸作用而形成凝块。但也有一部分白蛋白和球蛋白被机械地包含于凝块之中。此外，经过发酵作用，奶酪当中还含有肽类、氨基酸和非蛋白氮成分。除少数品种之外，蛋白质中包裹的脂肪成分多占干酪固形物的 45% 以上，而脂肪在发酵中的分解产物使干酪具有特殊的风味。奶酪制作过程中大部分乳糖随乳清流失，少量乳糖在发酵当中起到促进乳酸发酵的作用，对抑制杂菌的繁殖有意义。

奶酪中含有原料中的各种维生素，其中脂溶性维生素大多保留在蛋白质凝块当中，而水溶性的维生素部分损失了，但含量仍不低于原料牛奶。原料乳中微量的维生素 C 几乎全部损失。干酪的外皮部分 B 族维生素含量高于中心部分。

硬质干酪是钙的极佳来源，软干酪含钙较低。镁在奶酪制作过程中也得到浓缩，硬质干酪中约为原料乳含量的 5 倍。钠的含量因品种不同而异，农家干酪因不添加盐，钠含量仅为 0.1%；而法国羊奶干酪中的盐含量可达 4.5%～5.0%。

此外，成熟奶酪中含有较多的胺类物质。它们是在后熟过程中游离氨基酸脱羧作用形成的产物，包括酪胺、组胺、色胺、腐胺、尸胺和苯乙胺等。其中以酪胺含量最高，例如切达干酪中的酪胺含量达 (35～109mg)/100g。

6. 含乳饮料 包括乳饮料、乳酸饮料、乳酸菌饮料等，严格来说不属于乳制品范畴，其主要原料为水和牛乳。乳饮料、乳酸饮料和乳酸菌饮料均为蛋白质含量 ≥1.0 的含乳饮料，其中配料为水、糖或甜味剂、果汁、有机酸、香精等。乳酸饮料中不含活乳酸菌，但添加有乳酸使其具有一定酸味；乳酸菌饮料中应含有活乳酸菌，为发酵乳加水和其他成分配制而成。

总的来说，乳饮料的营养价值低于液态乳类产品，蛋白质含量约为牛奶的1/3。但因其风味多样、味甜可口，受到儿童和青年的喜爱。

7. 复合奶 将脱脂奶粉和无水奶油分别溶解，按一定比例混合，再加入50%的鲜奶即成复合奶，其营养价值与鲜奶基本相似。

8. 奶油 由牛奶中分离的脂肪制成的产品，一般含脂肪80%～83%，而含水量低于16%，主要用于佐餐和面包、糕点的制作。

（三）乳类及其制品的合理利用

鲜奶水分含量高，营养素种类齐全，十分有利于微生物生长繁殖，因此须经严格消毒灭菌后方可食用。消毒方法常用煮沸法和巴氏消毒法。煮沸法是将奶直接煮沸，设备要求简单，可达消毒目的，但对奶的理化性质影响较大，营养成分有一定损失，多在家庭使用。大规模生产时采用巴氏消毒法。正确地进行巴氏消毒对奶的组成和性质均无明显影响，但对热不稳定的维生素如维生素C可损失20%～25%。

此外，奶应避光保存，以保护其中的维生素。研究发现，鲜牛奶经日光照射1分钟后，B族维生素很快消失，维生素C也所剩无几。即使在微弱的阳光下，经6小时照射后，B族维生素也仅剩一半，而在避光器皿中保存的牛奶不仅维生素没有消失，还能保持牛奶特有的鲜味。

六、蛋类

蛋类主要指鸡、鸭、鹅、鹌鹑、火鸡等禽类的卵。各种蛋的结构和营养价值大致相同，其中食用最普遍、销量最大的是鸡蛋。蛋类在我国居民膳食构成中所占的比例约为1.4%，主要提供高营养价值的蛋白质。蛋类对成人、儿童、老年人、孕妇、乳母、患者（除限胆固醇者外）都适合使用。蛋类制成的蛋制品有皮蛋、咸蛋、糟蛋、冰蛋、干全蛋粉、干蛋白粉、干蛋黄粉等。

（一）蛋类的结构

蛋类的结构基本相似，主要由蛋壳、蛋清和蛋黄三部分组成。蛋壳位于蛋的最外层，在蛋壳最外面有一层水溶性胶状黏蛋白，对防止微生物进入蛋内和蛋内水分及二氧化碳过度向外蒸发起着保护作用。当蛋生下来时，这层膜即附着在蛋壳的表面，外观无光泽，呈霜状，根据此特征，可鉴别蛋的新鲜程度。如蛋外表面呈霜状，无光泽而清洁，表明蛋是新鲜的；如无霜状物，且油光发亮不清洁，说明蛋已不新鲜。由于这层膜是水溶性，在储存时要防潮，不能水洗或雨淋，否则会很快变质腐败。蛋清位于蛋壳与蛋黄之间，主要是卵白蛋白，遇热、碱、醇类发生凝固，遇氯化物或某些化学物质，浓厚的蛋白则水解为水样的稀薄物。根据这种性质，蛋可加工成松花蛋和咸蛋。蛋黄呈球形，由两根系带固定在蛋的中心。随着保管时间的延长和外界温度升高，系带逐渐变细，最后消失，蛋黄随系带变化，逐渐上浮贴壳。由此也可鉴别蛋的新鲜程度。

（二）蛋类营养成分

1. 蛋白质 蛋类的蛋白质含量一般在10%以上。全鸡蛋蛋白质的含量为12%左右，蛋清中略低，蛋黄中较高。鸭蛋的蛋白质含量与鸡蛋类似。蛋清中蛋白质为胶状样水溶液，所含的蛋白质超过40种，其中主要蛋白质包括卵清蛋白、卵伴清蛋白、卵黏蛋白、卵类黏蛋白等糖蛋白，其含量约蛋清总蛋白的80%。卵清蛋白也是一种含磷蛋白。此外，蛋清中还含有卵球蛋白、溶菌酶以及9%左右的其他蛋白质。蛋黄中的主要蛋白质是与脂类相结合的脂蛋白和磷蛋白，其中低密度脂蛋白占65%，卵黄球蛋白占10%，卵黄高磷蛋白占4%，而高密度脂蛋白占16%。低密度脂蛋白含脂类达89%，比重较低。高密度脂蛋白又称卵黄磷脂蛋白，与卵黄高磷蛋白形成复合体而存在。卵黄高磷蛋白存在于蛋黄颗粒中，含磷约10%，包含了蛋黄中60%～70%的磷。此外还含有蛋黄核黄素结合蛋白，占0.4%左右，可与核黄素特异性地结合。

蛋黄中的蛋白质均具有良好的乳化性质，故成为色拉酱的主要原料。蛋黄中的蛋白质也具有受热形成凝胶的性质，因此在煮蛋、煎蛋时成为凝固状态。蛋黄的凝固点高于蛋清，凝固速度较慢。因此在烹调时蛋黄似乎较难凝固。蛋黄经过冷冻后，蛋白质发生胶凝作用，解冻后黏度增加，在食品加工中所起的功能性质随之劣变。

鸡蛋所含蛋白质氨基酸组成与人体需要最接近，是天然食物中最优良的蛋白质，适合人体需要，易消化吸收。蛋白质中赖氨酸和蛋氨酸含量较高，与谷类和豆类食物混合食用，可弥补其赖氨酸或蛋氨酸的不足。蛋中蛋白质中还富含半胱氨酸，加热过度使半胱氨酸部分分解产生硫化氢，与蛋黄中的铁结合可形成黑色的硫化铁。煮蛋中蛋黄表面的青黑色和鹌鹑蛋罐头的黑色物质即来源于此。

2. 脂类 蛋清中含脂肪极少，98%的脂肪存在于蛋黄当中。

蛋黄中的脂肪呈乳融状且分散成细小颗粒，故易于消化和吸收。蛋黄是磷脂的极好来源，所含卵磷脂具有降低血胆固醇的效果，并能促进脂溶性维生素的吸收。鸡蛋黄中的磷脂主要为卵磷脂和脑磷脂，此外尚有神经鞘磷脂。各种禽蛋的蛋黄中总磷脂含量相似。它们使蛋黄具有良好的乳化性状，但因含有不饱和脂肪酸，容易受到脂肪氧化的影响。

蛋类的胆固醇含量极高，主要集中在蛋黄，其中鹅蛋黄含量最高，每100g鹅蛋黄中含胆固醇约1696mg，是猪肝的7倍、肥猪肉的17倍，中等大小的鸡蛋约含胆固醇250mg，也是高胆固醇食品。加工成咸蛋或松花蛋后，胆固醇含量无明显变化。

3. 碳水化合物 鸡蛋当中碳水化合物约为1%，分两种状态存在：一部分与蛋白质相结合而存在，含量为0.5%左右；另一部分游离存在，含量约0.4%。后者中98%为葡萄糖，其余为微量的果糖、甘露糖、阿拉伯糖、木糖和核糖。这些微量的葡萄糖是蛋粉制作中发生美拉德反应的原因之一，因此生产上在干燥工艺之前采用葡萄糖氧化酶除去蛋中的葡萄糖，使其在加工储藏过程中不发生褐变。

4. 矿物质 蛋类所含的矿物质主要集中在蛋黄中，含有磷、镁、钙、硫、铁、铜、锌、氟等。蛋中所含铁元素数量较高，但以非血红素铁形式存在。由于卵黄高磷蛋白对铁的吸收具有干扰作用，故而蛋黄中铁的生物利用率较低，仅为3%左右。

5. 维生素 蛋中维生素含量十分丰富，且品种较为完全，包括所有的 B 族维生素、维生素 A、维生素 D、维生素 E、维生素 K 和微量的维生素 C。其中绝大部分的维生素 A、维生素 D、维生素 E 和大部分维生素 B_1 都存在于蛋黄当中。鸭蛋和鹅蛋的维生素含量总体而言高于鸡蛋。此外，蛋中的维生素含量受到品种、季节和饲料中含量的影响。

散养禽类摄入含类胡萝卜素的青叶类饲料较多，因而蛋黄颜色较深；集中饲养的鸡饲料当中含有丰富的维生素 A，但因为缺乏青叶类饲料故蛋黄颜色较浅，但其维生素 A 含量通常高于散养鸡蛋。为了提高鸡蛋的感官性状，目前也使用一些合成类胡萝卜素添加入饲料令蛋黄着色。用不同红黄色调的类胡萝卜素进行配比，可以得到最令人满意的蛋黄色泽。饲料中维生素 A 和钙含量过高时抑制蛋黄着色。

第二节 食品营养价值的影响因素

食物的营养价值除了受到食物种类的影响外，在很大程度上还受到食物的加工、烹调以及储藏的影响。食物经过烹调、加工可改善其感官性状，增加风味，去除或破坏食物中的一些抗营养因子，提高其消化吸收率，延长保质期，但同时也可使部分营养素受到破坏和损失，从而降低食物的营养价值。因此，应采用合理的加工、烹调、储藏方法，最大限度地保存食物中的营养素，以提高食物的营养价值。

一、加工对食品营养价值的影响

（一）谷类加工

谷类加工主要有制米和制粉两种。由于谷类结构的特点，其所含的各种营养素分布极不均匀。加工精度越高，糊粉层和胚芽损失越多，营养素损失也越多，尤以 B 族维生素损失显著。

谷类加工粗糙时，虽然出粉（米）率高、营养素损失减少，但感官性状差，而且消化吸收率也相应降低。此外因植酸和纤维素含量较多，还会影响矿物质的吸收。我国于 20 世纪 50 年代初加工生产的标准米（九五米）和标准粉（八五粉），既保留了较多的 B 族维生素、纤维素和矿物质，又能保持较好感官性状和消化吸收率，在节约粮食和预防某些营养缺乏病方面起到了积极作用。但标准米和标准面的概念近年来不再沿用，在国家标准《大米》（GB 1354－2009）中，根据大米的加工精度将大米分为一级、二级、三级和四级大米，加工精度是用加工后米胚残留以及米粒表面和背沟残留皮层的程度来判断。除 GB 1355－1986（小麦粉）外，尚有 10 个专用小麦粉的行业标准，包括面包用小麦粉、饺子用小麦粉、发酵饼干用小麦粉、蛋糕用小麦粉、自发小麦粉、面条用小麦粉、馒头用小麦粉、酥性饼干小麦粉、糕点用小麦粉、小麦胚（胚片、胚粉），对其水分、灰分、粗细度等进行了规定。近年来随着经济的发展和人民生活水平的不断提高，人们倾向于选择精白米、面，为保障人民的健康，应采取对米面的营养强化措施，改良谷类加工工艺，提倡粗细粮搭配等方法来克服精白米、面在营养方面的缺陷。

（二）豆类加工

多数大豆制品的加工需经浸泡、磨浆、加热、凝固等多道工序，去除了纤维素、抗营养因子，还使蛋白质的结构从密集变成疏松状态，蛋白质的消化率提高。如干炒大豆的蛋白质消化率只有 50% 左右，整粒煮熟大豆的蛋白质消化率为 65%，加工成豆浆后为 85%～90%，制成豆腐后可提高到 92%～96%。

大豆经发酵工艺可制成豆腐乳、豆瓣酱、豆豉等，发酵过程中酶的水解作用可提高营养素的消化吸收利用率，并且某些营养素和有益成分含量也会增加，如豆豉在发酵过程中，由于微生物的作用可合成维生素 B_1，豆豉中含维生素 B_1 可达 $0.61mg/100g$，活性较低的糖苷型异黄酮中的糖被水解，成为抗氧化活性更高的游离态异黄酮。另外豆类在发酵过程中可以使谷氨酸游离，增加发酵豆制品的鲜味口感。

大豆经浸泡和保温发芽后制成豆芽，在发芽的过程中维生素 C 从 0 增至 5～10mg/100g，豆芽中维生素 B_{12} 的含量为大豆的 10 倍。在发芽的过程中由于酶的作用还促使大豆中的植酸降解，更多的钙、磷、铁等矿物元素被释放出来，增加矿物质的消化率和利用率。

（三）蔬菜、水果类加工

蔬菜、水果的深加工首先需要清洗和整理，如摘去老叶及去皮等，可造成不同程度的营养素丢失。蔬菜水果经加工可制成罐头食品、果脯、菜干等，加工过程中受损失的主要是维生素和矿物质，特别是维生素 C。

（四）畜禽鱼类加工

畜、禽、鱼类食物可加工制成罐头食品、熏制食品、干制品、熟食制品等，与新鲜食物相比更易保存且具有独特风味。在加工过程中对蛋白质、脂肪、矿物质影响不大，但高温制作时会损失部分 B 族维生素。

二、烹调对食品营养价值的影响

食物经过烹调处理，起到杀菌及增进食物色、香、味的作用，使之味美且容易消化吸收，提高人体对食物营养素的利用率；同时烹调过程中食物会发生一系列的物理化学变化，使某些营养素遭到破坏；

因此，在烹饪过程中要尽量利用其有利因素，提高营养价值，促进消化吸收，同时还要控制不利因素，尽量减少营养素的损失。

（一）谷类烹调

谷类食物在烹调前一般需要淘洗，在淘洗过程中一些营养素特别是水溶性维生素和矿物质有部分丢失，淘洗次数越多，水温越高、浸泡时间越长，营养素的损失就越多。

谷类的烹调方法有煮、焖、蒸、烙、烤、炸及炒等，不同的烹调方法引起营养素损失的程度不同，主要是对 B 族维生素的影响。如制作米饭，采用蒸的方法 B 族维生素的保存率比弃汤捞蒸方法要高，米饭在电饭煲中保温时，随时间延长，维生素 B_1 的损失增加，可损失所余部分的 50% ~ 90%；在制作面食时，一般用蒸、烤、烙的方法，B 族维生素损失较少，但用高温油炸时损失较大。如油条制作时因加碱及高温油炸会使维生素 B_1 全部损失，维生素 B_2 和烟酸仅保留一半。

（二）畜禽、鱼、蛋类烹调

畜禽、鱼等肉类的烹调方法多种多样，常用有炒、焖、蒸、炖、煮、煎炸、熏烤等。在烹调过程中，蛋白质含量变化不大，而且经烹调后，蛋白质变性从而更有利于消化吸收。无机盐和维生素在用炖、煮方法时，损失不大；在高温制作过程中，B 族维生素损失较多。上浆挂糊、急火快炒可使肉类外部蛋白质迅速凝固，减少营养素的外溢损失。蛋类烹调除 B 族维生素损失外，其他营养素损失不大。

（三）蔬菜烹调

在烹调中应注意水溶性维生素及矿物质的损失和破坏，特别是维生素 C。烹调对蔬菜中维生素的影响与烹调过程中洗涤方式、切碎程度、用水量、pH、加热的温度及时间有关。如蔬菜煮 5 ~ 10 分钟，维生素 C 损失达 70% ~ 90%。使用合理加工烹调方法，即先洗后切，急火快炒，现做现吃是降低蔬菜中维生素损失的有效措施。

三、贮藏对食品营养价值的影响

食物在保藏过程中营养素含量可以发生变化，这种变化与保藏条件如温度、湿度、氧气、光照、保藏方法及时间长短有关。

（一）谷类保藏对营养价值的影响

谷物保藏期间，由于呼吸、氧化、酶的作用可发生许多物理化学变化，其程度大小、快慢与储存条件有关。在正常的保藏条件下，谷物蛋白质、维生素、矿物质含量变化不大。当保藏条件不当，粮粒发生霉变，感官性状及营养价值均降低，严重时完全失去食用价值。由于粮谷保藏条件和水分含量不同，各类维生素在保存过程中变化不尽相同，如谷粒水分为 17% 时，储存 5 个月，维生素 B_1 损失 30%；水分为 12% 时，损失减少至 12%；谷类不去壳储存 2 年，维生素 B_1 几乎无损失。

（二）蔬菜、水果保藏对营养价值的影响

蔬菜、水果在采收后仍会不断发生生理、生化、物理和化学变化。当保藏条件不当时，蔬菜、水果的鲜度和品质会发生改变，使其营养价值和食用价值降低。蔬菜、水果采摘后会发生三种作用：①水果中的酶参与呼吸作用，尤其在有氧存在下加速水果中的碳水化合物、有机酸、糖苷、鞣质等有机物分解，从而降低蔬菜、水果的风味和营养价值；②蔬菜的春化作用（vernalization），即蔬菜打破休眠而发生发芽或抽薹变化，如马铃薯发芽、洋葱和大蒜的抽薹等，这会大量消耗蔬菜体内的养分，使其营养价值降低；③水果的后熟作用是水果脱离果树后的成熟过程，大多数水果采摘后可以直接食用，但有些水果刚采摘时不能直接食用，需要经过后熟过程才能食用。水果经过后熟进一步增加芳香和风味，使水果变软、变甜，适合食用，对改善水果质量有重要意义。蔬菜、水果常用的保藏方法如下。

（1）低温保藏法　以不使蔬菜、水果受冻为原则，根据其不同特性进行保藏。如热带或亚热带水果对低温耐受性差，绿色香蕉（未完全成熟）应储藏在12℃以上，柑橘在2~7℃，而秋苹果可在-1~1℃保藏。近年来速冻蔬菜在市场上越来越多，大多数蔬菜在冷冻前进行漂烫预处理，在漂烫过程中会造成维生素和矿物质的丢失，在预冻、冻藏及解冻过程中水溶性维生素将进一步受到损失。

（2）气调保藏法　是指改良环境气体成分的冷藏方法，利用一定浓度的二氧化碳（或其他气体如氮气等）使蔬菜、水果呼吸变慢，延缓其后熟过程，以达到保鲜的目的，是目前国际上公认最有效的果蔬储藏保鲜方法之一。

（3）辐照保藏法　是利用γ射线或高能（低于10kgy）电子束辐照食品以达到抑制生长（如脾菇）、防止发芽（如马铃薯、洋葱）、杀虫（如千禧果）、杀菌，便于长期保藏的目的。在辐照剂量恰当的情况下，食物的感官性状及营养成分很少发生改变。大剂量照射可使营养成分尤其是维生素C造成一定的损失。但低剂量下再结合低温、低氧条件，能够较好地保存食物的外观和营养素。

（三）动物性食物保藏对营养价值的影响

畜、禽、鱼等动物性食物一般采用低温储藏，包括冷藏法和冷冻法。冷藏法是冷却后的食品在冷藏温度（常在冰点以上）下保藏食品的一种保藏方法，尤其对于果蔬，主要是使它们的生命代谢过程尽量延缓，保持其新鲜度。冷冻法是保持动物性食物营养价值、延长保藏期的较好方法。冷冻肉质的变化受冻结速度、储藏时间和解冻方式的影响。"快速冷冻，缓慢融化"是减少冷冻动物性食物营养损失的重要措施。

第三节　膳食结构与膳食指南

PPT

一、膳食结构

（一）膳食结构的概念

膳食结构又称膳食模式，是居民消费的食物种类及数量的相对构成。一个国家的膳食结构受多重因素影响，如经济、生产、文化、科学发展等，因此膳食结构可以衡量一个国家或地区经济发展水平、社会发展程度及膳食质量。

根据三大产能营养素的供能比例及动物性和植物性食物在膳食中的构成比例，可将世界不同地区的膳食结构分为四种类型：动物性食物为主的膳食结构，植物性食物为主的膳食结构，动、植物性食物平衡的膳食结构和地中海膳食结构。

（二）膳食结构的种类

1. 动物性食物为主的膳食结构　多数欧美发达国家属于此种膳食结构，在该膳食结构中，动物性食物和食糖占比较大，植物性食物占比较小，因此出现了高能量（3300~3500kcal）、高脂肪（130~150g）、高蛋白（100g）、低膳食纤维的"三高一低"的特点。谷物人均摄入160~190g/d，肉类人均摄入280g/d，奶及奶制品人均摄入300~400g/d以上，蛋类人均摄入40g/d。这种膳食结构的优点是优质蛋白质在膳食中占比较高，脂溶性维生素和B族维生素含量较高，矿物质如铁、锌等利用率高。其缺点是能量过剩、食糖摄入过多，容易造成肥胖、高血压、冠心病、糖尿病等。

2. 植物性食物为主的膳食结构　多数发展中国家属于此种膳食结构，在该膳食结构中以植物性食物为主，动物性食物为辅。谷物人均每年消费200kg，动物性食物人均每年消费10~20kg。植物性食物约提供近90%的蛋白质，动物性食物提供10%~20%的蛋白质。该膳食结构的特点是能基本满足人体的能量需求，蛋白质、脂肪摄入不足，易导致蛋白质－能量营养不良、缺铁性贫血、维生素A缺乏症等营养缺乏症。

3. 动、植物性食物平衡的膳食结构 该模式又称为营养模式，动物性食物与植物性食物比例适宜。人均每年粮食摄入约110kg，动物性食物约135kg，动物性蛋白质占总蛋白质的1/2，水产品所提供的蛋白质占动物蛋白的1/2。每日能量供给约2000kcal，三大产能营养素功能比为：碳水化合物57.7%、脂肪26.3%、蛋白质16.0%。膳食纤维和矿物质供给量充足，动物脂肪供给量不会过高，该类型膳食结构所提供能量既能够满足人体需求，又不会过剩。

4. 地中海膳食结构 该模式为以希腊为代表的地中海沿岸国家所特有，该地区心、脑血管疾病发病率低、死亡率低、平均寿命高，其特点如下。

（1）食用橄榄油为主，有利于降低人体低密度脂蛋白、升高高密度脂蛋白，增强心血管功能，抗氧化、抗衰老。

（2）动物蛋白多来源于鱼类，其次为牛肉、鸡肉等，其豆类摄入量高于东方膳食近两倍。

（3）大量摄入新鲜水果及蔬菜，特别是其水果及薯类、蔬菜摄入量远高于东方膳食。

（4）食用当地产食物，加工程度低，新鲜度高。

（5）饮用适量红葡萄酒，有降脂、降血糖、强化心功能、抗衰老的功效。

（6）脂肪所提供能量占总能量25%～35%，饱和脂肪酸占7%～8%。

二、平衡膳食

（一）平衡膳食的概念

平衡膳食又称合理膳食，指一段时间内膳食中所含营养素种类齐全、数量充足、比例适宜。合理膳食是人们获得健康的基本手段，通过合理膳食可最大限度满足不同年龄、不同能量需求的健康人群的营养需求，既防止某些营养素缺乏或发生营养不良，又可避免营养过剩等不良后果。

（二）膳食的要求

由于食物中营养素的种类和数量各不相同，因此食物多样是合理膳食的基本原则，多种食物组成的膳食才能满足人体对能量及营养素的需求，除此之外，种类齐全、数量充足、比例适宜的营养素摄入才能达到合理膳食的目的。合理膳食的基本要求如下。

1. 提供充足的能量和营养素 膳食中所提供的能量和营养素应充分满足用膳者实际需求，以达到膳食营养素参考摄入量标准（DRIs）为宜。

2. 食物中各营养素比例适宜

（1）三大产能营养素供能比例要适宜 按我国人民的膳食结构、饮食习惯和营养状况，建议成人蛋白质提供的能量占总能量的10%～15%，脂肪占20%～30%，碳水化合物占50%～65%为宜。

（2）能量与维生素比例要适宜，尤其是能量与B族维生素间的比例要适宜 例如维生素B_1多以硫胺素焦磷酸酯参与体内α－酮酸氧化脱羧反应和磷酸戊糖途径转酮醇酶反应，与物质代谢及能量合成相关。

（3）蛋白质中必需氨基酸比例要适宜 膳食中蛋白质的必需氨基酸比例与人体越接近，越有利于其被人体消化吸收。

（4）饱和脂肪酸、单不饱和脂肪酸、多不饱和脂肪酸三者比例要适宜 三者的生理功能、理化性质各不相同，其供给比例达到1：1：1时最为适宜。

（5）可消化的碳水化合物与不可消化的碳水化合物间比例要适宜 可消化的碳水化合物为人体提供能量，不可消化的碳水化合物有改善消化道功能与预防龋齿等功能，因此应使两者比例适宜，如膳食纤维应保证每日摄入 25～35g。

（6）矿物质之间比例要适宜　如钙和磷比例要适宜。适当的矿物质比例有利于促进彼此吸收，同时防止某些矿物质过多影响其他矿物质的吸收和代谢。

（7）维生素之间比例要适宜　从而促进维生素被机体吸收，有利于机体物质代谢。

（8）维生素和矿物质之间比例要适宜　如维生素 C 和铁的比例要适宜，因为维生素 C 促进铁的吸收；再如维生素 D 与钙的比例要适宜，缺乏维生素 D 不利于钙的吸收与利用。

（9）动物性食物与植物性食物之间比例要适宜　从而形成合理的膳食结构。人群中动物性食物摄入过多慢性病患病率升高，而植物性食物摄入过多则可能造成营养不良、缺铁等情况。

3. 合理的烹调加工　在烹调加工过程中，应注意尽量减少营养素损失，使食物保持良好的色、香、味、形等感官性状，以促进食欲，提高膳食的消化吸收利用率。

4. 证食品安全　如果食物被有害物质或致病微生物污染会引起食物中毒或产生相应危害，因此膳食应符合国家食品卫生标准，应保证食品对人体无毒无害。

5. 合理的膳食制度　根据用膳者的年龄、生理状况、工作性质、环境因素等，将全天食物定时、定量、定质分配给用膳者。我国习惯一日早、中、晚三餐，三餐功能比为 3：4：3。应注意用膳时应处于良好进食环境，以促进食物消化吸收。

三、中国居民膳食指南及平衡膳食宝塔

膳食指南是健康教育和公共政策的基础性文件，是国家推动食物合理消费、提高国民健康素质、实施健康中国行动的重要措施。我国于 1989 年首次发布了《中国居民膳食指南》，并于 1997 年、2007 年、2016 年进行了三次修订，均由中国营养学会完成，由原卫生部、原国家卫生计生委发布。

国家居民膳食指南（dietary guidelines，DG）是根据营养科学原则和当地百姓健康需要，结合当地食物生产供应情况及人群生活实践，以政府或权威机构研究并提出的食物选择和身体活动的指导意见。

膳食指南是健康教育和公共卫生政策的基础性文件，是国家实施和推动食物合理消费及改善人群健康目标的一个重要组成部分。为公众提供所需的营养保障，培养健康的饮食习惯和生活方式，以促进人群整体健康和预防慢性疾病。

2022 年 4 月我国发布第五版《中国居民膳食指南（2022）》，旨在推动食物合理消费、改善人群营养健康。《中国居民膳食指南（2022）》由一般人群膳食指南、特定人群膳食指南和中国居民平衡膳食实践组成。中国居民平衡膳食实践由中国居民平衡膳食宝塔、中国居民平衡膳食餐盘和儿童平衡膳食算盘的形式三个可视化图示及一系列可操作性的实践组成，促进膳食指南的传播和实施。

（一）新指南的八大基本准则

新指南郑重遴选 8 条基本准则，作为 2 岁以上健康人群合理膳食的必须遵循原则，强调了膳食模式、饮食卫生、三餐规律、饮水和食品选购、烹饪的实践能力。

准则一：食物多样，合理搭配

核心推荐：坚持谷类为主的平衡膳食模式；每天的膳食应包括谷薯类、蔬菜水果、畜禽鱼蛋奶和豆类食物；每天摄入 12 种以上食物，每周 25 种以上，合理搭配；每天摄入谷类食物 200～300g，其中包含全谷物和杂豆类 50～150g；薯类 50～100g。

准则二：吃动平衡，健康体重

核心推荐：各年龄段人群都应天天进行身体活动，保持健康体重；食不过量，保持能量平衡；坚持日常身体活动，每周至少进行 5 天中等强度身体活动，累计 150 分钟以上，主动身体活动最好每天 6000 步；鼓励适当进行高强度有氧运动，加强抗阻运动，每周 2～3 天；减少久坐时间，每小时起来动一动。

准则三：多吃蔬果、奶类、全谷、大豆

核心推荐：蔬菜水果、全谷物和奶制品是平衡膳食的重要组成部分；餐餐有蔬菜，保证每天摄入不少于 300g 的新鲜蔬菜，深色蔬菜应占 1/2；天天吃水果，保证每天摄入 200～350g 的新鲜水果，果汁不能代替鲜果；吃各种各样的奶制品，摄入量相当于每天 300ml 以上液态奶；经常吃全谷物、大豆制品，适量吃坚果。

准则四：适量吃鱼、禽、蛋、瘦肉

核心推荐：鱼、禽、蛋类和瘦肉摄入要适量，平均每天 120～200g；每周最好吃鱼 2 次或 300～500g，蛋类 300～350g，畜禽肉 300～500g；少吃深加工肉制品；鸡蛋营养丰富，吃鸡蛋不弃蛋黄；优先选择鱼，少吃肥肉、烟熏和腌制肉制品。

准则五：少盐少油，控糖限酒

核心推荐：培养清淡饮食习惯，少吃高盐和油炸食品；成年人每天摄入食盐不超过 5g，烹调油25～30g；控制添加糖的摄入量，每天不超过 50g，最好控制在 25g 以下，反式脂肪酸每天摄入量不超过 2g；不喝或少喝含糖饮料；儿童青少年、孕妇、乳母以及慢性病患者不应饮酒，成年人如饮酒，一天饮用的酒精量不超过 15g。

准则六：规律进餐，足量饮水

核心推荐：合理安排一日三餐，定时定量，不漏餐，每天吃早餐；规律进餐、饮食适度，不暴饮暴食、不偏食挑食、不过度节食；足量饮水，少量多次。在温和气候条件下，低身体活动水平成年男性每天喝水 1700ml，成年女性每天喝水 1500ml；推荐喝白水或茶水，少喝或不喝含糖饮料，不用饮料代替白水。

准则七：会烹会选，会看标签

核心推荐：在生命的各个阶段都应做好健康膳食规划；认识食物，选择新鲜的、营养素密度高的食物；学会阅读食品标签，合理选择预包装食品；学习烹饪、传承传统饮食，享受食物天然美味；在外就餐，不忘适量与平衡。

准则八：公筷分餐，杜绝浪费

核心推荐：选择新鲜卫生的食物，不食用野生动物；食物制备生熟分开，熟食二次加热要热透；讲究卫生，从分餐公筷做起；珍惜食物，按需备餐，提倡分餐不浪费；做可持续食物系统发展的践行者。

💡 素质提升

让厉行节约蔚然成风

2020 年 10 月 26—29 日，党的十九届五中全会提出了关于坚决制止餐饮浪费行为的重要指示精神，厉行节约、反对餐饮浪费。小小餐桌，承载着中华民族珍惜粮食、尊重劳动的优良传统，关系社风民风和国民价值观念。珍惜食物、制止餐饮浪费不是个人小事，而是关系国计民生、千家万户的大事，需要每一个人、每一个家庭、每一个团体承担起应有的社会责任。要加强宣传教育，加强厉行节约的中华民族传统美德教育，在全社会营造浪费可耻、节约为荣的氛围，培养节约习惯，自觉抵制餐饮浪费行为。

（二）特殊膳食人群膳食指南

为了对特殊人群的特别问题给予指导，还特别制定了孕妇膳食指南、乳母膳食指南、0～6 个月婴幼儿喂养指南，7～24 个月喂养指南，3～6 岁儿童膳食指南，7～17 岁青少年膳食指南，老年人膳食指南、高龄老人膳食指南，素食人群膳食指南 9 个人群的补充说明。除了 24 个月以下的婴幼儿及素食人群外，其他人群都需要结合膳食平衡八大准则而应用。

（三）中国居民平衡膳食宝塔

中国居民平衡膳食宝塔（以下简称宝塔）是根据《中国居民膳食指南（2022）》的准则和核心推荐，把平衡膳食原则转化为各类食物的数量和所占比例的图形化表示。

宝塔形象化的组合遵循了平衡膳食的原则，体现了在营养上比较理想的基本食物构成。宝塔共分5层，各层面积大小不同，体现了5大类食物和食物量的多少。5大类食物包括谷薯类、蔬菜水果、畜禽鱼蛋奶类、大豆和坚果类以及烹调用油盐。食物量是根据不同能量需要量水平设计的，宝塔旁边的文字注释，标明了在1600~2400kcal能量需要量水平时，一段时间内成年人每人每天各类食物摄入量的建议值范围（图3-2）。

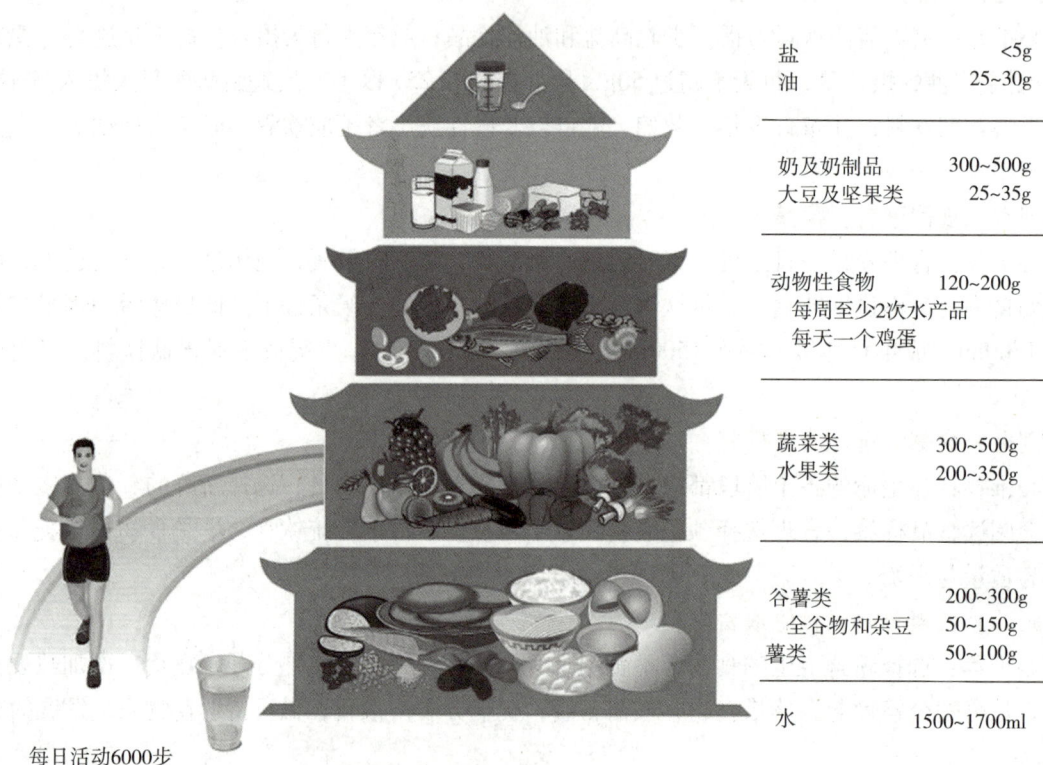

盐	<5g
油	25~30g
奶及奶制品	300~500g
大豆及坚果类	25~35g
动物性食物	120~200g
每周至少2次水产品	
每天一个鸡蛋	
蔬菜类	300~500g
水果类	200~350g
谷薯类	200~300g
全谷物和杂豆	50~150g
薯类	50~100g
水	1500~1700ml

每日活动6000步

图3-2　中国居民平衡膳食宝塔（2022）

第一层：谷薯类食物

谷薯类是膳食能量的主要来源（碳水化合物提供总能量的50%~65%），也是多种微量营养素和膳食纤维的良好来源。膳食指南中推荐2岁以上健康人群的膳食应做到食物多样、合理搭配。谷类为主是合理膳食的重要特征。在1600~2400kcal能量需要量水平下的一段时间内，建议成年人每人每天摄入谷类200~300g，其中包含全谷物和杂豆类50~150g；另外，薯类50~100g，从能量角度看，相当于15~35g大米。

谷类、薯类和杂豆类是碳水化合物的主要来源。谷类包括小麦、稻米、玉米、高粱等及其制品，如米饭、馒头、烙饼、面包、饼干、麦片等。全谷物保留了天然谷物的全部成分，是理想膳食模式的重要组成，也是膳食纤维和其他营养素的来源。杂豆包括大豆以外的其他干豆类，如红小豆、绿豆、芸豆等。我国传统膳食中整粒的食物常见小米、玉米、绿豆、红豆、荞麦等，现代加工产品有燕麦片等，因此把杂豆与全谷物归为一类。2岁以上人群都应保证全谷物的摄入量，以此获得更多营养素、膳食纤维和健康益处。薯类包括马铃薯、红薯等，可替代部分主食。

第二层：蔬菜水果

蔬菜水果是膳食指南中鼓励多摄入的两类食物。在 1600～2400kcal 能量需要量水平下，推荐成年人每天蔬菜摄入量至少达到 300g，水果 200～350g。蔬菜水果是膳食纤维、微量营养素和植物化学物的良好来源。蔬菜包括嫩茎、叶、花菜类、根菜类、鲜豆类、茄果瓜菜类、葱蒜类、菌藻类及水生蔬菜类等。深色蔬菜是指深绿色、深黄色、紫色、红色等有颜色的蔬菜，每类蔬菜提供的营养素略有不同，深色蔬菜一般富含维生素、植物化学物和膳食纤维，推荐每天占总体蔬菜摄入量的 1/2 以上。

水果多种多样，包括仁果、浆果、核果、柑橘类、瓜果及热带水果等。推荐吃新鲜水果，在鲜果供应不足时可选择一些含糖量低的干果制品和纯果汁。

第三层：鱼、禽、肉、蛋等动物性食物

鱼、禽、肉、蛋等动物性食物是膳食指南推荐适量食用的食物。在 1600～2400kcal 能量需要量水平下，推荐每天鱼、禽、肉、蛋摄入量共计 120～200g。

新鲜的动物性食物是优质蛋白质、脂肪和脂溶性维生素的良好来源，建议每天畜禽肉的摄入量为 40～75g，少吃加工类肉制品。目前我国汉族居民的肉类摄入以猪肉为主，且增长趋势明显。猪肉含脂肪较高，应尽量选择瘦肉或禽肉。常见的水产品包括鱼、虾、蟹和贝类，此类食物富含优质蛋白质、脂类、维生素和矿物质，推荐每天摄入量为 40～75g，有条件可以优先选择。蛋类包括鸡蛋、鸭蛋、鹅蛋、鹌鹑蛋、鸽子蛋及其加工制品，蛋类的营养价值较高，推荐每天 1 个鸡蛋（相当于 50g 左右），吃鸡蛋不能丢弃蛋黄，蛋黄含有丰富的营养成分，如胆碱、卵磷脂、胆固醇、维生素 A、叶黄素、锌、B 族维生素等，无论对多大年龄人群都具有健康益处。

第四层：奶类、大豆和坚果

奶类和豆类是鼓励多摄入的食物。奶类、大豆和坚果是蛋白质和钙的良好来源，营养素密度高。在 1600～2400kcal 能量需要量水平下，推荐每天应摄入至少相当于鲜奶 300g 的奶类及奶制品。在全球奶制品消费中，我国居民摄入量一直很低，多吃各种各样的乳制品，有利于提高乳类摄入量。

大豆包括黄豆、黑豆、青豆，其常见的制品如豆腐、豆浆、豆腐干及千张等。坚果包括花生、葵花籽、核桃、杏仁、榛子等，部分坚果的营养价值与大豆相似，富含必需脂肪酸和必需氨基酸。推荐大豆和坚果摄入量共为 25～35g，其他豆制品摄入量需按蛋白质含量与大豆进行折算。坚果无论作为菜肴还是零食，都是食物多样化的良好选择，建议每周摄入 70g 左右（相当于每天 10g 左右）。

第五层：烹调油和盐

油盐作为烹饪调料必不可少，但建议尽量少用。推荐成年人平均每天烹调油不超过 25～30g，食盐摄入量不超过 5g。按照 DRIs 的建议，1～3 岁人群膳食脂肪供能比应占膳食总能量 35%；4 岁以上人群占 20%～30%。在 1600～2400kcal 能量需要量水平下脂肪的摄入量为 36～80g。其他食物中也含有脂肪，在满足平衡膳食模式中其他食物建议量的前提下，烹调油需要限量。按照 25～30g 计算，烹调油提供 10% 左右的膳食能量。烹调油包括各种动植物油，植物油如花生油、大豆油、菜籽油、葵花籽油等，动物油如猪油、牛油、黄油等。烹调油也要多样化，应经常更换种类，以满足人体对各种脂肪酸的需要。

我国居民食盐用量普遍较高，盐与高血压关系密切，限制食盐摄入量是我国长期行动目标。除了少用食盐外，也需要控制隐形高盐食品的摄入量。

酒和添加糖不是膳食组成的基本食物，烹饪使用和单独食用时也都应尽量避免。

身体活动和饮水

身体活动和水的图示仍包含在可视化图形中，强调增加身体活动和足量饮水的重要性。水是膳食的重要组成部分，是一切生命活动必需的物质，其需要量主要受年龄、身体活动、环境温度等因素的影

响。低身体活动水平的成年人每天至少饮水 1500 ~ 1700ml（7 ~ 8 杯）。在高温或高身体活动水平的条件下，应适当增加饮水量。饮水或过多都会对人体健康带来危害。来自食物中水分和膳食汤水大约占1/2，推荐一天中饮水和整体膳食（包括食物中的水，汤、粥、奶等）水摄入共计 2700 ~ 3000ml。

身体活动是能量平衡和保持身体健康的重要手段。运动或身体活动能有效地消耗能量，保持精神和机体代谢的活跃性。鼓励养成天天运动的习惯，坚持每天多做一些消耗能量的活动。推荐成年人每天进行至少相当于快步走 6000 步的身体活动，每周最好进行 150 分钟中等强度的运动，如骑车、跑步、庭院或农田的劳动等。一般而言，低身体活动水平的能量消耗通常占总能量消耗的1/3 左右，而高身体活动水平者可高达 1/2。加强和保持能量平衡，需要通过不断摸索，关注体重变化，找到食物摄入量和运动消耗量之间的平衡点。

（四）中国居民平衡膳食餐盘

中国居民平衡膳食餐盘是按照合理膳食的原则，在不考虑烹调用油和盐的基础上，描述 2 岁以上一人一餐膳食食物组成及其大致比例。餐盘共分为 4 部分，即谷薯类、动物性食品和富含蛋白质的大豆、蔬菜和水果，餐盘旁摆放一杯奶提示奶及奶制品的重要性（图 3 – 3）。

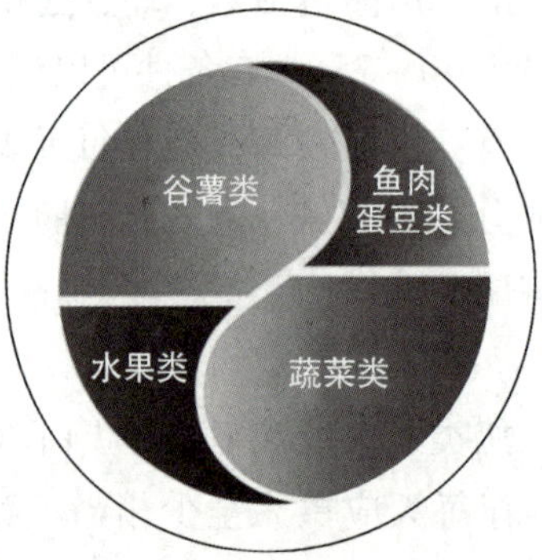

图 3 – 3　中国居民平衡膳食餐盘（2022）

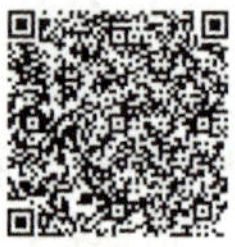

目标检测

答案解析

一、选择题

（一）单选题

1. 为保证合理营养，每天应摄入食物种类的数量至少是（　）种
   A. 5　　　　　　　　　　　B. 8　　　　　　　　　　　C. 12
   D. 20　　　　　　　　　　 E. 25

2. 为保证健康，推荐每周至少进行中等强度身体活动的天数是（　）天
   A. 1　　　　　　　　　　　B. 3　　　　　　　　　　　C. 5
   D. 7　　　　　　　　　　　E. 4

3. 成年男性一天饮酒的酒精量应不超过（　）
   A. 5g　　　　　　　　　　 B. 10g　　　　　　　　　　C. 15g
   D. 20g　　　　　　　　　　E. 25g

4. 中国居民平衡膳食宝塔的层数是（　　）

　　A. 3　　　　　　　　　　B. 4　　　　　　　　　　C. 5

　　D. 6　　　　　　　　　　E. 7

5. 中国居民平衡膳食宝塔建议每日盐的摄入量应小于（　　）

　　A. 5g　　　　　　　　　 B. 6g　　　　　　　　　 C. 7g

　　D. 8g　　　　　　　　　 E. 9g

6. 中国居民平衡膳食宝塔建议每日活动应不小于（　　）

　　A. 2000 步　　　　　　　B. 3000 步　　　　　　　C. 4000 步

　　D. 5000 步　　　　　　　E. 6000 步

（二）多选题

7. 下列选项中，关于《中国居民膳食指南（2022）》准则的叙述正确的是（　　）

　　A. 合理安排一日三餐，定时定量，不漏餐

　　B. 足量饮水，少量多次调节钙磷代谢

　　C. 低身体活动水平成年男性每天喝水 1800ml，成年女性每天喝水 1500ml

　　D. 推荐喝白水或茶水，少喝或不喝含糖饮料，不用饮料代替白水

　　E. 每天都应该吃早餐

二、思考题

在《中国居民膳食指南（2022）》准则中，"吃动平衡，健康体重"的具体解说是什么？

（任　森）

书网融合……

本章小结　　　　微课

第四章　营养调查与评价

营养调查（nutritional survey）是指运用各种手段准确地了解某人群或特定个体各种营养指标的水平，以判断其营养和健康状况。它是研究人群营养状况的重要方法。

我国曾于 1959 年、1982 年、1992 年、2002 年、2012 年、2015 年分别开展了 6 次全国性营养调查或营养与健康监测工作，历次调查结果对了解中国城乡居民食物摄入、膳食结构和营养水平、营养相关慢性疾病的流行病学特点及变化规律、评价城乡居民营养健康水平、制定相关政策和疾病防治措施发挥了积极的作用。2002 年我国首次进行了营养与健康综合性调查，将高血压、糖尿病和营养调查这三项调查整合进行。

营养调查的目的主要有：①了解不同地区、不同年龄组人群的体质与健康状态，发现营养不平衡人群及其原因；②了解与食物不足和过度消费有关的营养问题；③评价居民膳食结构及其与营养素供给量之间的关系；④评价居民营养状况的现状，并预测未来的发展趋势；⑤为与营养相关的研究课题提供基础资料；⑥为国家制定相关政策和社会发展规划提供理论依据。

营养调查包括膳食调查、人体测量、人体营养水平的生化检验和营养相关疾病的临床体征检查 4 个方面。营养评价是通过以上 4 个方面来判断人群（或个体）的营养状态，并对单位或个人提出改善意见；若为大面积、大量人群调查，还应向政府及相关部门提交调查报告及改善意见。

第一节　膳食调查与评价

PPT

>> **情境导入**

情境描述　患者，女，19 岁，身高 160cm，体重 45kg。自述近 1 年自觉无力，易疲劳，食欲下降，偶有失眠等状况，无任何疾病史。营养师针对其情况，采用 24 小时膳食回顾法结合称重法对她进行连续三日膳食调查。

讨论　1. 膳食调查的方法有哪些？
　　　　2. 如何对膳食调查的结果进行评价？

一、调查目的

膳食调查是营养调查的重要组成部分，目的是了解被调查对象在一定时期内通过膳食摄取的能量、各种营养素的数量和质量，并与中国居民膳食营养素参考摄入量进行比较，以此来评价被调查对象能量和营养素需要得到的满足程度。通过膳食调查发现人群（或个体）存在营养不良或过剩问题，以此来开展营养咨询，并提出营养干预措施。膳食调查的时间每次一般为 3~7 天。膳食调查包括以下内容：①调查对象的基本信息；②调查对象每人每天摄入食物的品种、数量；③调查对象的膳食摄入餐饮分配及膳食制度；④膳食烹饪加工的方法；⑤调查对象既往的膳食情况。

二、调查方法

常用的膳食调查方法有：称重法、记账法、询问法、食物频率法、化学分析法等，每种方法都有其适用范围及不足之处，实际工作中需灵活选择，也可以多种方法结合使用。

（一）称重法

称重法又称称量法，是一种常用的膳食调查方法，指运用标准化的称量工具对食物进行称重，从而了解调查对象当前食物消费的一种方法。调查时间通常为 3~7 天。它可以了解调查对象每人每日对各种主副食的摄入量，通过食物成分计算摄取的能量和各种营养素是否能达到供给量标准的要求，以及是否满足人体正常营养需要的程度。

1. 调查步骤

（1）记录每种食物，使用食物称称量食物烹调前后的重量并记录，计算生熟重量比值（生熟比）。食物的重量在烹调前后的不同主要是因为脱水和吸水的过程。其中，调味品不需要称三餐，早餐称一次，晚餐称一次，二者相减为一天的调味品的量。

$$生熟比 = \frac{生食物重量}{熟食物重量} \tag{4-1}$$

（2）使用食物秤对每种食物的剩余量进行称量，计算每种食物的实际消耗量，准确记录每餐就餐人数。

$$实际摄入的熟食量 = 熟食重 - （熟食余重 + 熟食残渣重） \tag{4-2}$$

（3）按生熟比计算所摄入各种食物原料的生重，将调查期间所消耗的食物按品种分类，求得每人每天的实际消费食物量。

$$实际消费的食物 = 实际摄入熟食量 × 生熟比 \tag{4-3}$$

（4）整理资料，按照调查目的对调查资料进行分类和整理。

（5）根据《食物成分表》和各种食物营养素含量，分别计算每人每天能量和各种营养素摄入量。

（6）对膳食调查数据进行整理计算，分析评价。

（7）撰写膳食调查报告。

2. 适用范围　此方法适合于个人、家庭或团体的膳食调查。可调查出每日膳食的变动情况和三餐食物的分配情况，能较为准确、细致地反映调查对象食物摄取的情况。

3. 优、缺点　优点是此法获得的食物摄入量结果比其他方法反映调查对象食物摄入的情况可靠、准确。因此，常把称重法作为判断膳食调查结果的"金标准"。缺点是花费的时间和工作人员较多，而且需要相关单位的协调配合，所以不适合大规模的营养调查。

（二）记账法

记账法又称查账法，是指通过记录一定时期内食物的总消耗量，并根据同一时期进餐人数，计算每人每天各种食物的平均摄入量。再按食物成分表推算出每人每日所摄取的热能和各种营养素的量。

1. 调查步骤

（1）建立膳食管理账目，记录并计算食物消耗量与就餐人数。

调查期间食物消耗量 = （库存食物量 + 调查期间所购入的食物数量） - 调查结束时食物的剩余量。

一个人 24 小时内所有餐次为一个人日数。在调查过程中首先应记录各餐的就餐人数，再根据主食的消耗量来折算总人日数。根据我国的饮食习惯，三餐食物消耗比例分别为 1/5、2/5、2/5，如某单位某日食堂早、中、晚就餐人数分别为 500 人、1000 人、1000 人，那么该日的总人日数应为 500 × 1/5 + 1000 × 2/5 + 1000 × 2/5 = 900。

（2）计算每人每天食物消耗量。

$$每人每天食物的消耗量 = \frac{食物总消耗量}{总人日数} \qquad (4-4)$$

（3）根据《食物成分表》和各种食物营养素含量，分别计算每人每天能量和各种营养素的摄入量。

（4）对膳食调查数据进行整理计算、分析评价。

（5）撰写膳食调查报告。

2. 适用范围 此法适用于有详细账目的单位或家庭，如幼儿园、中小学、养老院等。

3. 优、缺点 记账法的优点是简便、速度快，可以节省人力物力，并且容易掌握，可用于大样本调查。记账法的缺点是还不够精确，比如对食品剩余量难以估计，使其代表性受到影响。并且，用此法调查结果只能得到集体中平均每人的摄入量，对个体膳食摄入情况无法评价。

（三）询问法

询问法是通过问答的方式了解调查对象的膳食摄入、饮食习惯等情况。一般分为 24 小时膳食回顾法和膳食史法两种。询问法的结果不够精确，可用于由于客观条件限制，无法用称重法和记账法的情况。通过与调查对象的问答，经验丰富的调查人员能发现其膳食营养的明显缺陷，进行营养素水平估算；还能了解调查对象有无挑食、偏食、酗酒等不良饮食习惯，给予相关问题的膳食指导。

1. 24 小时膳食回顾法 通过询问调查对象 24 小时内实际的膳食摄入状况，对其食物摄入量进行计算的一种方法。调查通常选取 3 天连续进行，一般由最后一餐开始向前推 24 小时，由于调查对象工作日和休息日的膳食会有较大差异，因此选用两个相连的工作日和一个休息日连续进行。

（1）调查步骤 ①做好调查前的准备工作：设计调查表、确定调查对象、预约调查时间和地点等。②调查进食情况：要求调查对象准确讲述 24 小时内摄入的所有食物种类和数量。调查可使用食物模型和图谱以及各种食品大小的参考重量，从而对回忆的摄入食物进行重量估计。③调查资料的整理计算及汇总。④计算能量和营养素的摄入量。⑤对数据结果进行分析评价，撰写调查报告。

（2）适用范围 此法常用于个人进行的膳食调查与评价。

（3）优、缺点 优点是此法可以入户面对面进行调查，方便快捷且应答率高。缺点是结果相对粗糙，量的估计不太准确，而且不适合于 70 岁以上和 7 岁以下的人群。

2. 膳食史法 方法、步骤同上。调查时间一般覆盖过去 1 个月、半年或一年的时间。长期膳食种类、数量、习惯等会影响人体的生长发育。由于调查结果不够准确，所以此法用来评估个体每日总的食物摄入量及在不同时期的膳食模式；广泛用于流行病学的调查和研究。通常在无法使用称重法和记账法时才使用。

（四）食物频率法

食物频率法是通过询问调查对象过去指定的一段时间内某些食物的摄取频率或（和）食用量进行的膳食调查。通常用问卷形式获得，问卷内容包括食物名单和进食频率。之后，根据每天、每周、每月或每年所食用的各种食物的次数或种类来评价膳食可提供的营养情况。

1. 适用范围 此法常用于研究既往膳食习惯和某些慢性病的关系，作为对其进行膳食指导的参考依据。

2. 优、缺点 优点是食物频率法是标准化的，大大减少了不同调查员调查的偏倚，可以快速得到平时食用食物的频率、种类及每次摄入量的平均估算量，反映个体长期的膳食模式。缺点是需要对过去较长时间的食物进行回忆，对食物份额大小的量化不够准确，也不能计算能量和各种营养素的摄入量。

（五）化学分析法

化学分析法是通过使用实验仪器检测调查对象每日进食的食物中所含营养成分，来获得能量和各种营养素摄入量的调查方法。由于其检测分析过程较为复杂，需要的费用较高、容易受场地限制，因此仅适用于较小规模的调查（如营养代谢实验等），不适合大规模的人群调查及营养成分研究。

三、结果计算

无论采用哪种膳食调查方法，都需要对收集到的资料进行整理分析，所得结果与中国居民膳食营养素参考摄入量进行比较，然后给出合理评价。通过膳食调查的数据和资料，准确了解人群（或个体）在食物选购储存、加工烹调等过程中的问题，发现不良的膳食习惯，针对存在问题提出改善意见。

（一）平均每人每日各类食物摄入量

调查对象各类食物摄入量是根据食物成分的分类原则（将同一类别的食物进行相加）来计算的。见公式：

$$m = \frac{M}{V}$$

$$平均每人每日食物摄入量(g) = \frac{实际消耗量(g)}{总人日数} \tag{4-5}$$

式中：

m——平均每人每日各类食物摄入量，单位为克（g）

M——调查期间调查对象各类食物的实际消耗量，单位为克（g）

V——调查对象调查期间进餐总人日数

（二）平均每人每日能量或营养素摄入量

调查对象平均每人每日能量或营养素摄入量是根据食物成分表中各种食物的可食部分比例以及能量或营养素的含量来计算的。见公式：

$$I = \frac{\sum_{i=1}^{n}(m_i \times A_i)/100 \times B_i}{V} \tag{4-6}$$

式中：

I——平均每人每日能量或营养素摄入量，单位为克（g）

m_i——调查期间调查对象各类食物的实际消耗量，单位为克（g）

A_i——该食物可食部分比例

B_i——每百克该食物中能量或该营养素的含量，单位为克（g）

V——调查对象调查期间进餐总人日数

（三）计算能量来源及三大产能营养素的供能比

分别计算三大产能营养素提供的能量占全天总能量的比例。

（四）计算三餐供能比

分别计算早、中、晚三餐提供的能量占全天总能量的比例。

四、结果评价

1. 膳食模式评价　参照中国居民膳食平衡宝塔评价其膳食构成的种类是否多样，比例是否合适，是否能满足不同生理状况及劳动条件人群的需求。

2. 能量及各种营养素满足程度评价　参照中国居民膳食营养素参考摄入量分析能量及各种营养素摄入量是否存在摄入不足或过剩的情况。要求在目标值的90%以上，同时，要注意有无超过 UL 的营养素。

3. 能量来源及分配评价　能量来源于蛋白质、脂肪、糖类的比例分别为10%～12%（儿童12%～14%），20%～30%（儿童25%～30%）、55%～65%。三餐的能量分配为早餐25%～30%、午餐40%、晚餐30%～35%。

第二节　人体测量与评价

》》情境导入

情境描述　李先生，62岁，身高178cm，体重80kg。平素饭量正常，近1个月来，食欲欠佳，体格消瘦明显，体重下降10kg。

讨论　1. 如何用体质指数（BMI）对其营养状况进行评价？
　　　　2. 人体测量的指标包括哪些？

人体测量指标结果是评价人体营养状况的重要依据。体格的大小和生长速度是儿童营养状况的灵敏指标，学龄前儿童的体格测量指标常用于一个地区人群营养状况的评价。体格测量常用的指标有体重、身高、皮褶厚度、坐高、上头围、胸围、上臂围等。其中身高、体重、皮褶厚度是世界卫生组织规定的必测项目。

一、身高（身长）

身高（身长）是评价营养状况的重要指标，人在一生中身高的增长有两个高峰，即生后6个月内和青春期。儿童的身材矮小通常可以说明长期处于营养不良的状态。

（一）测量方法

1. 身长　3岁以下婴幼儿使用卧式量板或量床测量身长，3岁以上使用身高（坐高）计测量身高。测量身长时，儿童脱去鞋帽和厚衣服，仰卧于量板中线上，固定儿童头部使其接触头板。测量者立于右侧，左手置于儿童膝部使其固定，右手滑动滑板使其紧贴足跟，然后读数。

2. 身高　测量身高时，被测量者赤脚、除帽，"立正"姿势站在身高计的底板上，上肢自然下垂，足跟并拢，足尖分开约成60°，脚跟、骶骨部及两肩胛骨（三点）紧靠身高计的立柱。测量者站在被测量人的一侧，移动身高计的水平板至被测量人的头顶，使其松紧度适当即可测量出身高。测试人员双眼应与压板水平面（两点）等高进行读数。

（二）评价标准

一般以实测身高与同年龄组的标准身高相比较。实测身高为标准身高80%以下者评为矮小；80%～93%为正常；大于105%者为高大。注意：长期营养不良可导致儿童生长发育迟缓，表现为身高较相同年龄儿童矮小。

二、体重

体重变化与营养状况之间具有密切关系，特别是能够反映近期的营养状况，可较早发现生长发育偏离正常的情况。评定时将实际体重与理想体重比较进行评价。清晨空腹、排空大小便后测量较准确。

（一）测量方法

受试者排空大小便，穿内衣裤，赤足轻轻踏上秤台，直立于正中或坐于底板上，手不乱动或接触其他物体。

（二）评价标准

1. 标准体重（又称理想体重） 应用于成人，一般用来衡量实测体重是否在适宜范围内。我国多采用 Broca 改良公式：标准体重（kg）= 身高（cm）－ 105。实际体重在标准体重 ± 10% 为正常范围；±（10% ~ 20%）为超重或瘦弱；20% 以上为肥胖；< － 10% ~ － 20% 为瘦弱；< － 20% 为严重瘦弱。理想体重的概念虽容易被接受，但其"真值"难以估计，故理想体重的准确性有时会受到质疑，作为判断标准已较少使用。

2. 体质指数（body mass index，BMI） 是目前国际上常用的评价营养状况最常用的标准。其计算方法为：BMI = 体重（kg）/［身高（m）］^{2}

中国成人 BMI 划分标准：BMI < 18.5 为体重过低；18.5 ~ 23.9 为体重正常；24 ~ 27.9 为超重；≥28.0 为肥胖。

3. 身高别体重 是判断相同身高体重情况的指标，常应用于儿童，如果达不到相同身高儿童应有的体重标准，表示为消瘦。这一指标主要反映当前营养状况，对区别急性营养不良和慢性营养不良有意义。

三、皮褶厚度

皮褶厚度主要指皮下脂肪的厚度，临床常用于估计皮下脂肪储备和消耗情况，用皮褶厚度计测量。皮褶厚度一般不单独作为肥胖的标准，通常与身高标准体重结合起来判定。

（一）测量方法

世界卫生组织推荐选用三个测量点。

1. 肱三头肌部 左上臂背侧中点（即左肩峰至尺骨鹰嘴的中点）上约 2cm。测量者站立于被测者后方，使被测者上肢自然下垂。测定者以左右拇指将皮肤连同皮下组织捏起，从拇指下测量 1cm 左右处皮褶厚度。

2. 肩胛下部 左肩胛下角下方约 2cm 处。上肢自然下垂，与水平呈 45°。

3. 腹部 距脐左方 1cm 处，将皮肤连同皮下组织与正中线平行捏起，距拇指下测量 1cm 左右处进行测量。

在被测部位用左手拇指和示指将皮肤连同皮下的组织轻轻捏起，再用皮脂计测拇指下方 1cm 左右的皮褶，在 2 秒内读数，读数记录至 0.5mm。皮脂计压力要求 10g/mm^2，测量时不要用力加压，同时应注意皮脂计与被测部位保持垂直，每个部位测量三次，取其平均值。

（二）评价标准

1. 三头肌皮褶厚度 男性正常值为 8.3cm，女性为 15.3cm。测量值为正常值的 90% 以上者为正常，80% ~ 90% 为轻度营养不良，60% ~ 80% 为中度营养不良，60% 以下者为重度营养不良。

2. 肩胛下皮褶厚度 临床上以三头肌皮褶厚度与肩胛下皮褶厚度之和来判断营养状况。男性在 10 ~ 40mm、女性在 20 ~ 50mm 为正常；男性 >40mm、女性 >50mm 为肥胖；男性 <10mm、女性 <20mm 为消瘦。

四、头围

头围是指以眉间点为起点，经枕后点至起点的围长。头围反映脑、颅骨的发育，在 2 岁时测量最有意义，采用软尺测量。小儿取立位、坐位或仰卧位，将软尺 0 点固定于头部一侧眉弓上缘，软尺紧贴头皮（头发过多将其拨开）绕枕骨结节最高点及另一侧眉弓上缘回至 0 点即为头围的长度。成人取坐位或立位，用皮尺从被检者头枕骨粗隆部经耳颞部，至前额以水平围成一圈（头围最大径）。

五、胸围

胸围是人体胸部的水平周长，可反映胸腔容积、胸背肌发育和呼吸器官的发育程度，用卷尺测量。测量时，被测者身体直立，两臂自然下垂，测量未成年女性时，测量者将皮尺水平放在两肩胛骨下角，前方放在乳峰上，测胸廓一周的围度。测量成年女性时，测量者将皮尺水平放在两肩胛骨下角，前方放在第四根肋骨与胸骨的连接处，测胸廓一周的围度，先测平静呼吸时胸围度。

六、腰围、臀围及腰臀比

腰围是判断腹部肥胖的重要标准，男性腰围≥85cm，女性腰围≥80cm 诊断为腹部肥胖。臀围是耻骨联合和背后臀大肌最凸处的水平周径，反映髋部骨骼和肌肉的发育情况。腰臀比是腰围（cm）和臀围（cm）的比值，是判断向心性肥胖的重要指标。当男性腰臀比≥0.9，女性腰臀比≥0.8，可诊断为向心性肥胖；但随年龄、性别、人种不同而异。

七、上臂围与上臂肌围

上臂围一般测量左上臂肩峰至鹰嘴连线中点的臂围长，我国 1～5 岁儿童上臂围＞13.5cm 为营养良好，12.5～13.5cm 为中等，＜12.5cm 为营养不良。上臂肌围的计算公式为：

$$上臂肌围 = 上臂围 - 3.14 \times 肱三头肌皮褶厚度 \qquad (4-7)$$

成年人正常参考值为男性 25.3cm，女性 23.2cm。

第三节　临床体征检查与评价

PPT

>> 情境导入

　　情境描述　李女士，56 岁。既往有高脂血症病史 10 年，冠心病病史 3 年。体格检查：身高 159cm，体重 65kg，腰围 92cm。辅助检查：总胆固醇 7.23mmol/L，甘油三酯 1.53mmol/L，高密度脂蛋白 1.00mmol/L，低密度脂蛋白 4.59mmol/L。肝功能正常，腹部超声提示脂肪肝。

　　讨论　1. 针对李女士的情况，还需要补充哪些与营养相关的信息？

　　　　　 2. 如何对李女士进行营养状况评价？

　　膳食中某种营养素长期摄入不足可以导致该营养缺乏病，并且会表现出该营养素缺乏的特征性症状和体征。临床症状主要通过询问获得，体征需要检查者应用自己的感官或借助检查工具对被检查者进行观察和评估。症状和体征结合实验室检查等基本能判断被检者是否存在营养不良。临床检查可通过病史采集和体格检查发现患者是否存在营养不良。

一、临床体征检查

（一）病史采集

1. 膳食史　通过询问被检查者膳食情况，包括有无厌食、食欲减退、食物禁忌、进食困难、吸收不良、消化障碍及能量与营养素摄入量和排泄情况等，寻找具有营养不良诊断意义的症候，收集被检查者营养及健康状况资料。

2. 检查方法　检查者运用自己的感官或借助检查工具来了解被检查者的营养与健康状况，与临床检查方法基本一致，即视、触、叩、听、嗅诊，其中以视诊最为重要。

3. 注意事项

（1）全面考虑　营养缺乏病往往有多种营养素的缺乏，当被检查者表现出某营养素缺乏病的体征时，要考虑是否还有其他营养素的缺乏。

（2）作出诊断　虽然有些营养缺乏病可以根据体征给出诊断，但结合实验室检查，可以在疾病早期更加准确地作出诊断，并能把握其严重程度和预后。

（二）营养缺乏相关的常见体征检查

通过体格检查，重点发现是否存在以下情况并判定其程度，注意与其他疾病鉴别。

1. 全身状况　消瘦、面色苍白、精神不振可见于能量和蛋白质缺乏，蛋白质缺乏时还可出现水肿。

2. 皮肤改变　皮肤干燥粗糙，无正常光泽，脱屑或毛囊突起如疙瘩，皮肤点状出血、瘀斑等可能与维生素缺乏有关，伤口愈合慢或愈合不良可能与蛋白质、锌以及必需脂肪酸缺乏有关。

3. 头发　失去正常光泽、稀疏、变细、干燥易折断脱落，可能与蛋白质、能量缺乏有关。

4. 必需脂肪酸缺乏体征　如伤口不愈合。

5. 维生素缺乏体征　如和维生素 A 缺乏有关的比托斑，是由维生素 A 缺乏后脱落的上皮细胞堆积而成。

6. 常量和微量元素缺乏体征　如缺铁性贫血患者的匙状甲。

临床典型体征与可能的营养素缺乏的关系见表 4－1。

表 4－1　典型体征与营养素缺乏的关系

检查项目	体征	缺乏的营养素
全身	消瘦、发育不良	能量、蛋白质、维生素、锌
	贫血	蛋白质、铁、叶酸、维生素 B_{12}、维生素 B_6、维生素 C
	水肿	蛋白质
皮肤	干燥、鳞屑	维生素 A、锌、必需脂肪酸
	毛囊角化、毛囊丘疹	维生素 A
	皮炎（红斑摩擦疹）	烟酸
	脂溢性皮炎	维生素 B_2、维生素 B_6
	出血	维生素 C、维生素 K
	伤口不愈	蛋白质、必需脂肪酸、锌、维生素 C
	阴囊湿疹	维生素 B_2
头发	变稀、稀疏、脱发	能量、蛋白质、锌、生物素
指甲	横向脱色	白蛋白
	匙状甲	铁

检查项目	体征	缺乏的营养素
眼	角膜干燥、夜盲	维生素 A
	角膜边缘充血	维生素 B_{12}
	睑缘炎、畏光	维生素 B_2、维生素 A
	结膜炎	维生素 B_2
唇	口膜炎、口角炎、口角裂	维生素 B_2、烟酸、维生素 B_6
口腔	舌糜烂、舌猩红	烟酸
	地图舌、舌肿胀	维生素 B_2
	口内炎	烟酸、维生素 B_2
	牙龈出血	维生素 C
	舌乳头萎缩	铁、维生素 B_2、生物素
	味觉减退	锌、维生素 A
颈部	甲状腺肿大	碘
腹部	腹泻	烟酸
四肢	骨骼变形	维生素 D、钙
	关节痛	维生素 C
	肌肉痛	维生素 B_1
	肌肉萎缩	蛋白质、硒、维生素 D
神经	手足抽搐	钙、镁
	功能异常	维生素 B_1、B_{12}
	共济失调	维生素 B_{12}
	痴呆	烟酸、维生素 B_{12}
	反射减退	维生素 B_1、烟酸、维生素 B_{12}

二、生化免疫检验与评价

营养缺乏病往往在所谓亚临床状态即出现症状前，先有生理和生化改变，正确选择相应的生化判定方法，可以尽早发现人体营养储备低下的状况。各种生化指标的检测结果，可用于评价机体营养状况。目前常测定的样品为血液、尿液及毛发等。

（一）蛋白质营养状况评价

血清总蛋白、血清白蛋白、血红蛋白和肌酐水平，可以用于评价机体蛋白质营养状况。

1. 血清总蛋白　是反映机体蛋白质营养状况的常用指标。蛋白质摄入不足时，占血清总蛋白主要部分的白蛋白合成会减少，蛋白质消耗过多或白蛋白丢失等都会引起血清总蛋白减少。评价标准见表 4 - 2。

表 4 - 2　血清总蛋白评价标准

年龄	正常（g/L）	减少（g/L）	缺乏（g/L）
0 ~ 12 月龄	≥50	<50	
1 ~ 5 岁	≥50	<55	
6 ~ 17 岁	≥60	<60	
18 岁以上	≥65	60 ~ 65	<60

2. 血清白蛋白 是血清蛋白质的主要组成成分，由肝脏合成，是反映机体蛋白质营养状况的重要指标。评价标准见表4-3。

表4-3 血清白蛋白评价标准

	正常	轻度缺乏	中度缺乏	严重缺乏
血清白蛋白浓度（g/L）	35~55	30~55	25~30	<25

3. 血红蛋白 是人体血液中的一类红色含铁的携氧蛋白质，是红细胞的主要蛋白质，依赖蛋白质和铁合成，无论是缺铁还是蛋白质摄入减少都会影响其合成，是诊断缺铁性贫血的重要指标。评价标准见表4-4。

表4-4 血红蛋白浓度的评价标准

年龄	正常（g/L）	缺乏（g/L）
6月龄至6岁	≥110	<110
6~14岁	≥120	<120
成年男性	≥130	<130
成年女性	≥120	<120

4. 肌酐 分为内源性肌酐和外源性肌酐，其中内源性肌酐构成机体肌酐的主体，是肌肉中磷酸肌酸经不可逆的非酶促反应脱去磷酸转变而来；肌肉的活动和代谢水平影响了血肌酐水平；外源性肌酐可来自机体对肉类食物的代谢。由于内源性肌酐的产生量一般较为恒定，所以，临床上常用血肌酐的浓度来反映肾功能的减弱，当检测到血和尿肌酐均减少时，则可能提示蛋白质能量不足、骨骼肌量减少等。评价标准见表4-5。

表4-5 尿肌酐评价标准

性别	4小时负荷尿肌（g）
男性	>0.15
女性	>0.13

（二）脂类营养状况评价

血清脂蛋白和脂质测定是临床生化检验的常规测定项目，其中血清甘油三酯（TG）是人体内含量最多的脂类，也是膳食摄入中的主要脂类，TG水平反映了脂肪和能量的摄入水平，降低意味着能量和脂肪摄入不足；但是过高与动脉粥样硬化密切相关。血清总胆固醇（TC）约70%来源于肝脏合成（内源性胆固醇），30%来源于膳食（外源性胆固醇）；TC水平过低反映脂肪和能量摄入不足，TC升高反映脂肪和能量摄入过量或脂肪代谢异常，TC水平过高与动脉粥样硬化密切相关。2016年修订版《中国成年人血脂异常防治指南》提出了血脂异常诊断参考标准（表4-6）。

表4-6 血脂异常诊断参考标准［mmol/L（mg/dl）］

分层	TC	LDL-C	HDL-C	TG
理想水平		<2.6（100）		
合适水平	<5.2（200）	<3.4（130）		<1.7（150）
边缘升高	≥5.2（200）	≥3.4（130）		≥1.7（150）
	且<6.2（240）	且<4.1（160）		且<2.3200）
升高	≥6.2（240）	≥4.1（160）		≥2.3（200）
降低			<1.0（40）	

注：TC，总胆固醇；LDL-C，低密度脂蛋白胆固醇；HDL-C，高密度脂蛋白胆固醇；TG，甘油三酯。

（三）维生素营养状况评价

血清视黄醇浓度是评价机体维生素 A 营养状况的常用指标，反映近期膳食维生素 A 的摄入量和由肝脏释放的维生素 A 量，代表了经血液运送到靶细胞的维生素 A 水平，但当低蛋白血症时，会影响维生素 A 进入血液循环，使血清维生素 A 的测定结果偏低。

评价标准：6 岁以上儿童及成年人 $<0.20\mu g/ml$ 表示缺乏，儿童（6 岁及以下） $<0.10\mu g/ml$ 表示缺乏。

水溶性维生素在体内没有特殊的储备组织和器官，摄入过多时，多余的维生素会随尿排出，摄入不足则排出量减少，因此可以用尿负荷试验结果对机体水溶性维生素营养状况作出评价。常用尿负荷试验评价的维生素有维生素 B_1、维生素 B_2、烟酸和维生素 C 等。评价标准见表 4-7。

表 4-7 水溶性维生素评价标准（尿负荷试验）

营养素	缺乏	不足	正常	充裕
维生素 B_1/μg	<100	100~200	200~400	>400
维生素 B_2/μg	<400	400~800	800~1300	>1300
烟酸/mg	<2	2~3	3~4	>4
总维生素 C/mg	<5	5~13	>13	
还原型维生素 C/mg	<2	2~3	3~10	>10

（四）钙的营养状况评价

钙离子在血清中的浓度相对恒定，一般不受营养条件的影响，只有机体钙水平严重偏低时才会有所偏低，血清碱性磷酸酶的活性能更早反映机体的钙营养状况。碱性磷酸酶广泛存在于机体各组织中，但在骨与牙齿中活性最高。它主要由成骨细胞产生，另一小部分可来自肝脏并随胆汁排出。在营养学上，血清碱性磷酸酶与成骨关系密切，钙缺乏时碱性磷酸酶活性增强，因此排除某些引起碱性磷酸酶升高的肝胆疾病，血清碱性磷酸酶检测评价机体钙水平具有一定的意义。

评价标准（正常值）：成人 30~130 金氏单位/L，儿童 50~300 金氏单位/L。

（五）血清甲状腺激素

血清中甲状腺激素测定包括总三碘甲状腺原氨酸（TT_3）、游离 T_3（FT_3）、总甲状腺素（TT_4）、游离 T_4（FT_4）测定，促甲状腺激素（TSH）的测定反映机体甲状腺功能状况。其中 TT_4、FT_4 下降，TSH 升高是碘缺乏的指征，新生儿 TSH 筛查也是评估婴幼儿碘营养状况的敏感指标。正常参考值见表 4-8。

表 4-8 不同年龄血清 TT_4、TT_3、TSH 正常参考值

指标	脐血	新生儿	婴儿	1~5 岁	6~10 岁	11~60 岁	>60 岁 男	>60 岁 女
TT_4（nmol/L）	101~169	130~273	91~195	95~195	83~173	65~156	65~130	72~136
TT_3（mmol/L）	0.5~1.1	1.4~2.6	1.4~2.7	1.5~4.0	1.4~3.7	1.8~2.9	1.6~2.7	1.7~3.2
TSH（mU/L）	3~12	儿童 0.9~8.1	儿童 0.9~8.1	儿童 0.9~8.1	儿童 0.9~8.1	2.0~10	2.0~7.3	2.0~16.8

第四节　综合营养评定

PPT

情境导入

情境描述　王女士，66岁，肾移植术后8个月。身高161cm，近6个月体重下降3kg，且近2周体重持续下降约1kg，目前体重42kg。现进食正常食物，但较2周前食欲下降，进食量减少，且出现恶心、呕吐等症状。活动能力尚可，但不如1个月前。经体格检查发现三头肌皮褶厚度轻度减少，肌肉消耗为中度，无水肿和腹水。

讨论　1. 主观全面评定评估内容包括哪些方面？
　　　　2. 请利用主观全面评定营养评价量表对王女士进行营养评估。

如果存在营养风险或者营养不良的可能，需要进行营养评价，进而判断人体的营养状况，确定营养不良的类型及程度，估计营养不良的风险，并评估营养治疗的疗效。目前尚没有一项指标能够准确全面评价营养状况，利用单一指标评定人体营养状况局限性较大，因此多数学者主张采用综合性营养评定方法，以提高灵敏性和特异性。

一、微型营养评定

微型营养评定（MNA）根据老年人的特点设计，是专门用于老年人营养状况评价的工具，以量表的形式进行检测，有可靠的评分标准，操作简便，可在床旁进行检测，不需生化检测，内容包括：人体测量，包括身高、体重及体重丧失；整体评价，包括生活类型、医疗及疾病状况如消化功能状况等；膳食问卷，包括食欲、食物数量、餐次、营养素摄入量、是否有摄食障碍等及主观评价，包括对健康及营养状况自我监测等，各项评分相加即得MNA总分。新版MNA由2部分（2个表格）构成，临床评估时，分两步进行。第一步见表4-9。

表4-9　新版MNA第一部分

	筛查内容	分值
A	既往三个月内，是否因食欲下降、咀嚼或吞咽等消化问题导致食物摄入减少？	0 = 严重的食欲减退　1 = 中等程度的食欲减退　2 = 食欲减退
B	最近三个月内体重是否减轻？	0 = 体重减轻超过3kg　1 = 不知道　2 = 体重减轻1~3kg　3 = 无体重下降
C	活动情况如何？	0 = 卧床或长期坐着　1 = 能离床或椅子，但不能出门　2 = 能独立外出
D	在过去三个月内是否受过心理创伤或罹患急性疾病？	0 = 是　1 = 否
E	是否有神经心理问题？	0 = 严重痴呆或抑郁　1 = 轻度痴呆　2 = 无心理问题
F	BMI（kg/m²）是多少？	0 = 小于19　1 = 19~21　2 = 21~23　3 = 大于或等于23
合计	筛查分值（14）	

1. 筛查总分　≥12分，正常，无营养不良风险，不需要第二部分评价；≤11分，可能存在营养不良，继续第二部分评价。

2. MNA第二部分　即评价部分（表4-10）。

表4-10 新版 MNA 第二部分

	评价内容	分值
G	是否独立生活（不住在养老机构或医院）吗？	0=否 1=是
H	每日应用处方药是否超过三种？	0=是 1=否
I	有压力性疼痛或皮肤溃疡吗？	0=是 1=否
J	患者每日完成几餐？	0=1餐 1=2餐 2=3餐
K	蛋白质的摄入量是多少？ ＊每日至少一份奶制品（牛奶、奶酪、酸奶）？ A. 是 B. 否 ＊每周2~3份豆制品或鸡蛋？ A. 是 B. 否 ＊每日是否吃肉、鱼、或家禽？ A. 是 B. 否	0.0=0或1个"是" 0.5=2个"是" 1.0=3个"是"
L	每日能吃两份以上的水果或蔬菜吗？	0=否 1=是
M	每日喝多少液体（水、果汁、咖啡、茶等）？	0.0=小于3杯 0.5=3~5杯 1.0=大于5杯
N	喂养方式？	0=无法独立进食 1=独立进食稍有困难 2=完全独立进食
O	对营养状况的自我评价如何？	0=营养不良 1=不能确定 2=营养良好
P	与同龄人性相比，你如何评价自己的健康状况？	0.0=不太好 0.5=不知道 1.0=一样好 2.0=更好
Q	上臂围（中点）（MAC）是多少？（cm）	0=小于21 0.5=21~22 1.0=大于等于22
R	腓肠肌围（CC）是多少？（cm）	0=小于31 1=大于31
合计	（共计16分）	

注：第一部分筛选总分14分，第二部分评估总分16分，两部分相加MNA总分共计30分。将实际测得的两部分得分相加，进行营养状况评定。

评价结果：MNA≥24，表示营养状况良好；17≤MNA≤23.5，表示存在营养不良的风险；MNA＜17，明确为营养不良。

二、主观全面评定

主观全面评定（SGA）又称全面临床评定（GCA），是目前临床上使用最为广泛的一种通用临床营养状况评价工具。作为一个营养评估工具，SGA完全是根据临床来进行评估，其内容主要包括病史评价和体格检查评价两部分，其理论基础是身体组成改变与进食改变、消化吸收功能改变、肌肉消耗、身体功能及活动能力的改变等相关联，其建立的主要初衷是希望依靠病史及体格检查资料，而不是实验室检查资料来对患者的营养状况进行评价。广泛适用于门诊及住院、不同疾病及不同年龄患者的营养状况评估。

SGA的主要内容分为病史询问和体征评估，其作为主观评定的方法，体征评估并非通过测量获得，而是通过调查者的主观评定进行分级。具体内容及评定标准见表4-11。

表4-11 SGA评价表

指标	SGA-A级	SGA-B级	SGA-C级
体重下降	□近6个月内体重无下降或近6个月内体重下降＞10%，但近1个月内体重又恢复	□近6个月内体重持续性下降达5%~10%	□近6个月体重下降＞10%
饮食改变	□无较少	□摄食量减少或呈流质饮食	□摄食严重减少或呈饥饿状态
胃肠道症状（恶心、呕吐、腹泻等）	□无消化道症状	□轻度消化道症状持续时间＜2周	□重度消化道症状持续时间＞2周

续表

指标	SGA – A 级	SGA – B 级	SGA – C 级
活动能力	□无限制	□正常活动受限；或虽不能正常活动但卧床或坐椅时间不超过半天	□活动明显受限，仅能卧床或坐椅子；或大部分时间卧床，很少下床活动
应激反应	□无发热	□近 3 天体温波动于 37 ~ 39℃ 之间	□体温≥39℃持续 3 天以上
肌肉萎缩	□无	□轻度 ~ 中度	□重度
皮下脂肪丢失（TSF）	□无	□轻度 ~ 中度	□重度
踝部水肿	□无	□轻度 ~ 中度	□重度

注：上述 8 项中，至少 5 项属于 C 或 B 级者，可分别定为重度或中度营养不良。

　　SGA 通过调查者的主观印象进行营养等级评定，A 级为营养良好，B 级为轻度到中度营养不良，C 级为重度营养不良。

三、营养评定指数

　　营养评定指数（NAI）属于预后性营养评价指标，主要用于对食管癌患者进行营养状况评定。NAI 是根据三头肌皮褶厚度（TSF，cm）、上臂围（AC，cm，一般指上臂松弛围）、上臂肌围（AMC，cm）、血清白蛋白（ALB，g/L）、前清蛋白（PA，mg/L）、视黄醇结合蛋白（RBP，mg/L）和皮内过敏试验（PPD，mm^2）等项指标，经逐步回归，提出多元回归方程式计算所得。

　　计算公式为：

$$NAI = 2.64 \times AMC + 0.6 \times PA + 3.76 \times RBP + 0.017 \times PPD - 53.80 \tag{4-8}$$

　　其中，AMC = AC（cm）－ 3.14×TSF（cm），PPD 表示用纯化蛋白质衍生物进行延迟超敏皮肤试验（无反应者，PPD = 0；硬结直径 <5mm 者，PPD = 1；硬结直径 >5mm 者，PPD = 2）。

　　评价标准：

　　　　NAI < 40，表示营养状况不良；

　　　　40 ≤ NAI < 60，表示营养状况中等；

　　　　NAI ≥ 60，表示营养状况良好。

四、营养危险指数

　　营养危险指数（NRI）或营养风险指数是通过外科患者术前三种营养评定参数结果计算所得。

　　计算公式为：

$$NRI = 10.7 \times ALB + 0.0039 \times TLC + 0.11 \times Zn - 0.044 \times Age \tag{4-9}$$

　　其中，ALB（g/L）表示血清白蛋白，TLC 表示淋巴细胞数量，Zn 表示血清锌水平，Age 表示年龄。

　　评价标准：

　　　　NAI ≤ 55，表示营养高危险性；

　　　　NAI > 60，表示营养低危险性。

五、预后营养指数

　　预后营养指数（PNI）属于预后性营养评价指标，通常认为，随着 PNI 的增高，病死率、并发症和感染发生率均增加。PNI 是考虑较全面、较特异的营养评价方法，初步结果提示用 PNI 预测并发症，尤其是感染并发症，比预测病死率更正确，可以预期手术后并发症的发生率和与死亡率。现常用血清白蛋白、三头肌皮褶厚度、血清运铁蛋白（TFN，mg/L）和皮肤过敏试验（DHT）四项指标计算。

计算公式为：

$$PNI(\%) = 158 - 16.6 \times ALB - 0.78 \times TSF - 0.20 \times TFN - 5.80 \times DHT \qquad (4-10)$$

其中，DHT = 过敏试验（直径 mm），也有做如下规定：无反应者，DHT = 0；对流行性腮腺炎病毒、念珠菌或链激酶/链球菌 DNA 酶反应直径 <5mm 者，DHT = 1；反应直径 >5mm 者，DHT = 2。

评价标准：

PNI <30%，表示发生术后并发症及死亡的可能性均较低，预期危险性小；

30% ≤PNI≤59%，表示术后并发症及死亡的可能性增高，预期危险性中等；

PNI >60%，表示术后并发症及死亡的可能性显著升高，预期危险性大。

目标检测

答案解析

一、选择题

（一）单选题

1. 下列不属于全面的营养调查工作的内容是（　　）

    A. 膳食调查

    B. 人体测量

    C. 营养缺乏病的临床体征检查

    D. 营养状况实验室检测

    E. 营养知识测试

2. 膳食调查方法中，最准确的方法是（　　）

    A. 记账法　　　　　　　　B. 称重法　　　　　　　　C. 询问法

    D. 回顾调查法　　　　　　E. 食物频率法

3. 王某，女，45 岁，身高 170cm，体重 75kg，用 BMI 判断其体重为（　　）

    A. 正常　　　　　　　　　B. 超重　　　　　　　　　C. 肥胖

    D. 消瘦　　　　　　　　　E. 极度消瘦

4. 李某，男，40 岁，身高 175cm，体重 86kg，用 Broca 公式计算其标准体重是（　　）kg

    A. 70　　　　　　　　　　B. 75　　　　　　　　　　C. 80

    D. 85　　　　　　　　　　E. 83

5. 皮褶厚度的三个测量点是（　　）

    A. 肱三头肌、脐旁、小腿部　　B. 肱三头肌、腰部、脐旁　　C. 肱二头肌、肩胛下、腰部

    D. 肱三头肌、肩胛下、脐旁　　E. 肱二头肌、肩胛下、脐旁

6. 口角炎和舌炎是由于（　　）

    A. 维生素 A 不足　　　　　B. 蛋白质摄入不足　　　　C. 维生素 B_2 摄入不足

    D. 维生素 C 摄入不足　　　E. 烟酸摄入不足

7. 进行营养状况评价时，不能用尿负荷试验进行评价的是（　　）

    A. 钙化醇　　　　　　　　B. 硫胺素　　　　　　　　C. 核黄素

    D. 抗坏血酸　　　　　　　E. 烟酸

8. 专门用于老年人营养状况评价的工具是（　　）

    A. SGA   B. MNA   C. GCA

    D. NAI   E. NRI

9. 目前临床上使用广泛的通用临床营养状况评价工具是（　　）

    A. SGA   B. MNA   C. PNI

    D. NAI   E. NRI

10. 可以预期手术后并发症的发生率和死亡率的营养状况评价工具是（　　）

    A. SGA   B. MNA   C. PNI

    D. NAI   E. NRI

（二）多选题

11. 维生素 B_6 缺乏的临床表现有（　　）

    A. 口炎   B. 惊厥   C. 抗体减少

    D. 皮肤损害   E. 腹泻

12. 下列属于预后性营养评价指标的是（　　）

    A. SGA   B. MNA   C. GCA

    D. PNI   E. NAI

13. 用 SGA 进行评估，需要了解评估对象的（　　）

    A. 体重变化   B. 饮食变化   C. 活动能力

    D. 踝水肿和腹水   E. 实验室检查结果

二、思考题

如何对患者进行营养状况评价？

（何清懿　陈香郡）

书网融合……

本章小结

微课

第五章　不同生理人群的营养与膳食指导

🎯 学习目标

1. 通过本章学习，重点把握婴幼儿、儿童、青少年、孕妇、乳母、中老年人的膳食指导；婴幼儿、儿童、青少年、孕妇、乳母、中老年人的营养需要。

2. 学会运用所学知识，评估婴幼儿、儿童、青少年、孕妇、乳母、中老年人存在的营养问题，能进行正确的膳食指导；具有关爱他人、尊老爱幼的人文关怀精神。

第一节　婴幼儿的营养与膳食指导

PPT

》》 情境导入

情境描述　王女士，育有一5个月大男婴，生后一直予母乳喂养，宝宝生长发育正常。近段时间王女士感觉母乳逐渐减少，担心宝宝营养不够，遂改为人工喂养，3天前给宝宝喂了肝泥后宝宝出现了腹泻、腹胀、食欲下降，遂来门诊就诊。

讨论　1. 王女士的喂养方式有什么问题吗？该阶段的宝宝适合进食肝泥吗？
　　　　2. 你能给王女士制定正确的喂养方案吗？

　　婴儿期是指自出生后至满1周岁的时期，也包括出生后至满28天的新生儿期。幼儿期是小儿1周岁至3周岁的时期。婴儿期体格生长发育迅速，是生后体格发育的第一个高峰，对能量、各类营养素的需求量大。然而，此时婴儿的消化功能发育尚未成熟，不恰当的喂养方式容易导致消化系统疾病。相反，合理的喂养则能促进小儿健康成长。

一、婴儿的营养指导

（一）生长发育及营养需求

1. 生长发育

（1）消化系统发育　新生儿生后即有良好的吸吮、吞咽功能。婴儿两侧颊部含有厚实的脂肪垫，能够提高吸吮能力；由于口腔黏膜薄嫩，唾液腺发育不成熟，唾液分泌量少，口腔黏膜容易干燥；3月龄前婴儿唾液淀粉酶含量少，活性低，不能很好地消化淀粉，3~4月龄涎腺发育完善，淀粉酶分泌增加，6月龄消化淀粉类食物能力增强。婴儿在生后4~10个月左右乳牙开始萌出，2~2.5岁左右乳牙出齐。

　　婴儿食管下段括约肌发育不成熟，胃内容物过多时容易发生胃食管反流。新生儿胃容量小，随着进食量增加逐渐增大，6月龄时约为200ml，1岁时达300~500ml。胃排空母乳需要2~3小时。由于贲门括约肌松弛，而幽门括约肌紧张，小儿溢奶、呕吐的现象较普遍。

　　婴儿体内消化酶的活性较低，胰淀粉酶功能在4月龄时才接近成人水平。胰脂肪酶的活性也较低，肝脏胆汁分泌少，对淀粉、脂肪的消化吸收能力较差。

（2）体格发育规律　①体重：是机体器官、组织、体液等总的重量，是反映婴儿近期营养状况的常用指标。通常新生儿出生体重约3kg。1岁时体重达9kg，为出生时的3倍。其中，前3个月的体重增加量约等于后9个月的增加量。②身长：是指3岁以下小儿仰卧位时测量头顶至脚底的长度，反映骨骼的发育状况，尤其是长骨的发育。足月新生儿的平均身长为50cm。1岁时身长达75cm，身长增加约25cm。③头围：是指眉弓上缘至枕骨结节绕头一周的长度，反映脑和颅骨的发育。新生儿出生时平均头围为33~34cm，1岁时头围达46cm。④胸围：是双侧乳头下缘至背后肩胛骨下缘绕胸廓一周的长度，主要反映胸廓和肺的发育。出生时小儿胸围小于头围1~2cm，1岁左右胸围约等于头围，即46cm，此后胸围增加超过头围。

（3）神经系统发育　新生儿出生时大脑重量约为390g，达成人的1/4。第一年内增长速度最快，6月龄时脑重量为700~800g，达成人的50%；至1岁时，脑重量为900~1000g，达成人的67%。生后大脑皮质的神经元数量基本不再增加，脑重量增加的原因主要是神经细胞体积的增大、突触数量和长度的增加以及神经纤维髓鞘形成。在婴儿生长发育过程中，以神经系统发育较早，科学、合理地喂养能保证其良好的生长发育。

2. 营养需求　婴儿处于生长发育的快速时期，对能量与各类营养素的需要量相对较高。合理地喂养，保证充足的能量和营养素供应，才能满足生长发育的需要。

（1）能量　婴幼儿的能量消耗包括基础代谢、生长发育、活动消化、食物的动力学效应及排泄消耗。我国婴儿的能量推荐摄入量为：0~6月为90kcal/（kg·d）；7~12月为80kcal/（kg·d）。

（2）碳水化合物　又称糖类，由于4个月以下婴儿消化功能不成熟及淀粉酶缺乏，不宜过早地摄入淀粉类食物。我国推荐婴儿总碳水化合物供能占能量的百分比范围为：0~6个月为60%E（AI）；7~12个月为80%E（AI）。

（3）蛋白质　婴儿期蛋白质应维持正氮平衡状态，即摄入氮超过排出氮，给予优质蛋白质。我国婴儿蛋白质参考摄入量为：0~6个月适宜摄入量为9g/d；7~12个月为20g/d。

（4）脂肪　婴儿对脂肪的需要量较成人大。我国推荐婴儿总脂肪供能占能量的百分比可接受范围为：0~6个月为48%E（AI）；7~12个月为48%E（AI）。

（5）矿物质　婴儿期对钙、铁、锌、碘等矿物质需要量增加，当摄入不足时容易导致缺乏，其生理作用及参考摄入量见表5-1。

表5-1　婴幼儿矿物质的生理作用及参考摄入量

矿物质/单位	生理作用	RNI 或 AI	
		0~6个月（AI）	7~12个月（AI）
钙/mg	为凝血因子之一，能降低神经肌肉的兴奋性，是构成骨骼和牙齿的重要成分	200	300
铁/mg	是血红蛋白、肌红蛋白等结构的主要成分，帮助氧的运输	0.3	10
锌/mg	为体内多种酶的成分	2.0	3.5
碘/μg	为甲状腺激素的主要成分	85	115

（6）维生素　婴儿生长发育需要的几种维生素的生理作用及参考摄入量见表5-2。

表5-2　婴幼儿维生素的生理作用及参考摄入量

维生素/单位	生理作用	RNI 或 AI	
		0~6个月（AI）	7~12个月（AI）
维生素 A/gRE	促进生长发育和维持上皮组织的完整性，构成视紫质	300	350
维生素 D/μg	调节钙磷代谢，促进肠道对钙的吸收，维持血钙稳定	100	10

续表

维生素/单位	生理作用	RNI 或 AI	
		0～6个月（AI）	7～12个月（AI）
维生素 E/mgα－TE	促进细胞成熟与分化，是机体重要的抗氧化剂	3	4
维生素 C/mg	参与体内羟化和还原反应过程	40	40

（二）饮食指导

1. 首选母乳喂养　婴儿纯母乳喂养至少 6 个月。产后尽早开奶，保证新生儿第一口食物为母乳。

2. 规范添加辅食　婴儿添加辅食的时机，应在母乳喂养 4 个月后逐步规范添加，并遵循由少到多、由稀到稠、一种到多种、由软到硬、循序渐进的原则。天气炎热或婴儿生病时应暂缓添加辅食种类。添加食物常从泥状食物开始，比如大米、面粉的糊或汤，以后添加菜泥、水果泥、奶制品，再过渡到肉末、菜末、鱼泥等沫状食物，最后添加软饭（面）、鱼肉、碎菜等碎状食物。

3. 补充维生素 D　婴儿生后即可补充维生素 D，早产儿或低出生体重儿可在生后 1 周每天补充维生素 D 制剂，不需要补钙。此外，婴儿通过晒太阳可补充维生素 D。

4. 奶粉的选择　当乳母不能实现母乳喂养时，应给予婴儿配方奶粉喂养。目前市售的配方奶粉，各类营养成分接近母乳；但注意不同月龄的婴儿，配方有所不同。

5. 定期评估生长发育　通过儿童保健门诊，测量婴儿生长发育指标，保证其健康生长。按需喂养，避免不恰当的喂养方式。

（三）喂养方式

1. 母乳喂养　是婴儿最理想的喂养方式，母乳是婴儿最好的食物。

（1）母乳的成分　根据乳母产后不同时间分泌的乳汁，分为初乳（产后 4～5 天内）、过渡乳（产后 5～14 天内）、成熟乳（产后 14 天～10 个月）和晚乳（产后 10 个月后）。初乳色微黄较黏稠，量少，蛋白质含量多而脂肪少，微量元素和免疫物质丰富。过渡乳脂肪含量高，而蛋白质和矿物质含量减少。成熟乳分泌量多，蛋白质含量减少。晚乳分泌量逐渐减少，各类营养素含量均下降，营养价值降低。

母乳中蛋白质、脂肪、碳水化合物的比例为 1∶3∶6，适合婴儿生长发育的需要。乳清蛋白含量多，而酪蛋白少，有利于婴儿的消化。母乳中的分泌型 IgA、双歧因子、乳铁蛋白和溶菌酶等免疫成分，能降低婴儿感染性疾病的发生率。脂肪颗粒小，不饱和脂肪酸含量高，易于消化吸收。脂肪中的卵磷脂、牛磺酸等，有利于神经系统发育。母乳的钙磷比例合适，易于吸收。微量元素锌、铜、碘等含量较多，对生长发育有利。

（2）母乳喂养的优点　母乳各类营养素齐全，成分构成合理，能全面满足婴儿的生长发育需要。母乳含丰富免疫物质，能增强婴儿的免疫力，降低患病率。母乳喂养经济、方便，利于实现。此外，母乳喂养能增进母婴情感交流，加快产妇子宫复原，促进婴儿智能发育。

（3）母乳喂养指导　早开奶，产后 15 分钟至 2 小时内即可开奶。新生儿生后如无特殊应尽早与乳母进行皮肤接触，并吸吮乳头，以促进乳汁分泌，尽早建立催乳素分泌的条件反射。生后 2 个月内提倡按需哺乳，以后可采取定时哺乳。2 个月内婴儿喂哺次数为每天 7～8 次；3～4 个月每天约 6 次；4～5 个月每天约 5 次。每次喂哺时间为 15～20 分钟，以吃饱为宜。

2. 人工喂养

（1）牛乳　牛乳的蛋白质含量较乳母高，以酪蛋白为主，不利于消化；脂肪含量与母乳接近，但饱和脂肪酸含量高，缺乏脂肪酶，不易消化；乳糖含量少，为甲型乳糖；矿物质含量较高，增加婴儿肾脏负担；钙磷比例不利于婴儿吸收。牛乳缺乏各种免疫因子，这是与母乳最大的区别。采用牛乳喂养时，为避免上述诸多不利因素，通常需要将牛乳经过加热、加糖、稀释等改造处理，以符合婴儿生长发育及消化吸收利用所需。

（2）婴儿配方奶粉　是以牛乳为基础进行适当改造而成的奶制品，降低牛乳中酪蛋白、饱和脂肪酸及矿物质的含量，添加乳糖及各种微量营养素，使成分接近母乳。一般市售婴儿配方奶粉100g供能约500kcal，给予20g/（kg·d）能满足婴儿生长发育需要；此外，应按照产品的说明进行调配。合理的奶粉调配才能保证婴儿营养的摄入。

3. 混合喂养　又称部分母乳喂养，是指母乳不足时，采用母乳与动物乳或配方奶混合喂养的方法，包括补授法和代授法。前者是指先喂母乳，将两侧乳房排空，再使用动物乳或配方奶补充母乳不足部分，此法有利于母乳的分泌；后者是采用动物乳或配方奶代替一次或数次母乳喂养的方法，适用于母乳量充足，但因故不能按时哺乳时。

（四）断乳期食物

断乳是指从以母乳为唯一食物过渡到由母乳以外食物喂养，能满足婴儿全部营养需要的过程。

1. 断乳期营养指导

（1）断乳食物添加应遵循一定的顺序，一般从谷类、蔬菜、水果开始，然后过渡到鱼类、蛋类和肉类食物。每次添加新食物，应观察婴儿的消化、吸收能力，循序渐进。

（2）断乳食物添加应结合婴儿胃肠功能适应能力，不应早于4月龄。有研究指出，过早添加辅食会使发生食物过敏的概率增加。婴儿患病时，消化吸收能力下降，应暂缓引入新食物。

（3）应注意补充各种重要的微量营养素，包括维生素和矿物质。尤其注意补充维生素D，保证适当晒太阳，预防佝偻病。

2. 断乳食物添加

（1）4～6个月　添加菜泥、水果泥、含铁配方米粉、配方奶等。

（2）7～9个月　添加软饭（面）、肉末、饼干、菜末、蛋、水果、豆腐、鱼泥等。

（3）10～12个月　添加软饭（面）、碎菜、面包、馒头、碎肉、鱼肉、蛋、豆制品、水果等。

二、幼儿的营养指导

（一）生长发育及营养需求

幼儿期小儿体格发育减缓，而智能发育加速。1岁后体重增长速度减慢，至2岁时体重约为12kg，为出生体重的4倍。2岁以后至青春期前，体重每年增加约2kg。2岁以后至青春期前，体重等于年龄×2+8（单位：kg）。身长增长速度减慢，2岁时身长约为85cm。2岁以后至青春期前，身长每年增加5～7cm。2岁时头围达48cm。一般2岁以下测量头围较有意义。

我国幼儿的能量推荐摄入量为：1～2岁男孩为900kcal/d，女孩为800kcal/d；2～3岁时男孩为1100kcal/d，女孩为1000kcal/d。幼儿活动量增大，机体耗能增加，对碳水化合物的需要量也相应增加。一般幼儿的碳水化合物摄入占总能量的比例与成人相似。幼儿对蛋白质的需求相比成人较多，优质蛋白质应占总蛋白的1/2。幼儿每日蛋白质推荐摄入量为25g/d。幼儿期脂肪供能占总能量35%较合适。

幼儿期对矿物质及维生素的需要量增加，其参考摄入量见表5-3。

表5-3　幼儿对矿物质及维生素需求的参考摄入量

矿物质/单位	1～3岁（RNI）	维生素/单位	1～3岁（RNI）
钙/mg	600	维生素A/gRE	310
铁/mg	9	维生素D/μg	10

续表

矿物质/单位	1～3岁（RNI）	维生素/单位	1～3岁（RNI）
锌/mg	4	维生素 E/mg α－TE	6
碘/μg	90	维生素 C/mg	40

（二）饮食供给

幼儿饮食以谷类为主，而奶类、鱼类、蛋类、禽类、肉类、蔬菜、水果为辅的混合饮食。其烹饪方法应与成人不同，注意跟幼儿的消化、吸收能力相适应。

1. 以谷类为主 幼儿饮食包括谷类 100～250g，牛奶至少 350ml，肉类 75～125g，鸡蛋 50g，豆制品 15～50g，蔬菜 75～200g。奶或奶制品能为幼儿提供优质蛋白质及丰富的钙元素，不应缺少。

2. 合理烹饪 幼儿主食以软饭、面条、馒头、饺子等交替使用。瘦肉宜做成肉糜或肉末，利于幼儿咀嚼、吞咽和消化。蔬菜应切碎、煮烂。花生、黄豆等制品应磨碎制成泥糊状，避免呛入气管中。食物烹调以原汁原味最好，采用清蒸、焖煮等方式，不宜添加食品调味品。

3. 膳食安排 膳食餐次安排应合理，每天 4～5 餐；其中乳类 2～3 餐，主食 2 餐为宜。碳水化合物、蛋白质、脂肪的产能之比为（50%～60%）:（10%～15%）:（30%～35%），其中优质蛋白质应占总蛋白的一半。早中晚三餐的膳食分配合理，早餐提供总能量和营养素的 25%，午餐提供 35%，晚餐提供 30%～35%，而午点提供 5%～10%。为满足幼儿维生素及矿物质的需要，每周食谱应安排一次动物肝、动物血及至少一次海产品。

（三）饮食指导

（1）培养幼儿良好的饮食习惯，不挑食、不偏食、不暴饮暴食。因幼儿对能量的需要较婴儿时期相对减少，食欲略有下降，不应强迫其进食，避免产生抵抗情绪。

（2）培养幼儿独立进食的能力，给予进食技能的训练，婴儿期错过吞咽、咀嚼等训练的关键期，会导致幼儿拒绝固体食物。

（3）幼儿养成每天喝牛乳的习惯，补充足量的钙元素。

第二节　儿童青少年的营养与膳食指导

PPT

儿童青少年的健康成长有赖于充足的营养作为基础，饮食中充足的能量及各类营养素能保证其正常的生长发育。体重是反映儿童青少年营养状况的短期指标，而身高则是长期、慢性影响的结果。儿童青少年生长发育个体差异大，年龄越小，营养缺乏病发病率就越高。此外，儿童单纯性肥胖发病率增高亦成家庭及社会关注的热点。

一、学龄前儿童营养

（一）生理及营养特点

自 3 周岁至 6～7 岁入小学前为学龄前期。此期儿童体格发育稳步增长。神经元分化基本完成，脑细胞体积增大，神经纤维髓鞘化仍继续进行。咀嚼及消化功能进一步成熟，但仍不及成人。

学龄前儿童因进餐时注意力不集中、进餐时间长，而导致营养摄入不足，若不注意讲卫生而感染肠道寄生虫病，导致营养不良。农村学龄前儿童容易出现蛋白质－能量营养不良，以及各类营养素缺乏，如缺铁性贫血、维生素 A 缺乏等。城市学龄前儿童蛋白质－能量营养不良发生率已逐渐下降，但微量元素的亚临床缺乏不容忽视；此外，超重和肥胖儿童发病率持续上升，已日益引起家庭和社会的重视。

（二）饮食指导

1. 营养需要　学龄前儿童建议每天供给谷类 150～200g，牛奶 200～300ml，鸡蛋 1 个，肉类 100g，蔬菜、水果约 150g。食物以普通米饭为主，面条、糕点为辅。每周进食一次动物肝或动物血，进食一次海产品。餐次以三餐两点制为主。

2. 培养良好的饮食及卫生习惯　纠正偏食、挑食、吃零食的不良习惯，早餐应吃饱，午餐应保证充足的能量。

二、学龄儿童营养

（一）生理及营养特点

学龄期是自入小学（6～7 岁）至青春期前。此期儿童体格生长稳步增长，但相对较慢，除了生殖系统外，其他系统发育接近成人。认知能力逐渐完善，是接受教育的重要时期。学龄儿童存在的营养问题包括各种营养素的缺乏、超重和肥胖发生率上升。

根据中国营养学会 DRIs 中的 RNI，学龄儿童每天推荐能量为 1690～2290kcal，蛋白质 60～75g，钙元素 800～1000mg，铁元素 10～12mg，锌元素 10～15mg，维生素 A 750μg，维生素 B_1 1～1.3mg，维生素 B_2 1～1.3mg。

（二）饮食指导

1. 合理安排膳食　合理安排一日三餐，早中晚三餐的能量供给占全天总能量的 30%、40%、30%。每天供应谷类及豆类食物 300～500g，牛奶 300ml，鸡蛋 1 个，肉类 100～150g，供给优质蛋白质，尤其是富含维生素 A、维生素 B_1、钙、铁、锌等营养素的食物。少吃零食，不吃油炸食物，避免高糖饮食。

2. 重视每天早餐　学龄儿童经常不吃早餐或早餐供应能量不足，危害巨大，会严重影响其在校学习生活，导致营养素缺乏、蛋白质营养不良，还会导致慢性胃炎、厌食等疾病。

3. 养成良好饮食习惯　教师及家长应培养学龄儿童养成良好的饮食习惯，保证吃好早餐，少吃零食，喝清淡饮料，不喝碳酸类饮料，避免高糖食物，并做到坚持锻炼，作息规律。

三、青少年营养

青少年期包括青春期和少年期，女性从 11～12 岁至 17～18 岁，男性从 13～14 岁开始至 18～20 岁，通常女性青春期开始和结束的年龄都比男性早 2 年左右。此期相当于初中和高中学龄阶段。

（一）生理及营养特点

青春期青少年体格发育再次加速，身高、体重增长显著，是小儿体格发育的第二个高峰期。生殖系统迅速发育，第二性征逐渐明显。男性的第二性征主要表现为阴毛、腋毛、胡须、变声及喉结的出现；而女性则表现为乳房、阴毛及腋毛的发育。此期行为、心理、精神方面的问题增多，应加强生理、心理及卫生知识教育，加强营养，保证身心健康。

推荐能量供给量每天为 2290～2786kcal，生长发育需要量占总能量的 25%～30%。蛋白质供能占总能量的 13%～15%，优质蛋白质占 50%，以满足生长发育所需。钙元素每天推荐供给量为 1000～1200mg；女性铁元素每天推荐量为 20mg，男性为 15mg；锌元素每天推荐供给量为 15mg。同时注意补充其他各类维生素及矿物质。

（二）饮食指导

1. 合理安排膳食　均衡饮食，各类食物应合理搭配。以谷类食物为主，每天推荐量为 400～500g，宜选择全谷类食物及豆类；为避免食物中 B 族维生素的丢失，谷类食物避免精细加工。选择优质蛋白质，如动物性食物及豆类，鱼类、肉类、禽类、蛋类每天供给量共 200 ~ 250g，每天奶类不低于 300ml，豆类及豆制品 30 ~ 50g。蔬菜、水果富含各类维生素、矿物质及膳食纤维，如胡萝卜素、叶酸、维生素 C、钾、钠等。选择当季蔬菜、水果，尽量少吃腌制类瓜果食品。蔬菜每天供给量为 300 ~ 500g，水果为 200 ~ 400g。

2. 培养良好的生活习惯　鼓励青少年多参加体力活动，促进体格发育。对超重或肥胖青少年，应坚持科学锻炼，合理规划饮食，不宜采用药物或节食等减肥方式，以免影响生长发育。

第三节　孕妇、乳母的营养与膳食指导

PPT

孕期营养是孕期保健的重要内容，为便于健康管理，可根据胚胎和胎儿在宫内发育将孕期划分为早、中和晚 3 个阶段。孕妇的营养除了要满足自身由于生理性变化引起的特殊营养需求外，还要提供胎儿生长发育所必需的营养物质。因此，孕期营养直接关系到母子两代人的健康。

一、备孕妇女的营养与膳食指导

备孕是指育龄夫妇有计划地怀孕并对优孕进行必要的前期准备，夫妻双方均应通过健康检查发现和治疗潜在疾病，避免在患病及营养不良状况下受孕，并保证充足的叶酸、碘、铁等微量营养素的储备。建议备孕妇女在一般人群膳食指南基础上特别注意以下 3 条推荐。

（一）调整孕前体重至正常范围，保证孕期体重适宜增长

母亲孕前低体重或者孕期营养不良（能量与蛋白质摄入不足）可致胎儿发生宫内发育迟缓、低出生体重儿和小于胎龄儿。孕前超重、肥胖率的上升，使孕妇发生妊娠并发症和死亡的风险显著增加。体重正常范围（BMI 18.5 ~ 23.9kg/m²）的妇女最适宜孕育，肥胖或低体重的备孕妇女应通过合理膳食和适度运动，将体重逐渐调整至正常范围，并维持相对稳定。

（1）低体重（BMI < 18.5kg/m²）的备孕妇女，可适当增加食物量和规律运动，每天可加餐 1 ~ 2 次，增加牛奶 100 ~ 200ml，坚果 10 ~ 20g。

（2）超重（24 ≤ BMI < 28kg/m²）或肥胖（BMI ≥ 28.0kg/m²）的备孕妇女，应纠正不健康饮食行为，减慢进食速度，减少高能量、高脂肪、高糖食物的摄入，多选择膳食纤维、蛋白质和微量营养素密度高的食物，在控制总能量的前提下满足机体的营养需要，并通过增加运动消耗多余的身体脂肪，每天主动进行 30 ~ 90 分钟中等强度及以上的运动。

（二）常吃含铁丰富的食物，选用碘盐，合理补充叶酸和维生素 D

1. 铁　育龄妇女是铁缺乏和缺铁性贫血患病率较高的人群，怀孕前如果缺铁，可导致早产、胎儿生长受限、新生儿低出生体重以及妊娠期缺铁性贫血。因此，备孕妇女应经常摄入含铁丰富、利用率高的动物性食物，铁缺乏或缺铁性贫血者应纠正贫血后再怀孕。

动物血、肝脏及肉中铁含量及铁的吸收率均较高，一日三餐中应该有瘦畜肉 50 ~ 100g，每周 1 ~ 2 次动物血或畜禽肝脏 20 ~ 50g。在摄入富含铁的畜肉或动物血和肝脏时，应同时摄入含维生素 C 较多的蔬菜和水果，以提高膳食铁的吸收与利用。

2. 碘　是合成甲状腺激素不可缺少的微量元素，为避免孕期碘缺乏对胎儿智力和体格发育产生的不良影响，备孕妇女应注意碘摄入。

依据我国现行食盐强化碘量 25mg/kg、碘的烹调损失率 20%、每日食盐摄入量按 5g 计算，摄入碘约 100μg，基本达到成人推荐量。考虑到孕期对碘的需要增加、碘缺乏对胎儿的严重危害、孕早期妊娠

反应影响碘摄入，以及碘盐在烹调等环节可能的碘损失，建议备孕妇女除规律食用碘盐外，每周再摄入1~2次富含碘的食物，如海带、紫菜、贻贝（淡菜），以增加一定量的碘储备。

3. 叶酸 叶酸缺乏可影响胚胎细胞增殖、分化，增加神经管畸形及流产的风险，备孕妇女应从准备怀孕前3个月开始每天补充400μg叶酸，并持续整个孕期。

4. 维生素D 天然食物中维生素D的含量较低，动物肝脏、蛋黄、奶油中相对较高。人体皮肤经紫外线照射可以合成维生素D，妇女平均每天接受阳光照射10~20分钟，所合成的维生素D基本上能够满足身体的需要。阳光和紫外线的强度受地域和季节的影响，如冬春季，面部和双上臂暴露于阳光下需20~30分钟，夏季暴露部位较多，阳光下10分钟左右即可。生活在高纬度地区，冬季缺乏阳光或户外活动不足，不能通过日光合成维生素D的妇女，可服用维生素D补充剂10μg/d。

（三）禁烟酒，保持健康生活方式

良好的身体状况和营养是成功孕育新生命最重要的条件，而良好的身体状况和营养要通过健康生活方式来维持。均衡的营养、有规律的运动和锻炼、充足的睡眠、愉悦的心情等，均有利于健康的孕育。此外，吸烟、饮酒会影响精子和卵子质量及受精卵着床与胚胎发育，所以，夫妻双方应共同为受孕进行充分的营养、身体和心理准备：①怀孕前6个月夫妻双方戒烟、禁酒，并远离吸烟环境，避免烟草及酒精对胚胎的危害；②夫妻双方要遵循平衡膳食原则，摄入充足的营养素和能量，纠正可能的营养缺乏和不良饮食习惯；③保持良好的卫生习惯，避免感染和炎症；④有条件时进行全身健康体检，积极治疗相关炎症疾病（如牙周病），避免带病怀孕；⑤保证每天至少30分钟中等强度的运动；⑥规律生活，避免熬夜，保证充足睡眠，保持愉悦心情，准备孕育新生命。

二、孕妇的营养与膳食指导

孕期是指从受精卵在子宫里着床到胎儿娩出的时间段，是绝大多数育龄女性需经历的生理过程。孕期合理营养不仅是胎儿生长发育的重要保障，也有助于预防妊娠期贫血、妊娠糖尿病等妊娠并发症，对母亲及子代健康有重要意义。

（一）孕期生理特点

为满足母体及胎儿双方的营养需要及妊娠的成功，与非孕期相比，孕期妇女代谢及各系统会产生一系列适应性改变，随着孕周的增加，这些改变通常会越来越明显，至产后逐步恢复至孕前水平。

1. 内分泌系统 为满足母体和胎儿发育的需要，孕期母体除了增加食物摄入量外，还通过身体内分泌的改变对营养素代谢进行调节，改变胃肠道功能，从而增加营养素的吸收和利用。

（1）卵巢及胎盘相关激素改变 血清雌二醇浓度在妊娠初期开始升高，孕酮最初来源于黄体，妊娠之后来源于胎盘。受精卵形成及胚泡着床后，人绒毛膜促性腺激素（HCG）分泌逐渐增多，至妊娠8~10周达高峰。妊娠10周时，妊娠黄体退化，胎盘逐渐形成并分泌雌激素、孕激素、人绒毛膜生长激素（HCS）、人绒毛膜促甲状腺素（TSH）、促肾上腺皮质激素（ACTH）等，随妊娠时间的增加，胎盘增大，母体内雌激素、孕激素及胎盘激素（胎盘雌激素、人胎盘催乳素）的水平也相应升高，其中人胎盘催乳素（HPL）的分泌在受精卵植入后即开始，妊娠期持续升高，其分泌增加的速率与胎盘增大的速率相平行，高峰时可达1~2g/d，比孕前高20倍，产后迅速下降。

（2）孕期甲状腺素及其他激素水平的改变 孕期血浆甲状腺素T_3、T_4水平升高，但游离甲状腺素升高不多，孕妇可出现极轻微的甲状腺功能亢进。孕8周后，母体和胎盘产生促肾上腺皮质激素释放激素（CRH），随孕期进展不断升高，至孕后期血清CRH水平增加约50倍。胎盘CRH刺激胎儿腺垂体合成促肾上腺皮质激素（ACTH），促进胎儿肾上腺合成皮质醇，母体血浆中皮质醇升高，其中10%为游离活性皮质醇。妊娠期胰岛功能旺盛，胰岛素分泌增加，循环血中胰岛素水平升高，使孕妇空腹血糖值低于非孕妇，但葡萄糖耐量试验时血糖增高幅度大且回落延缓，葡萄糖耐量异常及妊娠糖尿病发生率升高。

2. 其他系统

（1）消化系统　孕早期受孕激素等分泌增加的影响，消化系统功能发生一系列变化。孕激素使平滑肌张力降低、肌肉松弛，蠕动减慢，胃肠道活动减弱，消化液分泌减少，胃排空及食物在肠道中停留的时间延长，易于出现上腹部饱胀感、消化不良或便秘，也使营养素在肠道的吸收增加。胃贲门括约肌松弛，胃内酸性内容物可逆流至食管下部产生"烧灼感"或引起反胃、呕吐等"早孕反应"；孕期胆囊排空时间延长，胆汁稍黏稠易淤积，可诱发胆囊炎或胆石症。直肠静脉压增高，孕妇易发生痔疮或加重原有的痔疮。受雌激素的影响，孕妇牙龈肥厚，容易充血、水肿。

（2）循环系统　妊娠期由于血浆和细胞外液体积的增大以及羊水的增加，体内的水分增加。孕妇的血容量于妊娠 6~8 周开始增加，至 32~34 周达高峰。由于血浆量的增加多于红细胞量的增加，出现生理性贫血和血液稀释作用。血液稀释作用也导致某些维生素和矿物质浓度降低，特别是水溶性维生素。

（3）泌尿系统　为了适应妊娠的需要，有效清除胎儿和母体代谢所产生的含氮或其他废物，孕期肾功能发生相应改变。

因血容量和心输出量的增加，孕期肾脏血流量（RPF）和肾小球滤过率（GFR）显著增加，由此导致尿素、肌酐等排泄增加。RPF 与 GFR 均受体位影响，孕妇仰卧位时尿量增加，故夜尿量多于日尿量。

孕期 GFR 增加，但肾小管的重吸收能力未相应增加，尿中葡萄糖、氨基酸和水溶性维生素排出量增加。

受孕激素的影响，泌尿系统平滑肌松弛，蠕动减弱，尿流变缓，加之子宫的压迫，孕妇易患急性肾盂肾炎。由于增大的子宫对腹腔脏器的挤压，妊娠期间易出现尿频甚至尿失禁。

（4）呼吸系统　孕妇耗氧量于妊娠中期增加 10%~20%，肺通气量约增加 40%，有过度通气现象，有利于供给孕妇及胎儿所需的氧，排出胎儿血液中的二氧化碳。孕期呼吸次数变化不大，每分钟不超过 20 次，但呼吸深度较大。

（5）体重　妊娠期母体的体重发生明显变化，平均增重约 12kg。妊娠期体重增长包括两部分：一是妊娠的产物，如胎儿、羊水和胎盘；二是母体组织的增长，如血液和细胞外液的增加，子宫和乳腺的增大以及为泌乳而储备的脂肪和其他营养物质。

（二）孕期营养不良的影响

1. 对子代的影响

（1）孕期蛋白质－能量营养不良　可影响子代的体格及神经系统发育，使子代身长和体重降低，脑组织重量、脑细胞数目以及脑组织中各种酶的含量及活性降低，其对刺激的反应性、学习能力等也显示异常。孕妇蛋白质－能量缺乏出现得越早，持续时间越长，其后果也越严重，包括出现一些不可逆的异常改变。孕期蛋白质－能量过剩同样会影响胎儿的健康，其中分娩巨大儿是最严重的不良妊娠结局。

（2）孕期微量营养素不平衡　孕期营养素缺乏报道较多的是叶酸、碘、维生素 A 和铁等。

（3）胎儿宫内生长受限与成年期慢性病　生命早期的营养状况对于子代物质代谢可能产生终身的影响，并与成年期某些慢性疾病的发生相关。大量研究表明，低出生体重儿与成年后高血压、糖耐量异常发生率有关，是除吸烟、饮酒和其他危险因素外的独立危险因素。

2. 孕期营养不良对母体健康的影响　孕期营养不良（包括营养缺乏和过剩）影响母体的健康，如缺铁引起的母体贫血、缺钙和维生素 D 导致的母体骨质软化症等，而孕期能量摄入过多也导致孕期体重的过多增长，并因此并发妊娠期糖尿病、妊娠高血压综合征等。

（三）孕期营养需要

1. 能量　孕期的能量增加分为两部分，一是体重增加导致的总能量消耗的增加，二是组织储存所需要的能量。《中国居民膳食营养素参考摄入量》推荐孕早期能量摄入维持孕前水平，孕中期能量在非孕基础上增加 300kcal/d，孕晚期能量在非孕基础上增加 450kcal/d。孕期应密切监测体重增长，每周测量体重并根据体重增长情况及时调整膳食能量摄入和运动水平。

2. 碳水化合物　总能量的 50%～65% 需由碳水化合物供应。为保证胎儿的能量需要，避免酮症酸中毒对胎儿神经系统发育的不利影响，因早孕反应严重而影响进食的女性也必须保证每天摄入不低于 130g 的碳水化合物，或在医生指导下通过静脉补充葡萄糖及能量代谢相关维生素。

3. 蛋白质　妊娠期间，胎儿、胎盘、羊水、血容量增加及母体子宫、乳房等组织的生长发育约需 925g 蛋白质。孕期的蛋白质需要量包括两部分，即根据体重增加计算得到的蛋白质维持量以及蛋白质的储存量。建议孕早期膳食蛋白质不需增加，孕中、晚期分别增加 15g/d 和 30g/d，其中优质蛋白质应占蛋白质总量的 1/3 以上。

4. 脂类　孕期需 3～4kg 的脂肪积累以备产后泌乳。此外，孕期膳食脂肪中的磷脂及长链多不饱和脂肪酸对人类生命早期脑和视网膜的发育有重要的作用，孕期对脂肪及脂肪酸，特别是长链多不饱和脂肪酸有特殊需要。

孕妇膳食中应有适量脂肪，包括饱和脂肪酸、n-3 和 n-6 系列多不饱和脂肪酸以保证胎儿和自身的需要。但孕妇血脂较平时升高，脂肪摄入总量不宜过多。中国营养学会推荐妊娠期膳食脂肪的供能百分比为 20%～30%，其中要求亚油酸达到总能量的 4%，α-亚麻酸达到总能量的 0.6%，EPA+DHA 达到 250mg/d。

5. 矿物质

（1）钙　除胎儿需要外，母体尚需储存部分钙以备泌乳需要，故妊娠期钙的需要量增加。因此，孕妇应增加含钙丰富的食物的摄入，膳食中摄入不足时亦可适当补充一些钙制剂。对孕早期钙的推荐值与孕前一致，为 800mg/d，孕中、晚期增加至 1000mg/d，UL 值为 2000mg/d。

（2）铁　整个孕期体内约需要潴留铁 1g，其中胎儿体内约 300mg，孕妇红细胞增加约需 450mg，其余潴留在胎盘中随着胎儿娩出，胎盘娩出及出血，孕期潴留铁的 80% 被永久性丢失，仅 200mg 的铁保留在母体内。推荐孕中期铁参考摄入量在孕前 20mg/d 的基础上增加 4mg/d，达 24mg/d，孕晚期达 29mg/d，UL 值为 42mg/d。

（3）碘　在妊娠期的不同阶段，碘缺乏引起的甲状腺功能低下导致的神经损害不同，孕早期更为严重。在备孕期纠正母体的碘缺乏，避免孕早期碘缺乏可以预防克汀病。推荐孕期碘的 RNI 应在非孕基础上增加 110μg/d，总量达到 230μg/d，UL 值为 600μg/d。

（4）锌　孕期的生理改变使锌的吸收增加，建议孕期锌摄入量应在孕前 7.5mg/d 的基础上增加 2mg/d。专家建议对素食、高膳食纤维摄入、大量吸烟、多次妊娠及大量摄入钙、铁剂者额外补锌 15mg/d。铁剂补充 >30mg/d 可能干扰锌的吸收，故建议孕期治疗缺铁性贫血者补充锌 15.0mg/d。

6. 维生素

（1）维生素 A　人类母体维生素 A 通过简单扩散的方式经胎盘转运至胎儿。推荐孕中、晚期维生素 A 参考摄入量在孕前 700μg RAE/d 的基础上增加 70μg RAE/d，UL 值为 3000μg RAE/d。

（2）维生素 D　孕期维生素 D 缺乏可导致母体和出生的子代钙代谢紊乱，包括新生儿低钙血症、手足搐搦、婴儿牙釉质发育不全以及母体骨质软化症。推荐孕期维生素 D RNI 为 10μg/d，UL 值为 50μg/d。

（3）维生素 E　由于维生素 E 对细胞膜，尤其是对红细胞膜上长链多不饱和脂肪酸稳定性的保护作用，孕期维生素 E 的补充可能对新生儿溶血产生有益的影响。推荐孕期维生素 E 的参考摄入量为 14mg α-TE/d，UL 为 700mg α-TE/d。

（4）水溶性维生素 ①维生素 B_1：孕期缺乏或亚临床缺乏维生素 B_1 时，可能不出现明显的脚气病，但可能致新生儿脚气病，尤其在以米食为主的长江中下游地区农村。维生素 B_1 缺乏也可影响胃肠道功能，这在孕早期特别重要。建议孕中、晚期维生素 B_1 的 RNI 比孕前分别增加 0.2mg/d 和 0.3mg/d。②维生素 B_2：维生素 B_2 缺乏可出现生长发育缓慢。建议孕中、晚期维生素 B_2 的 RNI 较孕前分别增加 0.2mg/d 和 0.3mg/d。③维生素 B_6：维生素 B_6 缺乏常伴有多种 B 族维生素缺乏的表现，涉及的系统包括皮肤、神经、造血等。建议孕期维生素 B_6 的 RNI 较孕前增加 0.8mg/d。④叶酸：现已明确叶酸在预防神经管畸形方面的作用。建议孕期叶酸 RNI 较孕前增加 200μg DFE/d 达到 600μg DFE/d，叶酸的 UL 值为 1000μg DFE/d。在中国，从围孕期开始补充叶酸，并免费发放已成妇幼保健中一项重要公共卫生措施。对那些曾经生育过神经管畸形儿的母亲，围孕期应每天补充叶酸 400μg/d，孕期应在医师指导下继续补充叶酸，补充量可达到 4.0mg/d。

（四）孕期膳食原则

孕期妇女应在非孕妇女的基础上，根据胎儿生长速率及母体生理和代谢的变化进行适当的调整。孕早期胎儿生长发育速度相对缓慢，所需营养与孕前无太大差别。从孕中期开始，胎儿生长发育逐渐加速，母体生殖器官的发育也相应加快，对营养的需要增大，应适量增加食物的摄入量。孕期妇女的膳食指南应在一般人群膳食指南的基础上增加以下 5 条：①常吃含铁丰富的食物，选用碘盐，合理补充叶酸和维生素 D；②孕吐严重者，可少量多餐，保证摄入含必需量碳水化合物的食物；③孕中晚期适量增加奶、鱼、禽、蛋、瘦肉的摄入；④经常户外活动，禁烟酒，保持健康生活方式；⑤愉快孕育新生命，积极准备母乳喂养。

1. 孕早期膳食要点 怀孕早期无明显早孕反应者可继续保持孕前平衡膳食，孕吐较明显或食欲不佳的孕妇不必过分强调平衡膳食，可根据个人的饮食嗜好和口味选用清淡适口、容易消化的食物，少食多餐，以尽可能多地摄入食物，特别是富含碳水化合物的谷薯类食物。

早孕反应严重影响孕妇的进食，为保证基本的能量供应，预防酮症酸中毒对胎儿的危害，每日必需摄入至少 130g 碳水化合物。应首选富含碳水化合物、易消化的谷物及制品，如粥、粉、面、烤面包、烤馒头片、饼干等。也可根据孕妇的口味选用富含碳水化合物的薯类、根茎及瓜果等，食糖、蜂蜜等主要成分为简单碳水化合物，易于吸收，可为进食少或孕吐严重者迅速补充身体需要的碳水化合物。

2. 孕中、晚期膳食要点 孕中、晚期，胎儿生长速度加快，胎盘增大，与此相伴随的是母体子宫、乳房等的逐渐增大，因此对能量和各种营养素的需要明显增加。此时孕妇的食欲好转，可通过适当增加食物量和食物的合理搭配等来满足母子双方对营养的需要。为满足孕中、晚期对蛋白质的增加的需要，在增加动物性食物时应选择富含蛋白质而能量相对比较低的食物，以避免增加食物量而导致能量过剩。

三、乳母的营养与膳食指导

哺乳期是指分娩后开始泌乳直至断乳这段时间。WHO 推荐母乳喂养至婴幼儿 2 岁或更久，因此哺乳期可长达 2 年或更长。哺乳期包括产褥期及后续母乳喂养的时间段，是母体用乳汁哺育新生子代使其获得最佳生长发育，并奠定一生健康基础的阶段。分泌乳汁是哺乳期妇女最主要的生理特征。乳母合理营养不仅有助于自身器官和系统功能的恢复，也通过影响母乳质量、喂养情绪、婴儿喂养方式与喂养行为、顺应照护、情感支持、发展刺激等，进一步促进婴幼儿早期发展，甚至修正孕期宫内环境不良对子代发育的影响，为儿童期乃至成人期健康与疾病奠定良好的发育起源。

（一）哺乳期生理特点

1. 内分泌及生殖系统

（1）内分泌系统　产后雌激素和孕激素水平迅速下降，至产后1周左右降到未孕水平。两种激素的降低同时解除了对催乳素的抑制作用，后者使得乳腺细胞启动泌乳；加上新生儿吮吸的刺激，下丘脑促性腺激素释放激素和垂体黄体生成素的释放受到抑制，致排卵和月经恢复延迟，减少月经所致铁的丢失，以尽快恢复血红蛋白至正常水平。

此外，哺乳过程中分泌的催产素，可作用于乳腺平滑肌细胞，使其收缩排出乳汁，另一方面可以促进子宫内膜平滑肌的收缩，有利于子宫复原。

（2）生殖系统　产褥期子宫变化最明显，在胎盘娩出后，子宫逐渐恢复至未孕状态的全过程称为子宫复旧，一般需6周左右。哺乳过程中婴儿吮吸乳头刺激母体垂体分泌催产素，引起子宫收缩，促进子宫恢复到妊娠前大小。

分娩致阴道壁松弛，肌张力低下，阴道腔扩张。产褥期阴道壁肌张力逐渐恢复，阴道腔也逐渐缩小。产后约3周重新出现黏膜皱襞。盆底组织及筋膜因分娩而过度伸展，弹性减弱，并常伴有肌纤维部分撕裂。在哺乳期间，盆底组织水肿逐渐消失，组织肌张力逐渐恢复。产褥期由于生殖系统各器官功能处于恢复阶段，易受病原体入侵，应注意清洁卫生，以避免产褥期感染。

2. 循环及其他系统

（1）循环系统　在胎盘娩出后，子宫胎盘血循环终止，加上子宫收缩和逐步复原，大量血液从子宫进入体循环，以及妊娠期潴留的组织间液回吸收，导致产后72小时内循环血量增加15%～25%，心脏负荷加重，应避免液体的过量摄入。产后2～3周血容量逐渐恢复至未孕状态。分娩时出血可导致血红蛋白水平降低，产后1周左右血红蛋白水平回升。

产褥早期血液处于高凝状态，以便于胎盘剥离创面形成血栓，减少产后出血量。血纤维蛋白原、凝血酶、凝血酶原于产后2～4周内降至正常。

（2）其他系统　①消化系统：妊娠期在孕激素作用下胃肠蠕动及肌张力均减弱，胃酸分泌量减少，产后1～2周逐渐恢复。随着胎儿娩出和子宫收缩变小，对胃肠的挤压解除，产妇常感到饥饿，食欲增大，但消化功能需产后数日恢复，为此，产后初期应进食清淡、稀软、易消化的食物，待食欲和胃功能恢复后再正常膳食。②泌尿系统：妊娠期体内潴留多余的体液及产后子宫收缩大量血液涌入体循环，致产后1周尿量增多，排汗也增多。此外，哺乳期泌尿系统对营养素代谢的适应性改变主要是尿钙排出的减少，以维持乳汁中钙水平的相对稳定。

（二）哺乳期营养需要

哺乳期妇女既要分泌乳汁，哺喂婴儿，又要逐步补偿妊娠和分娩时的营养损耗并促进各器官和系统功能的恢复，与正常非哺乳期比较，哺乳期需要更多的能量和营养素。

1. 能量　乳母能量需要量除满足基础代谢、身体活动、食物热效应三方面需要外，还应包括乳汁中含有的能量以及产生乳汁所需要的能量。女性在正常怀孕条件下，其脂肪储备可为泌乳提供部分能量。推荐乳母在正常成年女性的基础上每日增加500kcal能量，轻度身体活动水平乳母达到每日2300kcal。

乳母的能量需要因孕期体重增加等诸多因素可能存在个体差异，衡量乳母摄入的能量是否充足，可根据泌乳量和母亲的体重来判断。

2. 蛋白质　乳母蛋白质的推荐摄入量在普通成年女性基础上增加25g/d，达到80g/d。《中国居民膳食指南（2022）》特别强调哺乳期妇女要增加富含优质蛋白质的动物性食物和海产品，包括禽、肉、蛋、奶、水产品、大豆类食物，并建议乳母每日鱼禽肉蛋类食物摄入175～225g、大豆类25g。最好每天选用 3 种以上，数量适当，合理搭配，以获取所需要的蛋白质和其他营养素。

3. 脂类　与普通成年女性比较，哺乳期女性的膳食脂肪摄入量因能量摄入的增加而相应增加，但脂肪供能比不会因此改变。乳母每日脂肪的宏量营养素可接受范围为占总能量的 20% ~30% 为宜。

乳汁中脂肪酸与膳食脂肪酸摄入密切相关。乳母 $n-6$ PUFA 的 AI 和 AMDR 分别为 4% E 和 2.5% E ~9% E。但由于目前缺乏我国乳母膳食 $n-3$ PUFA 的膳食摄入量数据，因此参照正常成人，乳母 $n-3$ PUFA 的 AI 和 ADMR 分别为 0.6% E、0.5% E ~2.0% E。乳汁中适宜的 DHA 含量对婴儿极其重要。乳母的 EPA + DHA 的 AI 为 250mg/d，其中 DHA 为 200mg，其中 100mg 的 DHA 通过分泌乳汁哺喂婴儿，用于其体内积累，满足生长发育需要，其余部分用于补充母体内的 DHA 氧化的损失。

4. 碳水化合物和膳食纤维　关于乳母碳水化合物需要量的研究很少，一般是在普通成人需要量基础上，加上乳汁中的碳水化合物含量。哺乳期女性碳水化合物的 AMDR 与普通成人相同，为总能量的 50% ~65%。蔗糖和其他添加糖为纯能量食物，研究认为会增加肥胖、龋齿的风险，不利于哺乳期女性产后体重恢复，因此建议控制在总能量的 10% 以内，即小于 50g/d。

膳食纤维能够促进肠道蠕动，改善产后由于身体活动较少带来的消化不良问题，而且有利于肠道益生菌的增殖。乳母的膳食纤维建议摄入量为 25 ~30g/d。

5. 矿物质

（1）钙　哺乳期女性钙的需要量是维持母体钙平衡和乳汁分泌所需钙量之和，按每日泌乳量 750ml 计，每天从乳汁中排出的钙为 150 ~230mg/d。相关研究显示哺乳期钙代谢的适应性变化主要是尿钙排出降低，从 100 ~200mg/d（正常女性）降低到 70mg/d，肠道钙的吸收率也有轻微增加（35%），以满足泌乳的额外钙需求。《中国居民膳食营养素参考摄入量》中对哺乳期钙的推荐摄入量较正常成年健康女性增加 200mg，为每日 1000mg。为增加钙的吸收和利用，乳母还应补充维生素 D 或多做户外活动。

（2）铁　乳母基本铁丢失与普通成年女性一致（0.82mg/d），乳母因乳汁分泌损失的铁量约为 0.34mg/d，且部分乳母可能在哺乳期（产后 6 个月后）恢复月经，考虑到月经期铁丢失 0.65mg/d，以及铁吸收率为 10% 左右，因此乳母每日铁的推荐摄入量为 24mg。食物多样化可以满足一般乳母对于铁和叶酸的需要量。在贫血高发地区，WHO 推荐产褥期女性在产后 6 ~12 周内单独或联合补充铁和叶酸制剂以预防贫血。

（3）碘　母乳中碘含量高于母体血浆中碘的浓度，乳母摄入的碘也很快出现在乳汁中，显示婴儿对碘的特别需要，碘对于婴儿的神经发育、蛋白质合成有着重要影响。乳母平均每日分泌到乳汁中碘为 85μg/d，据此乳母碘的推荐摄入量应在一般成年女性的基础上应增加 120μg/d，共计 240μg/d。乳母对碘的需要较孕前增加 1 倍，仅依靠碘盐不能满足需要，还需要增加富含碘的海产品摄入，如海带、紫菜和鱼虾等。

（4）其他　乳母随乳汁丢失的钾量约为 332mg/d，因此，应额外补充钾 391mg/d。目前推荐乳母钾的适宜摄入量达到 2400mg/d。哺乳期随乳汁丢失 2.22mg/d 锌，15μg/d 硒、0.29mg/d 铜、0.01mg/d 锰和 2.0μg/d 钼，均需额外增加。乳母锌的 RNI 为 12mg，硒的 RNI 为 78μg/d，铜 RNI 量为 1.4mg/d，锰 AI 为 4.8mg/d，钼 RNI 为 103μg/d。

6. 维生素

（1）维生素 A　乳母维生素 A 摄入量可以影响乳汁中维生素 A 含量，尤其产后 2 周内的初乳富含维生素 A，对于促进新生儿免疫功能的早期发展具有重要意义。随着成熟乳汁的产生，维生素 A 含量逐渐下降，平均为 60μg/100ml。通过膳食补充维生素 A 可使乳汁中维生素 A 量显著提升，但乳母膳食中维生素 A 转移到乳汁中的量有一定限度，超过这一限度则乳汁维生素 A 含量将不再按比例增加。乳母随乳汁丢失维生素 A 大约 300μg RAE/d，膳食维生素 A 生物转化率大概是 70%，则乳母推荐摄入量增加 600μg RAE/d，达 1300μg RAE/d。《中国居民膳食指南（2022）》中也强调了乳母补充维生素 A 的重要性，建议乳母应增加富含维生素 A 的动物性食物和海产品。动物肝脏富含维生素 A，若每周增选 1 ~ 2 次猪肝（总量 85g）或鸡肝（总量 40g），则平均每天可增加摄入维生素 A 600μg RAE。

（2）维生素 D　维生素 D 几乎不能通过乳腺，故母乳中维生素 D 含量很低，正常成年女性的平均需要量适用于乳母，乳母维生素 D 的推荐摄入量为 10μg/d。由于我国膳食结构中富含维生素 D 的食物较少，加之现代女性生活方式的改变，建议哺乳期继续补充维生素 D 10μg/d。

（3）维生素 B_1　乳母膳食中缺乏硫胺素，相应乳汁中维生素 B_1 也会减少，严重时可使母乳喂养婴儿发生婴儿型脚气病；补充维生素 B_1 后乳汁中含量明显增高。乳母维生素 B_1 的推荐摄入量增加到 1.5mg/d。

（4）维生素 B_2　与维生素 B_1 类似，乳汁中维生素 B_2 浓度可反映乳母的膳食摄入情况。乳母维生素 B_2 的推荐摄入量也增加至 1.5mg/d。

（5）维生素 B_6　母乳中维生素 B_6 的浓度受母体膳食维生素 B_6 摄入量影响较大。乳母维生素 B_6 的推荐摄入量增加到 1.7mg/d。

（6）其他　乳母膳食中烟酸、叶酸的推荐摄入量均高于正常成年健康女性，分别达 15mg NE 和 550μg DFE。乳汁中维生素 C 的含量与乳母膳食有着密切联系，每日推荐摄入量为 150mg，多食用新鲜蔬菜和水果可补充充足的维生素 C。维生素 E 可促进乳汁分泌，乳母维生素 E 的适宜摄入量为 17mg α - TE。乳母因分泌乳汁消耗的维生素 K 约为 2μg/d，膳食维生素 K 的吸收利用率约为 40%，则乳母需要每日增加 5μg 维生素 K，乳母的适宜摄入量为 85μg/d。

7. 水　乳母每天摄入的水量与乳汁分泌有密切关系。当水摄入不足时，可使乳汁分泌量减少。此外由于产妇的基础代谢率较高，出汗多，故乳母比普通女性每日需增加摄入水。推荐乳母每日应饮水 2100 ~ 2300ml，用以补充泌乳的损耗。汤水脂肪含量太高而营养素密度不高，过量喝汤不仅会影响产妇食欲、导致产后体重滞留、引起婴儿脂肪消化不良性腹泻，还会影响其他食物如主食和肉类等的摄取，造成贫血和营养不足等营养问题。因此，乳母每日水来源应多样化，包括 400 ~ 500ml 液态乳、200ml 汤、1500ml 白水等。

（三）哺乳期膳食原则

平衡膳食是合理营养的基础，乳母的膳食除保证哺乳期的营养需要外，还会通过乳汁的口感和气味，影响较大婴儿对辅食的接受和后续多样化膳食结构的建立。根据《中国居民膳食指南（2022）》，在一般人群膳食指南基础上，乳母增加了以下 5 条内容：①适量增加富含优质蛋白质及维生素 A 的动物性食物和海产品，选用碘盐，合理补充维生素 D；②产褥期食物多样不过量，坚持整个哺乳期营养均衡；③家庭支持，愉悦心情，充足睡眠，坚持母乳喂养；④增加身体活动，促进产后恢复健康体重；⑤多喝汤和水，忌烟酒，限制浓茶和咖啡。

1. 产褥期膳食　产褥期是自胎儿、胎盘娩出，直至产妇身体各器官系统（除乳腺外）恢复或接近正常状态所需的一段时期，一般需 6 ~ 8 周，在中国又被俗称为"坐月子"。"坐月子"是中国的传统习俗，受时间、空间的影响，既往传承下来的"月子食谱"往往并不合理，比如过量摄入动物性食物，以致能量和宏量营养素摄入过量，加重消化系统和肾脏负担，还会造成能量过剩导致产后体重滞留等；或诸多"忌口"（忌生冷、忌海鲜等），使得维生素、矿物质和膳食纤维的摄入量不足，影响乳汁分泌量以及乳汁中微量营养素的含量，并增加乳母消化不良等疾病的风险；而"坐月子"过后很快恢复到孕前饮食，动物性食物明显减少，使得能量和蛋白质等营养素达不到乳母的推荐摄入量，也会影响到母乳喂养的持续。

产妇在分娩后可能会感到疲劳无力或食欲较差，可选择较清淡、稀软、易消化的食物，如面片、挂面、馄饨、粥、蒸或煮的鸡蛋及煮烂的菜肴，之后就可过渡到正常膳食。剖宫产的产妇，手术后约 24 小时胃肠功能恢复，应给予术后流食 1 天，但忌用牛奶、豆浆、大量蔗糖等胀气食品。情况好转后给予半流食 1~2 天，再转为普通膳食。采用全身麻醉或手术情况较为复杂的剖宫产术后妇女的饮食应遵医嘱。

中国营养学会妇幼营养分会在《中国产褥期（月子）妇女膳食建议》中提出建议如下。

（1）全面认识月子膳食的健康作用，克服月子饮食误区的干扰。

（2）产后头几天膳食宜清淡、易消化。

（3）食物多样不过量，保证营养均衡。

（4）适量增加鱼、禽、蛋、瘦肉等富含优质蛋白质的食物摄入。

（5）注意粗细粮搭配，重视新鲜蔬菜水果的摄入。

（6）正确认识月子膳食对母乳分泌的作用，足量饮水，根据个人饮食习惯可多喝汤汁。

（7）适当增加奶类等含钙丰富的食品，合理使用营养补充剂。

（8）保持个人饮食习惯，尊重当地无害的特色饮食风俗。

（9）适当运动，愉悦心情，充分休息和睡眠，避免过早负重劳动。

（10）尽早开奶、坚持母乳喂养，注意居住环境和个人卫生。

2. 哺乳期膳食 乳母整个哺乳期（包括月子）均应坚持食物多样化，以满足自身营养需求，保证乳汁营养和母乳喂养的持续性。每天的膳食应包括谷薯类、蔬菜水果类、畜禽鱼蛋奶类、大豆坚果类食物。通过选择小分量食物、同类食物互换、粗细搭配、荤素双拼、色彩多样的方法，达到食物多样化。乳母一天食物建议量为谷类 225~275g，其中全谷物和杂豆不少于 1/3；薯类 75g；蔬菜类 400~500g，其中绿叶蔬菜和红黄色等有色蔬菜占 2/3 以上；水果类 200~350g；鱼、禽、蛋、肉类（含动物内脏）总量为 175~225g；牛奶 300~500ml；大豆类 25g；坚果 10g；烹调油 25g，食盐不超过 5g；饮水量为 2100ml。为保证维生素 A 的需要，建议每周吃 1~2 次动物肝脏，总量达 85g 猪肝或 40g 鸡肝。动物性食物和大豆类食物之间可做适当的替换，豆制品喜好者可以适当增加大豆制品，减少动物性食物，反之亦可。

此外，乳母膳食还应注意加工与安全问题。食物烹调方式尽量选择煮或煨，少用油炸，蔬菜急火快炒，减少水溶性维生素的流失等。不食用来源不明或不干净的食物，部分食品污染物可通过乳汁，如长期或大量摄入会影响乳母自身和婴幼儿发育与健康。

3. 体重管理 女性在围生期要经历一系列体重变化，大多数女性生育后，体重都会较孕前有不同程度的增加。产后超重一方面源于孕前超重或孕期增重过多，另一方面与产后体重滞留有关。产后体重管理的目的是预防产后体重滞留以及后续的超重和肥胖。产后体重滞留受多种因素的影响，坚持哺乳和体力活动是减轻体重、预防产后肥胖的最重要措施。

产后体重管理主要包括两个主要内容：①监测和评估产后体重；②通过合理膳食和充足身体活动等综合措施，使产后女性逐渐达到并维持健康体重（BMI 为 18.5~23.9kg/m²）。产后 1 年内是体重恢复的关键时期，产后 6 个月左右恢复到孕前体重的女性，其后续 10 年超重的风险会较低。因此，产后 6~8 周（42 天左右）可作为产后体重的首次评估时间，并拟定在产后 6 个月至 1 年内体重逐渐恢复至孕前水平。研究证明，产后体重每周下降 0.5kg 是安全而有效的，减重过快可能影响产后恢复及母乳分泌。

（1）孕期体重增长的 1/4~1/3（3~4kg）为储备的脂肪，产后采用母乳喂养婴儿，随乳汁消耗的能量平均为 650kcal/d。0~6 月龄的纯母乳喂养有助于孕期储存脂肪的消耗和体重恢复。

（2）合理膳食和适宜身体活动联合干预被认为是产后体重管理最安全有效的措施。中国传统习俗中的"月子膳食"往往并不合理，容易摄入过多动物性食物，而蔬菜水果和膳食纤维等摄入不足，以致能量过剩导致产后体重滞留等，因此产后要做到食物多样不过量。

（3）产后应循序渐进增加适度身体活动，即使剖宫产的产妇术后 24 小时也应下床活动。产褥期以低强度活动为主，包括日常生活活动、步行、盆底运动和伸展运动等，减少静坐。自然分娩产妇一般在产后第 2 天就可以开始产褥期保健操，每 1 ~ 2 天增加 1 节，每节做 8 ~ 16 次。但不宜在分娩后很快恢复高强度运动以及过早负重劳动。

产后 6 ~ 8 周应咨询专业人员（尤其剖宫产者），根据身体恢复和体重状况，逐渐增加身体活动量和强度，开始进行有氧运动，如散步、慢跑等。一般从每天 15 分钟逐渐增加至每天 30 分钟，每周 4 ~ 5 次，形成规律；并逐渐增加骨骼和肌肉的抗阻运动。WHO 建议产后女性逐渐恢复至每周至少 150 分钟中等强度有氧运动，并认为对于产后体重恢复以及降低产后抑郁风险是非常有利的；如果在孕前有进行剧烈有氧运动的习惯（能耐受），产后可以继续保持这样的运动习惯；此外产后女性应减少静坐时间，任何形式、任何强度的身体活动都可以获得更多的健康效益。

4. 其他生活方式　乳母主动和被动吸烟、饮酒会影响乳汁分泌，烟草中的尼古丁和酒精也可通过乳汁进入婴儿体内，影响婴儿睡眠及精神运动发育。研究表明，吸烟可通过抑制催产素和催乳素进而减少乳汁的分泌；母亲饮酒后 3 ~ 4 小时，其泌乳量可减少约 20%；饮酒还可改变乳汁的气味，进而减少婴儿对乳汁的摄取。母亲饮酒对婴儿睡眠亦有影响，有报道母亲饮酒后 3.5 小时，婴儿睡眠时间显著减少。一项前瞻性队列发现母亲饮酒可对婴儿粗大运动发育产生不利影响。

浓茶和咖啡中含有较多的咖啡因，研究显示乳母摄入咖啡因可引起婴儿烦躁及影响婴儿睡眠质量，长期摄入可影响婴儿神经系统发育。因此，乳母忌吸烟饮酒，并防止母亲及婴儿吸入二手烟，并应避免饮用浓茶和大量咖啡。

第四节　老年人的营养与膳食指导

PPT

《中国居民膳食膳食指南（2022）》将老年人分为 65 ~ 79 岁的一般老年人和 80 岁及以上的高龄老年人两部分。

一、一般老年人的营养与膳食指导

（一）老年人的生理特点

1. 基础代谢率下降　基础代谢率随年龄的增长而降低，从 20 ~ 90 岁每增加 10 岁，BMR 下降 2% ~ 3%，75 岁时 BMR 较 30 岁下降 26%，40 岁以后每增加 10 岁能量供给下降 5%。因此，老年人的能量供给应适当减少。

2. 脂质代谢能力降低　易出现血甘油三酯、总胆固醇和低密度脂蛋白胆固醇（LDL － C）升高，高密度脂蛋白胆固醇（HDL － C）下降的现象。

3. 消化系统功能减退　老年人消化器官功能随着衰老而逐渐减退，如由于牙齿的脱落而影响到对食物的咀嚼；由于味蕾、舌乳头和神经末梢的改变而使味觉和嗅觉功能减退；胃酸和胃蛋白酶分泌减少使矿物质、维生素和蛋白质的生物利用率下降；胃肠蠕动减慢，胃排空时间延长，容易引起食物在胃内发酵，导致胃肠胀气。胆汁分泌减少，对脂肪的消化能力下降。此外，肝脏功能下降也会影响消化和吸收功能。

4. 体成分改变　随着年龄的增长，体内脂肪组织逐渐增加，而瘦体重逐渐减少；此外，脂肪在体内储存部位的分布也有所改变，有一种向心性分布的趋势，即由肢体逐渐转向躯干。体成分改变的具体表现为：①细胞数量减少，肌肉组织的重量减少而出现肌肉萎缩；②体水分减少，主要为细胞内液减少；③骨矿物质减少、骨质疏松，尤其是女性更加明显，40～50岁骨质疏松发生率为15%～30%，60岁以上可达60%。

5. 代谢功能降低　老年人代谢功能随着年龄的增长而降低，而且合成代谢降低，分解代谢增高，合成与分解代谢失去平衡，引起细胞功能下降。另外，随着年龄增高胰岛素分泌能力减弱，组织对胰岛素的敏感性下降，可导致葡萄糖耐量下降。

6. 体内氧化损伤加重　人体组织的氧化反应可产生自由基。自由基对细胞的损害主要表现为对细胞膜的损害，尤其损伤亚细胞器如线粒体、微粒体及溶酶体的膜。由于细胞器膜上磷脂所含多不饱和脂肪酸量多，对自由基更为敏感。自由基作用于多不饱和脂肪酸形成脂质过氧化产物，主要有丙二醛和脂褐素，在衰老的过程中脂褐素大量堆积，可沉积于内脏及皮肤组织中，老年人心肌和脑组织中脂褐素沉着率明显高于青年人，如沉积于脑及脊髓神经细胞则可引起神经功能障碍。自由基除损害细胞膜产生脂质过氧化物以外，还可使一些酶蛋白质变性，引起酶的活性降低或丧失。

7. 免疫功能下降　老年人胸腺萎缩、重量减轻，T淋巴细胞数目明显减少，因此免疫功能下降，容易患各种疾病。

（二）老年期患病特点

随着人口老龄化程度加剧，与年龄密切相关的慢性病，诸如缺血性心脏病、恶性肿瘤、脑卒中、关节炎和老年痴呆症等所累及人口的绝对数字将持续增加。老年期慢性病呈现以下特点。

（1）患病率高，各种慢性病患病率随年龄增加而增加。

（2）临床表现不典型，老年人对疾病的反应性和敏感性降低，临床表现不能如实反映病情。

（3）多种慢性病共存，可同时患有高血压、冠心病、糖尿病等，临床表现呈现多样性和复杂性。

（4）容易发生并发症，这与老年期多种疾病并存、免疫功能低下、抵抗力差等有关。

（5）并发多脏器衰竭，病情变化快，病死率高。

（6）心理疾病突显，在衰老过程中，老年人无论是身体还是心理都会发生一系列明显变化，除躯体功能下降外，也易产生失落、焦虑、孤独、抑郁，甚至绝望等负面情绪。

💡 **素质提升**

衰老引起的心理变化

老年人随着增龄，大脑逐渐萎缩，脑的细胞数量减少，因此，随着增龄，老年人的记忆力、抽象思维能力均有不同程度的下降，性格和情绪的改变日趋明显。主要表现为：小心、谨慎，不满和固执，自私、多疑，消极、悲观，自卑、自责，情绪时常波动，死亡恐惧等。除此之外，工作环境、离退休、躯体疾病等均可引起老年人产生心理变化，如不能做到正确的心理调节，可导致病理性抑郁、焦虑、躁狂症及老年痴呆症、老年性精神病的发生。所以，我们应该理解老年人，重视老年人的感觉和要求，尊重老年人的价值，多给老年人鼓励，使老年人对生活满怀勇气和信心。

（三）老年人的营养需要

1. 能量　老年期体力活动减少、骨骼肌减少、身体脂肪增多、基础代谢率降低等因素，使其能量消耗也随之降低。因此，老年期能量需要量下降。

中国营养学会发布的《中国居民膳食营养素参考摄入量》中，对60岁及以上老年人的能量参考摄入量，按不同年龄段、性别和体力活动水平（PAL）进行划分。80岁以下老年人，其能量需要量以其基础能量消耗为基础，乘以PAL和体重；80岁以上老年人轻、中体力活动水平的PAL比年轻人下调

0.05。老年人能量以维持健康体重为宜，老年人的 BMI 不宜低于 $20kg/m^2$。

2. 蛋白质　目前各个国家对老年人蛋白质的 RNI 并没有增加；我国对老年人蛋白质的 RNI 与一般成年人一致：老年男性每日 65g，女性 55g。但老年人摄入膳食蛋白质的质量应具有更高的要求，建议优质蛋白质供应占总蛋白质摄入量的 50%。

3. 脂肪　老年人在膳食总能量控制的前提下，脂肪的宏量营养素可接受范围与一般成年人没有区别，都为 20%～30%。除了考虑脂肪摄入的总量，更重要的是脂肪酸的种类。按照脂肪酸的饱和程度来说，饱和脂肪酸摄入不宜多于总能量的 10%；不饱和脂肪酸主要有单不饱和脂肪酸、n－3 多不饱和脂肪酸和 n－6 多不饱和脂肪酸。老年人 n－6 多不饱和脂肪酸的 AMDR 为 2.5%E～9.0%E（%E 为占能量百分比），n－3 多不饱和脂肪酸的 AMDR 为 0.5%E～2.0%E。此外，n－6 多不饱和脂肪酸和 n－3 多不饱和脂肪酸的比例，与慢性疾病的发生有着重要的关联，适宜的 n－6 和 n－3 比例应在（4～6）：1。我国推荐老年人膳食 DHA＋EPA 的 AMDR 为 0.25～2.0g/d。目前我国 DRI 没有设定老年人膳食胆固醇 AMDR。

4. 碳水化合物　是膳食能量的主要来源，老年人碳水化合物的 AMDR 常基于能量的平衡与适宜的比例，在充分考虑蛋白质和脂肪的摄入量后，由总能量减去蛋白质和脂肪提供的能量差来确定。老年人的碳水化合物的 AMDR 为 50%E～65%E。老年人应控制添加糖，包括蔗糖、糖浆等的摄入，其摄入量应控制在总能量的 10% 以内，即每天以不超过 50g 为宜。此外，膳食纤维对于老年人具有特殊而重要的作用，建议老年人膳食纤维适宜摄入量为 25～30g/d。

5. 脂溶性维生素

（1）维生素 A　在维持老年人正常视觉功能、保持皮肤黏膜完整性以及增强免疫功能等方面具有重要作用。我国老年人维生素 A 的 RNI 与一般成年人相同，男性为每天 800μg 视黄醇活性当量（RAE），女性 700μg RAE/d，UL 不应超过 3000μg RAE/d。

（2）维生素 D　能够维持血液钙磷稳定，对促进老年人的骨健康具有重要作用。老年人维生素 D 的 RNI 比一般成年人增加，为 15μg/d，UL 不应超过 50μg/d。

（3）维生素 E　是机体重要的脂溶性抗氧化营养素，其在清除自由基和抗氧化方面的作用有利于老年人抗衰老。老年人维生素 E 的 RNI 为 14mg α－TE/d，与一般成年人的推荐量一致。当多不饱和脂肪酸摄入量增加时，应相应地增加维生素 E 的摄入量，以防止多不饱和脂肪酸氧化。维生素 E 的 UL 不应超过 700mg α－TE/d。

6. 水溶性维生素

（1）维生素 B_1　与成年人一致，男性为 1.4mg/d，女性为 1.2mg/d。

（2）维生素 B_2　与成年人相当，由于维生素 B_2 对维持老年人抗氧化功能的重要性，维生素 B_2 的 RNI 仍与成年人一致，男性为 1.4mg/d，女性为 1.2mg/d。

（3）维生素 C　老年人应保持足够的维生素 C 的摄入，其 RNI 与成年人一致，男性与女性均为 100mg/d。此外，研究证据显示，维生素 C 具有预防慢性病的作用，而老年人又是这类疾病的高危人群，因此，应增加维生素 C 的摄入量，老年人预防非传染性慢性病的维生素 C 建议量为 200mg/d。

（4）维生素 B_{12} 和叶酸　与成年人一致，维生素 B_{12} 的 RNI 为 2.4μg/d，叶酸为 400μg 膳食叶酸当量（μg DFE）/d。

（5）胆碱　不仅是机体重要的甲基供体，还是磷脂酰胆碱和乙酰胆碱的重要组成部分，充足的胆碱有利于老年人的肝脏脂肪代谢和认知功能。胆碱除了膳食来源，也有内源性合成。我国老年人胆碱的 RNI 仍采用一般成年人的推荐量，男性为 500mg/d，女性为 400mg/d。

7. 矿物质

（1）钙　老年人对钙的吸收利用能力下降，钙的吸收率一般在 20% 左右，50 岁以上人群钙平衡试验显示，当钙摄入量达到 750mg/d 时可以达到钙平衡，摄入量达 800～1000mg/d，再额外补充钙对骨折的干预效应很小，提示 800～1000mg/d 钙摄入量能满足中老年人群维持骨健康的需要。中国居民 DRI 推荐老年人钙的 RNI 为 1000mg/d，比成年人多 200mg。

（2）钠 钠摄入过多与老年人的心血管疾病、脑卒中有关，钠与腌制食品摄入过多引起的胃肠道肿瘤有关，因此 65 岁以上的老年人钠的 PI－NCD 为 1900mg（相当于 4.5g NaCl），更低的钠摄入量（低于 1200mg）也会增加心血管疾病及全死因的风险。

（3）铁 60 岁以上男性铁的 RNI 与成年人一致，为 12mg/d。老年女性由于绝经后不再从月经丢失铁，因此，老年女性铁的 RNI 与老年男性相同。

8. 水和其他膳食成分

（1）水 老年人肾功能减退，液体平衡恢复较慢，对失水与脱水的反应会迟钝于其他年龄组人群。并且老年人身体对缺水的耐受性下降，在环境温度和湿度升高的情况下，水分摄入不足的风险增加，老年人对水分的需求不低于中青年人，因此，老年人每日摄水量应达到 1500～1700ml 为宜，首选温热的白开水。

（2）膳食纤维 2013 年，我国首次在 DRI 中制订了 18 岁以上成年人膳食纤维的适宜摄入量为 25g/d，鼓励老年人每天都有一定的全谷类食物摄入，以达到膳食纤维的摄入量。

（3）植物化学物 是除了营养素之外，天然存在于蔬菜、水果和坚果等植物性食物中的有益成分，包括黄酮类、多酚类、有机酸类、生物碱以及含氮和含硫的化合物，它们有广泛的生物学作用，主要表现在抗氧化作用、抗炎作用、调节免疫功能、降血脂、抗凝以及激素样作用，对调节老年人生理功能、预防老年相关疾病以及维持老年人的健康发挥重要作用。我国 DRI 中制订了成年人中植物甾醇、番茄红素、叶黄素、原花青素、大豆异黄酮、花色苷、氨基葡萄糖以及姜黄素等的特定建议值，鼓励老年人每天摄入充足的新鲜蔬菜和水果，以保障植物化学物的摄入。

（四）一般老年人膳食原则

1. 食物品种丰富，动物性食物充足，常吃大豆制品 老年人应充分认识食物品种丰富的重要性，保障供应，不断丰富老年人的餐食。

人体对动物性食物中蛋白质和微量营养素的吸收利用率高。但有不少老年人由于担心动物性食物中含有较多的饱和脂肪酸和胆固醇会增加慢性病的发生风险，很少甚至拒绝食用动物性食物，结果导致贫血、低体重、肌肉过快丢失进而造成抵抗力降低、衰弱等问题。建议老年人群合理选择并摄入充足的动物性食物。此外，大豆及其制品富含优质蛋白质、脂肪及其他有益成分，建议老年人保持食用大豆制品的饮食习惯。

2. 鼓励共同进餐，保持良好食欲，享受食物美味 目前我国空巢、独居的老年人数量不断增加，社会交往渠道受限，社交空间被压缩。制备食物、共同进餐能调节心情、给人愉悦；建议老年人积极主动参与食物采购和制作活动，与家人、亲朋好友一起进餐。采取措施鼓励老年人积极参加群体活动，保持进食的欲望，愉悦地享受晚年生活。

3. 积极户外活动，延缓肌肉衰减，保持适宜体重 积极进行各种形式的身体活动同样有利于老年人的健康。特别是户外活动，有利于呼吸新鲜空气，接受阳光照射，促进体内维生素 D 合成，延缓肌肉衰减的发生与发展。应努力维持老年人体重在稳定范围内，不应过度苛求减重。需要关注老年人的体重变化，定期测量；用体质指数评判，适宜范围在 20.0～26.9kg/m^2。

4. 定期健康体检，测评营养状况，预防营养缺乏 老年人体重过高或过低都会影响健康，老年人应定期到正规的医疗机构进行体检，做营养状况测评，并以此为依据，合理选择食物、预防营养缺乏，主动健康，快乐生活。

二、高龄老年人膳食原则

高龄老年人常指 80 岁及以上的老年人。多数高龄老年人身体各个系统功能显著衰退，常患多种慢性病，生活自理能力和心理调节能力显著下降，营养不良发生率高，需要他人照护，在营养方面有更加多样、复杂的要求，需要专业、精细、个体化的膳食指导。

1. 食物多样，鼓励多种方式进食　根据具体情况，采取多种措施鼓励进食，减少不必要的食物限制。鼓励老年人和家人一起进食、力所能及地参与食物制作，融入家庭活动，有助于增进食欲和进食量。对空巢和独居老年人强调营造良好的社会交往氛围，集体进餐改善心理状态，保持乐观情绪。对于不能自己进食的老年人，陪护人员应辅助老年人进餐，注意观察老年人进食状况和用餐安全，预防和减少误吸的发生。老年人一般喜欢吃热的食物，餐食要保证温度，尽量选用保温性能良好的餐具。

2. 选择质地细软，能量和营养素密度高的食物　高龄、衰弱老年人往往存在进食受限，味觉、嗅觉、消化吸收能力降低，营养摄入不足。因此需要能量和营养密度高、品种多样的食物，精细烹制，口感丰富美味，食物质地细软，适应老年人的咀嚼、吞咽能力。

3. 多吃鱼禽肉蛋奶和豆，适量蔬菜配水果　高龄老年人由于消化吸收及营养物质利用能力下降，应多吃鱼、畜禽肉、蛋类、奶制品及大豆类等营养价值和生物利用率高的食物，同时配以适量的蔬菜和水果。

4. 关注体重丢失，定期营养筛查评估，预防营养不良　体重丢失是营养不良和老年人健康状况恶化的征兆信号，增加患病、衰弱和失能的风险。老年人要经常监测体重，对于体重过轻（BMI＜20kg/m²）或近期体重明显下降的老年人，应进行医学营养评估，及早查明原因，从膳食上采取措施进行干预。

5. 适时合理补充营养，提高生活质量　如膳食摄入不足目标量的 80%，应在医生和临床营养师指导下，适时合理补充营养，如特医食品、强化食品和营养素补充剂，以改善营养状况，提高生活质量。

6. 坚持健身与益智活动，促进身心健康　高龄、衰弱老年人需要坚持身体和益智活动，动则有益，维护身心健康，延缓身体功能的衰退。高龄老年人身体活动原则：①少坐多动，动则有益，坐立优于卧床，行走优于静坐；②建议每周活动时间不少于 150 分钟，形式因人而异；③活动量和时间缓慢增加，做好热身和活动后的恢复，活动过程中要注意安全；④强调平衡训练、需氧和抗阻活动有机结合，高龄老年人可先进行平衡训练和抗阻活动；⑤卧床老年人以抗阻活动为主，防止和减少肌肉萎缩；⑥坚持脑力活动，如阅读、下棋、弹琴、玩游戏等，延缓认知功能衰退。

三、中国老年人食物摄入量

老年人食物摄入量是否合适，主要根据体重是否适宜来判定。在一般情况下，如果老年人每日食物量除液体外（水、奶、饮料等），能达到 800g，基本属于充足。具体来说，除每日饮奶 300g 外，老年人每日谷类摄入量为 200～250g（其中粗杂粮 50～150g，薯类 50～75g），蔬菜 300～450g，水果 200～300g，大豆 15g，畜禽肉 40～50g，水产 40～50g，蛋 40～50g。每天烹调油 20～25g，食盐不超过 5g 为宜。

目标检测

答案解析

一、选择题

（一）单选题

1. 我国营养学会建议，乳母每日膳食能量摄入量在非孕妇女的基础上增加（　　）

A. 200kcal　　　　　　　　　　B. 300kcal　　　　　　　　　　C. 400kcal

D. 500kcal　　　　　　　　E. 600kcal

2. 中国营养学会推荐妊娠期妇女膳食钙 RNI 在非孕妇女基础上，孕中期增加（　　）

  A. 100 mg/d　　　　　　B. 200mg/d　　　　　　C. 300mg/d

  D. 400mg/d　　　　　　E. 500mg/d

3. 老年人脂肪供能应占膳食总能量的（　　）

  A. 10%～20%　　　　　B. 20%～25%　　　　　C. 20%～30%

  D. 10%～30%　　　　　E. 25%～35%

4. 符合老年人营养需要的是（　　）

  A. 总能量摄入量应增加　　B. 摄入尽量多的动物蛋白质　　C. 脂肪摄入不宜过多

  D. 减少膳食纤维的摄入　　E. 碳水化合物供能比低于50%

5. 为适合婴儿消化系统的特点，避免食品过敏，婴儿首先添加的辅食种类应为（　　）

  A. 蛋类　　　　　　　　B. 谷类　　　　　　　　C. 豆类

  D. 肉类　　　　　　　　E. 奶类

6. 婴儿应在（　　）开始添加含铁丰富的食物

  A. 2～4 周　　　　　　　B. 3～4 个月　　　　　　C. 4～6 个月

  D. 6～8 个月　　　　　　E. 8～10 个月

（二）多选题

7. 学龄儿童膳食指南的内容包括（　　）

  A. 保证吃好早餐　　　　B. 主动参与食物选择和制作　　C. 每天饮奶

  D. 定期监测体格发育　　E. 重视户外活动

8. 儿童、青少年不吃早餐的危害有（　　）

  A. 影响生长发育　　　　B. 影响学习成绩和学习能力　　C. 体重减轻

  D. 可能导致肥胖　　　　E. 可诱发胃炎、胆结石

二、思考题

妊娠期营养不良对胎儿的生长发育有何影响？

（陆基伟　赵　琼）

书网融合……

本章小结

第六章　医院常用膳食与营养支持

学习目标

1. 通过本章学习，重点把握医院常用膳食的种类、适用范围与膳食原则，明确住院患者膳食禁忌；肠内营养与肠外营养的制剂类型；肠内营养与肠外营养的适应证与常见并发症。

2. 学会运用所学知识，开展对住院患者的营养膳食指导，开展肠内与肠外营养支持患者的护理，预防并发症；具有关爱患者、护佑健康的医者仁心。

医院膳食是通过合理的食物调配、科学的加工烹调、适宜的膳食制度为住院患者制定符合其人体基本营养需要和疾病治疗需要的膳食。膳食治疗能够给患者提供合理的营养，满足其能量和各种营养素的需要，提高机体免疫力和抵抗力，有利于某些疾病的诊断、治疗、预防和康复。

营养支持是在不能正常进食的情况下，通过消化道或静脉将特殊制备的营养物质输送到患者体内的营养治疗方法。主要用于临床昏迷、吞咽障碍等不能进食、进食不足患者保持良好营养状况，具有提高免疫力，纠正异常代谢状态，促进患者康复的作用。营养支持包括肠内营养支持和肠外营养支持，应根据患者的实际病情需要选择合适的营养支持方式。

》情境导入

情境描述　患者，男，58岁，因腹痛2天急诊入院。患者胸闷，腹胀，全腹有压痛、反跳痛，以左上腹部明显。呼吸急促（28次/分），心率131次/分，血氧饱和度92%，血压155/95mmHg。B超示：胆囊结石，急性胆囊炎，胰头水肿，周围渗出明显。患者既往有肥胖、高血压史。

讨论　1. 患者应实施何种营养支持？
　　　　2. 该营养支持的可能并发症有哪些？

第一节　医院膳食种类

PPT

医院膳食不仅应满足住院患者的营养需要，同时也是一些疾病协助诊断和治疗的基本手段。膳食治疗是现代综合治疗中不可缺少的重要组成部分。医院膳食根据作用不同，分为常规膳食、治疗膳食和试验膳食3类。

一、常规膳食

常规膳食即医院常规饮食，是根据不同病情将各类食物通过调整数量与比例和改变烹调制作方法而设计制备的一类膳食，包括普通膳食、软食、半流质和流质膳食四类，是医院一切饮食的基本形式。

（一）普通膳食

普通膳食简称普食，是一种平衡膳食，总能量、蛋白质、矿物质、维生素和水等营养素充分供给，不使患者住院期间因饮食配制不当而导致体重减轻。

1. 适用对象　适用于体温正常，咀嚼能力和消化功能无障碍，治疗上无特殊膳食要求及不需要膳食限制的患者及产妇。

2. 膳食原则

（1）平衡膳食，应含有人体所需要的各种营养素，能量的供给应满足患者需要，通常普食每日能量宜供给 9.24~10.88MJ（2200~2600kcal）；蛋白质应占总能量的 12%~14%，每日为 70~90g，其中优质蛋白应占 40% 以上；脂肪应占总能量的 20%~25%，每日为 60~70g；碳水化合物应占总能量的 55%~65%，每日约为 450g；保证充足的矿物质、维生素和水的摄入。

（2）食物品种应多样化，易于消化吸收，避免采用油煎、油炸等烹调方法和添加过量刺激性强的调味品，如辣椒、芥末、胡椒等。

（3）加强膳食的科学调配与烹调，食物色香、味美，以增进患者的食欲。

（4）能量分配适当，全天食物分配为三餐，能量分配为早餐 25%~30%，中餐 40%，晚餐 30%~35%。

（二）软食

软食是比普通膳食更容易咀嚼和消化的膳食，是半流质与普通膳食之间的过渡膳食。

1. 适用对象　适用于低热、消化不良、咀嚼功能不佳而需要进食质地柔软、少渣食物的患者，恢复期患者，老年人及幼儿，也可作为术后患者的过渡饮食。

2. 膳食原则

（1）平衡膳食，要求与普通膳食基本相同，总能量略低于普通膳食，为 9.24~10.04MJ（2200~2400kcal）；蛋白质、脂肪按正常需要供给，主食不限量。

（2）食物应细软、容易咀嚼和易消化吸收，选用含植物纤维和肌肉纤维的食物应充分切碎、煮烂。

（3）主食应质软，可选用馒头、软米饭、包子、饺子、馄饨等，少选用含粗膳食纤维和较硬肌肉纤维的食物，肉类多选用鱼、虾、动物肝脏等。

（4）食物在切碎、煮烂过程中损失较多的维生素和矿物质，应注意补充足量的维生素和矿物质，故应补充菜汁、果汁等饮料或食品。

（5）每日可安排四餐，除主食三餐外，另加一餐牛奶、鸡蛋。

（6）禁用煎炸的食物、坚果、含纤维多的蔬菜和刺激性强的调味品。

（三）半流质膳食

半流质膳食是介于软食和流质膳食之间的过渡性膳食。外观呈半流体状态，比软食更易于消化吸收。

1. 适用对象　适用于高热、身体虚弱、患有较严重的消化道疾病和（或）口腔疾病的患者，咀嚼和吞咽困难患者，手术后患者及刚分娩的产妇等。

2. 膳食原则

（1）营养素要适量，全天总能量 6.28~7.53MJ（1500~1800kcal），能量过高对于手术后和体弱高热患者不易接受；蛋白质按正常量供给，注意补充维生素和矿物质。

（2）少量多餐，每隔 2~3 小时 1 餐，每天 5~6 餐。

（3）食物呈半流体状态，易咀嚼吞咽，易消化吸收。主食可选用大米粥、小米粥、面片、面包、蛋糕等；肉类可选瘦嫩猪肉制成肉泥、余小丸子、小蛋饺等，还可选择虾仁、余鱼丸、碎肝片等；蛋类除油煎蛋以外，其他如蒸蛋羹、煮蛋等均可；乳类及其制品均可食用；豆类宜制成豆浆、豆腐、豆腐脑等；蔬菜和水果可选用菜汁、果汁，也可将少量切碎的菜叶加入饭或汤内。

（4）禁用含油脂较多，含粗纤维或较硬不易消化食物及辛辣调味品等。

（四）流质膳食

流质膳食是极易消化，残渣很少，呈流体状态或在口腔中即能融化成液态的一类膳食。流质膳食属于不平衡膳食，所提供的能量、蛋白质和其他营养素均比较缺乏，不宜长期应用。医院中常用的流质膳食分为普通流质、清流质、浓流质、冷流质和不胀气流质五种。

1. 适用对象　适用于高热、极度衰弱、吞咽和咀嚼极度困难、严重消化道疾病和大手术前后患者，危重患者和昏迷患者等。

2. 膳食原则

（1）食物均为流体，易吞咽、易消化，避免用刺激性强的调味品。

（2）每日总能量 3.35～6.69MJ（800～1600kcal），清流质膳食能量最少，浓流质膳食最多，可达到 6.69MJ（1600kcal）。通常食用流质膳食者应同时辅以肠内营养或肠外营养，以补充能量和营养素的不足。

（3）少量多餐，每天 6～7 餐，每餐液体量 200～250ml，特殊情况根据医嘱而定。

（4）五种流质膳食　①普通流质膳食：可选用米汤、蛋花汤、豆浆、牛奶、菜汁、果汁等。如果病情允许可加入少量易消化的脂肪，如黄油、奶油、芝麻油、花生油等，以补充机体能量的不足。②清流质膳食：可选用无渣、不产气的液体食物制作。如过箩排骨汤、牛肉汤、过箩米汤菜汤及稀薄藕粉等。禁用牛奶、豆浆及过甜的易产气食物。③浓流质膳食：口腔手术后吞咽困难的患者宜选用浓流质膳食。浓流质膳食常用吸管吸吮，以无渣较浓稠的液体为宜，如鸡蛋薄面糊、较稠的藕粉、牛奶、蛋花汤等。④冷流质膳食：咽喉部手术后 1～2 天的患者宜选用冷流质，可选用冰淇淋、冰糕、冷牛奶、冷米汤、冷藕粉等无刺激性的食物。⑤不胀气流质膳食：腹部手术后的患者宜选用不胀气流质，忌用蔗糖、牛奶、豆浆等易产气食物，其他同普通流质膳食。

二、治疗膳食

治疗膳食是在常规饮食的基础上，根据患者疾病治疗的需要，调整膳食营养成分，达到治疗疾病、促进康复的目的。治疗膳食的基本原则是以平衡膳食为基础，在允许的范围内，除了必须限制的营养素之外，其他均应合理供给。

（一）高能量膳食

由于疾病使患者基础代谢增高、机体组织修复或体力消耗增加，导致机体能量消耗增加，对能量的需要大幅度升高，必须从饮食中补充。高能量膳食能够迅速补充机体能量，改善患者营养不良，满足疾病状态下高代谢需要。

1. 适用对象　适用于代谢亢进或体力消耗明显增加者，如甲状腺功能亢进症、肿瘤、严重烧伤或创伤、高热患者以及运动员、重体力劳动者。

2. 膳食原则

（1）平衡膳食，膳食中应有足够的碳水化合物、蛋白质、脂肪，同时也需要相应增加矿物质和维生素的供给量，尤其是与能量代谢密切相关的 B 族维生素。

（2）增加主食供给，通过增加主食量和调整膳食内容来增加能量供给。增加膳食摄入量应循序渐进，少量多餐，避免胃肠功能紊乱。根据不同病情对能量的需要量调整供给量，通常患者以每天增加 1.25MJ（300kcal）左右为宜，而成年烧伤患者每天约需 16.80MJ（4000kcal）能量，远高于正常人的推荐供给量。

（3）适当增加餐次，除了正餐外，可分别在上午、中午或晚上加餐点心 2～3 次，视患者喜好和病情需要选择点心的种类。

（4）一般食盐摄入量少于 6g/d，以防患者体重减轻，出现水、钠潴留。

（二）高蛋白质膳食

高蛋白质膳食是指蛋白质供给量高于正常饮食的一种膳食。一般用于因疾病导致蛋白质消耗增加或机体处于疾病康复期需要补充更多的蛋白质用于组织的再生、修复等，需要在原有膳食的基础上额外增加蛋白质的供给。

1. 适用对象　适用于消瘦、营养不良、烧伤、创伤恢复期、手术前后的患者以及慢性消耗性疾病患者，如贫血、结核病、肿瘤等。孕妇、乳母和生长发育期儿童也需要高蛋白质膳食。

2. 膳食原则

（1）增加膳食中蛋白质的供给，每日摄入量可按 1.5～2.0g/kg，成人每日摄入量为 100～200g。其中蛋、奶、鱼、肉类等优质蛋白质摄入量占总蛋白质的 1/2～2/3。

（2）对于食欲欠佳患者，可采用含蛋白质 40%～90% 的高蛋白配方制剂，如酪蛋白或大豆分离蛋白制品等。

（3）适当增加碳水化合物的摄入，以保证蛋白质的充分利用，每日碳水化合物摄入量以 400～500g 为宜。脂肪摄入宜适量，每日 60～80g，防止高血脂。控制每日总能量摄入量约为 12.54MJ（3000kcal）。

（4）多选用优质蛋白含量高的食物，如瘦肉、蛋类、奶类、鱼类及其制品，以及碳水化合物含量高的食物，如谷类、薯类等，同时选择适量新鲜蔬菜和水果。

（三）低能量膳食

低能量膳食是指提供的能量低于正常需要量，目的是减少体内脂肪储存，降低体重，或减轻机体能量代谢负担的一种膳食。

1. 适用对象　超重或单纯性肥胖者；体重过高的糖尿病、高血压、高脂血症、冠心病患者等为了控制病情，减少机体代谢负担。

2. 膳食原则

（1）限制膳食总能量。限制每日总能量供给在 4.2～6.3MJ（1000～1500kcal），减少能量的供给要注意逐步地减少，以防体脂消耗过快，引发酮症酸中毒。

（2）补充足量蛋白质。由于限制总能量的摄入，膳食中蛋白质功能比例应相应提高，至少占总能量的 15%～20%，每日蛋白质供应不少于 1g/kg，其中优质蛋白应不低于 50%，以减少机体组织的分解。

（3）减少碳水化合物和脂肪的摄入。限制总能量的供给又保证蛋白质的摄入量，必须相应减少碳水化合物和脂肪的供给量。碳水化合物应占总能量 50% 左右，每天为 100～200g。限制脂肪的摄入，特别是限制动物性脂肪、胆固醇的摄入，膳食脂肪占总能量的 20% 左右。

（4）补充足量的矿物质和维生素。由于进食量减少，患者易出现矿物质和维生素供给不足，应在膳食中补充足量的矿物质和维生素，必要时可用制剂进行补充。

（5）增加膳食纤维摄入量。选择富含膳食纤维、体积较大、能量较低的薯类、蔬菜和水果等，以增加患者的饱腹感。

（6）适当减少食盐的摄入量。患者体重减轻后可能会出现水钠潴留，应适当减少食盐的摄入，保持清淡饮食。

（四）低蛋白质膳食

低蛋白膳食是指通过控制膳食中的蛋白质含量，以减少含氮类代谢产物，减轻肝、肾负担。在控制蛋白质摄入量的前提下，提供充足的能量、优质蛋白质和其他营养素，以改善患者的营养状况。

1. 适用对象 适用于肾脏疾病，如急性肾炎、急（慢）性肾衰竭、尿毒症及肝功能衰竭等患者。

2. 膳食原则

（1）每日膳食中的能量供应充足，碳水化合物供能占比不低于55%，鼓励患者多食用碳水化合物含量较高的食物，如红薯、土豆、芋头等。

（2）调整蛋白质摄入量，每日膳食摄入蛋白质总量一般建议20～40g。

（3）选用优质蛋白质如蛋、奶、鱼及瘦肉类，提高蛋白质生物利用率，避免负氮平衡。肝功能衰竭患者应选用高支链氨基酸、低芳香族氨基酸的豆类蛋白为主的食物，减少肉类蛋白质的摄入。

（4）维生素和矿物质应充分供给，每日应保证500g蔬菜和200g水果的供给。

（5）适当增加膳食纤维的摄入量，以减少氨类代谢废物的吸收，增加排出。

（五）低脂膳食

低脂膳食是指控制膳食中脂肪的摄入总量和饱和脂肪酸摄入量，以改善脂肪代谢和吸收不良而引起的各种疾病。根据脂肪限制程度分为严格限制、中度限制和轻度限制三类。

1. 适用对象 适用于肥胖、高脂血症、冠心病和脂肪肝等；肝硬化、肝炎、胆囊疾病和胰腺炎等；脂肪消化吸收不良（肠黏膜疾病、胃切除、短肠综合征等）等患者。

2. 膳食原则

（1）限制膳食脂肪含量，其中严格限制脂肪膳食，脂肪总量≤20g/d，膳食脂肪供能不超过总能量的10%；中度限制脂肪膳食，脂肪总量≤40g/d，膳食脂肪供能不超过总能量的20%；轻度限制脂肪膳食，脂肪总量≤50g/d，膳食脂肪供能不超过总能量的25%。

（2）合理选择烹调方法，除了选择含脂肪少的食物外，还应该减少烹调用油量。禁用油煎、炸或爆炒，宜选用蒸、煮、炖、煲、熬、烩、烤等食物。

（3）食物配置以清淡为主，除脂肪外，要注意其他营养素的平衡，可适当增加豆类及其制品、新鲜蔬菜和水果的摄入量。随着病情好转，脂肪摄入量应逐渐增加。

（六）低盐膳食

低盐膳食主要指限制膳食中钠的含量，以减轻由于水、电解质紊乱而出现的水钠潴留。

1. 适用对象 用于急、慢性肾小球肾炎，心力衰竭，肝硬化腹水，水肿，先兆子痫等患者。

2. 膳食原则

（1）严格限制食盐摄入。全日膳食食盐摄入量在2～4g或酱油10～20ml，忌用盐腌制加工的食物，如咸蛋、咸鱼、腊肠、酱菜等。

（2）根据具体病情调整每日膳食中的食盐供给量，如水肿明显者食盐供给量为1g/d，一般高血压患者为4g/d。

（3）改进烹调方法，在少用食盐和酱油的情况下，可选用糖、醋、胡椒粉等调味品调节口味，以增进患者食欲。

（七）少渣膳食

少渣膳食又称低纤维膳食，食物中膳食纤维含量少，可减少胃肠物理性刺激和损伤，易于消化，减慢肠蠕动，减少粪便量。少渣饮食不宜长期使用，待病情好转应及时调整。

1. 适用对象 适于消化管狭窄并伴有梗阻风险者（食管或肠狭窄、肠憩室病、食管静脉曲张等）；急（慢）性肠炎、腹泻、伤寒、痢疾、肠肿瘤等患者；全流质饮食或软食与正常饮食间的过渡饮食。

2. 膳食原则

（1）限制膳食纤维的摄入。尽可能选用不含纤维或含纤维少的原料，如嫩瘦肉、嫩叶蔬菜；根茎类和瓜茄类烹调前应去皮。主食不用各种粗杂粮，宜选用精制面粉、白米等细粮。

（2）选择适当的烹调方法，食物均需切细、剁碎、软制成泥或汁；忌用强刺激性的调味品，少用含油脂高的食物。

（3）少量多餐，注意营养平衡。由于食物选择的限制，营养素难以平衡，必要时可补充维生素和矿物质制剂。

（八）低嘌呤膳食

低嘌呤膳食是限制膳食中嘌呤含量的一种膳食，以减少食物来源性嘌呤的摄入，降低血清尿酸含量，同时增加饮水，促进尿酸排泄，防止痛风发生。

1. 适用对象　高尿酸血症、痛风患者。

2. 膳食原则

（1）严格限制嘌呤摄入，一般限制嘌呤含量者可选用嘌呤含量低于 150mg/100g 的食物；中等限制嘌呤含量者可选用嘌呤含量为 25～150mg/100g 的食物；严格限制嘌呤者宜选用嘌呤含量低于 25mg/100g 的食物。

（2）控制热能摄入，每日摄入总能量比正常人减少 10%～20%，肥胖患者应使体重控制到理想体重，每日热能供给 20kcal，超重者 25kcal。

（3）适当限制蛋白质摄入，蛋白质摄入按 1.0g/（kg·d）供给，尽量选用含核蛋白少的鸡蛋、牛奶、干酪、动物血等动物蛋白。

（4）限制脂肪摄入，每日脂肪摄入量不超过 50g，占总热能的 20%～25%，有助于减轻体重，促进尿酸排泄。

（5）合理供给碳水化合物，碳水化合物具有抗生酮作用，并可增加尿酸的排出，每日碳水化合物供给量可占总能量的 60%～65%。多吃蔬菜及水果，以促进尿酸排泄。果糖可促进核酸的分解，增加尿酸生成，应减少含果糖较多的食物摄入，如蜂蜜等。

（6）保证足量饮水，建议每日饮水 2000～3000ml。

三、试验膳食

试验膳食是在短期内对受试者的膳食内容采取暂时或特殊的调整，限制或添加某种营养素，配合某些特殊功能检查，以达到辅助临床诊断的目的。试验膳食是临床膳食治疗的重要组成部分，对于临床诊断具有重要辅助作用。

（一）葡萄糖耐量试验膳食

1. 目的　对于糖尿病早期的患者，空腹血糖正常或稍高，但伴有葡萄糖耐量受损，常采用口服葡萄糖耐量试验（OGTT）协助诊断。

2. 方法　试验当天，空腹时给予受试者一定量的碳水化合物，一般用葡萄糖 75g 溶于 200ml 水中冲服，分别测定空腹和服用后 30 分钟、60 分钟、90 分钟和 120 分钟的血糖，绘制葡萄糖耐量曲线，观察摄入葡萄糖以后血糖上升和下降的变化，评估葡萄糖耐量是否正常。

3. 膳食原则

（1）受试者试验前 3 天须摄入足够的碳水化合物，每日进食碳水化合物不少于 250～300g。

（2）试验前一天晚餐后禁食 10~12 小时。

（3）试验时选用 75g 葡萄糖 +200ml 温开水，或特质馒头（100g）1 个 +200ml 温开水。

（二）胆囊造影试验膳食

1. 目的　胆囊造影试验膳食是为了配合胆囊造影术的一种膳食。口服的碘剂在小肠内吸收后经门静脉到肝，随胆汁排出。在正常情况下碘剂 8~12 小时进入胆囊后浓缩。从 X 线片可了解胆囊形态、胆囊功能及有无结石阴影等。

2. 方法　试验周期 2 天。造影前 1 天午餐进食高脂肪膳食，使胆汁排空。造影前 1 天晚餐，进食无脂肪的纯碳水化合物类膳食，除主食外，不加任何含脂肪及蛋白质的食物，目的是减少胆汁分泌，使胆汁能潴留在胆囊内。造影前 1 天晚 8：00 口服碘造影剂，服药后禁止饮水，禁食一切食物。试验日早晨肥皂水灌肠排便排气；禁食早餐，拍片观察胆囊显影和收缩情况。摄片后立即进食高脂肪膳食，于餐后 15~30 分钟拍片观察胆管。1 小时后再次拍片观察胆囊收缩。

3. 膳食原则

（1）纯碳水化合物少渣膳食，如大米粥、红枣粥、藕粉、面包、米饭、馒头等，避免食用导致胃胀气食物及粗纤维多的食物。

（2）高脂肪膳食，膳食中脂肪含量不少于 50g，促进胆囊收缩。最好的食物是牛奶、鸡蛋、肥肉、乳酪等，目前常用油煎鸡蛋 2 个，其中烹调油 50g。

（三）肌酐试验膳食

1. 目的　肌酐试验膳食是为了配合检查内生肌酐清除率的一种膳食。肌酐是体内蛋白质代谢的终产物，随尿液经肾脏排出。内生肌酐是由肌肉肌酸衍化而来的，在血浆中稳定存在，主要通过肾小球滤过方式排出体外，但不受肾小管重吸收的影响，因此其清除率能有效反映肾小球滤过功能。

2. 方法　试验周期 3 天，前 2 天为试验准备期，最后 1 天为试验期，全程采用无肌酐膳食。试验期间留置 24 小时尿液进行检测，第 3 天早晨空腹抽血 5~7ml，检查血浆肌酐含量做对照。

3. 膳食原则

（1）低蛋白膳食，全天蛋白质供给量不超过 40g，在限制蛋白质总量范围内，可食用牛奶、鸡蛋、豆类及其制品。

（2）限制主食用量，全天主食用量不超过 300g。

（3）禁食肉类、鱼类等食物，因为肉类可产生肌酸，影响试验结果。

（4）可多食蔬菜，增加饱腹感。

（四）尿浓缩试验膳食

1. 目的　尿浓缩试验膳食又称干膳食，主要评价肾脏远曲小管及集合小管对尿液的浓缩功能。正常人在适量饮水量情况下，由于肾脏有重吸收能力，各种代谢物能在较少的尿中排出，故比重较高。当肾功能受到损害时，尿浓缩功能受损，尿量增加，尿液比重降低。

2. 方法　试验周期 1 天，自试验当天早晨 7：00 开始至晚 7：00 止，12 小时内严格限制水的摄入。收集 12 小时内的尿液，计算尿量，检测尿比重。

3. 膳食原则

（1）严格控制水的摄入，全天膳食中水分总量控制在 500~600ml。可食用米饭、馒头、油条、面包、炒鸡蛋等尽量不加水或少加水的食物。

（2）蛋白质按正常量供给，不宜过多或过少，否则会影响尿比重。

（3）避免食用过甜或过咸的食物，以免引起口渴。

（五）莫氏试验膳食

1. 目的 莫氏试验膳食是为了配合诊断早期肾功能减退的一种试验膳食。在正常饮食中给予一定量的水分，观察尿液量及比重变化，评价肾脏功能是否减退。

2. 方法 试验周期1天，白天自8：00开始至20：00止，每隔2小时收集尿液标本1次。夜间自20：00时开始至次日8：00止，尿液合并收集为1个标本。

3. 膳食原则

（1）试验当天三餐如常，但每餐膳食含水量须在500~600ml。

（2）24小时内，除三餐外不得进食其他食物。

（六）隐血试验膳食

1. 目的 粪便中混有少量出血时，常不易被肉眼发现，或显微镜下也难以检出，称为隐血，多由消化道出血所致。隐血试验膳食是为了配合检验粪便中是否有隐血，以诊断胃肠道有无出血的一种膳食。

2. 方法 试验周期一般为3天，前2天为预备期，第3天开始检查粪便中有无隐血。隐血试验是检测粪便中含有少量血液的一种化学方法。血红蛋白中的铁色素能产生类似过氧化酶的作用，催化试剂中的过氧化氢分解而释放出氧，氧化试剂中的联苯胺而呈蓝绿色，可根据蓝色深浅来判断隐血含量。

3. 膳食原则

（1）禁止食用动物血制品、肉类、动物肝脏、深绿色蔬菜及其他含铁丰富的食物。

（2）可以食用牛奶、鸡蛋清、豆腐、豆腐干和白萝卜、冬瓜等白色蔬菜。

（3）还原酚酞法比联苯胺法检测隐血更敏感，同样忌用动物血、肝脏等，但可用适量的瘦肉（≤100g）及绿色蔬菜（沸水煮10分钟）。

（七）甲状腺吸碘试验膳食

1. 目的 甲状腺吸碘试验膳食是为了配合诊断甲状腺功能亢进的一种膳食。测定甲状腺对^{131}I的吸收速度、聚集能力、排出速度等，以了解甲状腺功能是否正常。

2. 方法 试验周期2周。忌食含碘食物以及其他影响甲状腺功能的药物和食物，使体内避免储存过多碘。甲状腺吸碘试验检查时成人空腹口服^{131}I溶液或胶囊，服用后继续禁食1小时。口服^{131}I溶液或胶囊后2小时、24小时，测定甲状腺部位^{131}I放射性计数，绘制摄取曲线。

3. 膳食原则 试验前2周内禁用海产食物，如海鱼、海虾、海参、紫菜、海带、海蜇等，以及含碘药物。

第二节　肠内营养支持

PPT

　　肠内营养支持是指具有胃肠道消化吸收功能的患者，因机体病理、生理改变或治疗的特殊需要，需利用口服或管饲摄入不需消化或只需化学性消化的营养制剂，以满足机体代谢需要的营养支持疗法。肠内营养多用于不能经口进食或有消化吸收障碍的患者，在消化道尚有部分功能时可取得与肠外营养相同的效果，且较符合生理状态。由于膳食的机械性刺激与消化酶的化学性刺激可加速胃肠道功能与形态的恢复，避免消化道黏膜失用性萎缩，所以与肠外营养支持相比，只要胃肠功能允许，应尽量采用肠内营养支持。

素质提升

肠道疾病治疗的中国"第一"

黎介寿，中国工程院院士，我国肠外瘘治疗的创始人。早在 1968 年，黎介寿就创造性地提出"肠营养支持"疗法。1971 年，在中国首次将全肠外营养支持应用于临床。1994 年，黎介寿成功为一位短肠综合征患者成功移植了 250cm 的异体小肠，打破了亚洲小肠"零"移植的记录，使我国器官移植达到国际先进水平，该成果被列入 1994 年"中国医药科技十大新闻"之一，并获得军队科技进步一等奖。2001 年 01 月，他填补了亚洲在肝肠联合移植领域的空白，2010 年，他带领团队完成首台手术机器人胆囊切除术。在"九曲回肠"的世界里，黎介寿创造了一个又一个"亚洲第一""世界第一"。

一、常用肠内营养制剂

肠内营养膳食应是营养素齐全、配比合理、残渣极少、易消化或不需消化、化学成分明确、使用方便的肠内营养制剂。根据组成成分主要分为要素膳、非要素膳、组件膳和特殊营养膳食四类。

（一）要素膳

要素膳也称单体膳，由营养素单体组成，是一种营养素齐全、化学组成明确，不需要消化即可被肠道吸收的无渣液体营养液。通常其氮源为氨基酸或游离氨基酸和短肽，碳水化合物为葡萄糖、蔗糖或糊精，脂肪来源为植物油，矿物质和维生素按照治疗需要添加。溶液渗透压为 400～700mOsm/kg，残渣较少，刺激性小，化学成分明确，很少需要消化，可被肠道直接吸收利用。由于要素膳不含乳糖，适用于乳糖不耐受者。因其中含有氨基酸或短肽，适口性较差，所以适合管饲，口服制剂需要加入调味剂改善口感。常用于消化功能丧失的患者。

（二）非要素膳

非要素膳的主要成分是天然食物如牛奶、豆浆、蛋类、鱼类、肉类和蔬菜水果等经粉碎匀浆混合制成的营养液。非要素膳中的蛋白是以整蛋白为氮源（如牛奶），有膳食纤维。特点是接近等渗，口感较好，使用方便，耐受性较强，但由于营养素难以准确计算，不能够完全保证患者所需的全部营养素。包括含乳糖类和不含乳糖类两种。适用于胃肠功能较好患者的口服或管饲。

（三）组件膳

组件膳是一种不完全配方膳食，是以某种或某类营养素为主的肠内营养制剂。只能作为完全膳食的补充或强化，以弥补要素膳在适应个体差异方面的不足。临床常用蛋白质组件膳、脂肪组件膳、碳水化合物组件膳、维生素和矿物质组件膳。组件膳与要素膳的本质区别在于要素膳属于平衡膳食，而组件膳属于不平衡膳食。

（四）特殊营养膳食

根据某种疾病的特点和营养需要，为患者专门设计的肠内营养配方称为特殊营养膳食，也称为特殊肠内营养制剂，主要包括肝衰竭营养制剂、肾衰竭营养制剂、婴儿营养制剂、创伤营养制剂和先天性氨基酸代谢缺陷营养制剂。

二、肠内营养的输注途径

（一）口服营养

口服营养是指经口摄入食物或肠内营养制剂以获取营养的方法。口服营养是简便、有效、经济、安全的营养支持方式，且符合正常营养生理过程。适用于意识清醒，吞咽功能和消化功能正常，但有一定程度消化吸收障碍，或因疾病造成营养素缺乏，需进行营养治疗者。口服肠内营养制剂可为非等渗营养液，可加入调味剂处理后服用。口服剂量应能满足机体对营养素的需要，或纠正营养素的缺乏。但多数患者不能耐受口服肠内营养制剂的味道和高渗引起的腹泻，因此，口服营养仅作为营养补充的一种方式。

（二）管饲营养

管饲营养是指对于上消化道通过障碍的患者，经鼻－胃、鼻－十二指肠、鼻－空肠置管，或经食管、胃、空肠造口置管，输注营养制剂的营养支持方法。适用于各种原因导致的不能经口进食，或消化吸收功能严重受损，需要用管饲方法来维持营养需要的患者。凡是小肠具有吸收营养素功能者，有肠内营养适应证，但不能主动经口摄食，或经口摄食不足者，均可采用管饲营养。管饲营养适用范围广，营养治疗效果好，管理简单，费用低，已成为临床营养的重要方法。

肠内管饲营养根据是否有创口分为无创置管和有创置管两类，无创置管主要经鼻－胃、鼻－肠等途径放置导管，根据病情需要，导管远端可放置在胃、十二指肠或空肠中。有创置管根据造口位置分为经胃造口、经空肠造口等方式。

三、肠内营养的输注方式

（一）管饲营养的方法

根据营养管远端留置的位置，管饲营养可分为胃内营养和肠道内营养两种方法。

1. 胃内营养 主要包括口或鼻－胃置管、胃造瘘及食管造瘘等，适用于胃排空功能良好的患者。对于有严重呕吐、胃食管反流及胃排空障碍者禁用。

（1）适应证 胃肠道功能正常，短期内代谢需求增加，如短期应用的昏迷、炎性肠道疾病、肿瘤患者和早产儿等可采用经口或鼻胃管进行胃内营养。长期高代谢需求、长期应用的昏迷患者以及上消化道先天畸形（食管闭锁）患者可选择经胃造瘘进行胃内营养。头颈部肿瘤和上颌面部创伤或先天畸形患者也可选择经食管造瘘进行胃内营养。

（2）禁忌证 反复呕吐、胃反流、食管炎、食管狭窄、食管梗阻、胃溃疡、胃癌和胃淤积患者禁止进行胃内营养管饲。

2. 肠道内营养 主要包括鼻－十二指肠置管、鼻－空肠置管及空肠造瘘等，主要用于胃内喂养不佳的患者。

（1）适应证 不适宜采用胃内营养管饲或有吸入危险时，如早产儿、婴儿等，以及术后胃蠕动功能不良时可选用肠内营养进行管饲。

（2）禁忌证 远端肠道梗阻、小肠吸收不良和小肠运动障碍时不宜选用肠内营养进行管饲。

（二）管饲营养的输注方式

根据导管尖端的位置和胃肠道的承受能力，管饲营养可分为分次推注、分次滴注或连续滴注3种输注方式。

1. 分次推注 适用于导管尖端位于胃内及胃功能较好者，其优点是比较接近日常饮食习惯和生理状态。每次给予100~200ml，推注在5~15分钟完成。

2. 分次滴注 滴注在2~3小时完成，每次间隔2~3小时，视患者的耐受情况进行适当调整。

3. 连续滴注 适用于导管尖端位于十二指肠或空肠的患者。一般采用输液泵控制滴速，初速为20~50ml/h，适应后可逐步过渡到100ml/h。连续滴注可防止因容量和渗透作用所致的急性肠扩张和腹泻。

四、肠内营养的适应证与禁忌证

（一）适应证

能否实施肠内营养主要取决于小肠是否具有吸收功能，只要患者胃肠道功能允许而又可耐受，营养支持应首选肠内营养。肠内营养的适应证如下。

（1）无法经口摄食、摄食不足或有禁忌，如口腔和咽喉炎症或食管肿瘤术后、烧伤、化学性损伤等造成咀嚼困难或吞咽困难；大面积烧伤创伤、甲亢、艾滋病等导致的营养素需要量增加而摄食不足。

（2）胃肠道疾病，如短肠综合征、胃肠瘘、炎性和溃疡性肠炎、胃肠癌症、吸收不良综合征、小肠憩室炎、胰腺疾病、神经性厌食或胃瘫痪等。

（3）胃肠道外疾病，如术前和术后营养支持治疗、肿瘤化疗放疗的辅助治疗、肝肾衰竭、先天性氨基酸代谢缺陷病、抑郁症以及心血管疾病等。

（4）肠外营养向经口进食的过渡。长期肠外营养可导致胃肠结构与功能衰竭，常采用逐步增量的肠内营养过渡到经口进食。

（二）禁忌证

肠道梗阻是肠内营养的绝对禁忌证，其他不适宜使用肠内营养的情况包括如下。

（1）急、慢性胰腺炎急性发作期。

（2）严重应激状态、麻痹性肠梗阻、上消化系统出血、顽固性呕吐、严重腹泻或腹膜炎。

（3）小肠广泛切除4~6周内。

（4）严重吸收不良综合征及长期少食、衰弱的患者。

（5）缺乏足够小肠吸收面积的空肠瘘的患者。

（6）3个月龄内的婴儿。

（7）胃肠蠕动严重减慢和胃大部切除后易产生倾倒综合征的患者。

五、肠内营养护理

肠内营养是一种安全有效的营养支持方法，在实施肠内营养的过程中，应重视做好各个环节的护理工作，避免因护理不当造成不良反应及并发症。肠内口服营养的护理与常规护理基本一致，管饲营养的护理需要注意以下几点。

（一）心理护理

经管饲肠内营养插管的不适感往往使患者不易接受，甚至产生抵触情绪。因此，在管饲肠内营养开始前要做好患者的心理护理。应提前告知患者，使其有一定的心理适应准备时间；向患者详细说明拟采用的置管途径、应用的营养制剂种类，输注方式和可能出现的并发症；及时处理应用过程中出现的问题，提高患者的安全感；对于对长期应用肠内营养的患者，可向患者介绍具体应用方法，以便参与实施过程中。

（二）患者体位

经鼻胃管或胃造口途径进行肠内营养时，床头抬高30°或45°，患者半卧位，以免食物反流误吸造成吸入性肺炎。

（三）确认喂养管的位置及残留量

管饲胃内营养应先回抽胃内容物确定胃管，根据回抽液体量判断有无胃潴留。如胃内无内容物或管端在十二指肠或空肠，则需依靠X线片证实。胃内喂养开始阶段，每隔3~4小时检查胃残留物，其量应该小于 150ml。如残留过多，应该降低滴速或停止输注数小时。

（四）营养管固定

为防止营养管拖拉或移位，置入肠内营养管后要予以妥善固定。鼻胃管或鼻空肠管肠内营养时，在鼻及耳垂处用 3M 弹力绷带固定，做好鼻腔护理，避免鼻部压疮。对神志不清、剧烈呕吐和躁动不安的患者尤其应注意做好固定，避免意外拔管。

（五）记录

严格记录肠内营养制剂的名称、体积、浓度和输注速度。密切观察患者对肠内营养制剂的耐受情况：患者不能耐受的表现主要为上腹胀痛、饱胀感、恶心，严重者可出现呕吐和误吸。每天记录肠内营养进出量，可将肠内营养制剂与摄入水分分开记录。每日记录患者胃肠情况，有无呕吐、腹泻、便秘、腹胀、黑便等。每日收集 24 小时尿量，分析尿素氮，由营养师计算能量和蛋白质摄入量。在肠内营养每日输注量稳定后，可改为每周记录 1 次。

六、肠内营养并发症防治

（一）肠内营养并发症

1. 胃肠并发症　肠内营养多采用鼻饲或胃、空肠造口管输入肠内营养制剂，因此肠内营养最常见的胃肠并发症是腹泻、恶心或呕吐。肠内营养导致腹泻的原因主要有：营养制剂选择不当；营养液高渗且滴速过快；营养液温度过低；患者严重营养不良、低蛋白血症；乳糖酶缺乏而导致的乳糖不耐受；长期应用抗生素致肠炎、腹泻；胰腺疾病、胃部手术、肠道梗阻、回肠切除或广泛性肠炎的患者由于缺乏足够的脂肪酶，导致脂肪吸收不良，可发生腹泻。要素制剂因氨基酸和短肽多有异味，即使增加调味剂仍可能会导致患者恶心或呕吐。当肠内营养导致患者腹泻、恶心或呕吐、腹痛等消化系统反应时，应及时查找原因，采取措施使患者顺利适应肠内营养。

2. 代谢并发症　危重、年老患者由于不能适应营养液配方，可能会发生代谢并发症。最常见的代谢并发症是由于水补充不足和矿物质配比不合适而导致的水、电解质紊乱，营养液渗透压高而导致的高血糖，长期饮用含脂肪少的营养液导致的必需脂肪酸缺乏，配方中维生素 K 含量较低或缺乏导致的凝血酶原时间延长，生物素缺乏导致的皮炎、肌痛、厌食等。

3. 感染　由于营养液配制时未严格执行无菌操作可造成污染，配制后在室温放置时间过长也可致细菌繁殖，导致在输注时带入细菌；滴注容器或管道污染；幼儿和老年人、呼吸困难者、吞咽反应迟钝及昏迷患者由于胃排空不良、胃潴留导致胃液连同输入的营养液反流误吸入肺内而发生吸入性肺炎。

4. 置管并发症　经鼻置管长期放置可导致鼻翼部糜烂、咽喉部溃疡、声音嘶哑、鼻窦炎、中耳炎等并发症；经胃造口时胃与腹前壁固定不严密致胃内容物漏出，造成腹腔内感染；经空肠造口时常因造口周围固定不严密或肠道异常肠蠕动而导致造口管周围渗漏、梗阻等。

（二）肠内营养并发症的预防

1. 胃肠并发症的预防　不要同时增加输液速度和营养液浓度，可先增加输入速度，然后逐渐增加浓度这样可减少腹痛、腹泻及水、电解质紊乱的发生概率。间歇性管饲时，每次管饲前应检查是否存在胃潴留，如抽吸液达 150ml 以上应停止管饲。抽出的潴留液应缓慢注入胃内，减少胃液内有效成分及电解质丢失，同时调整输注速度，较适宜的输注速度是 20 ~ 30 分钟输入 400 ~ 600ml。

2. 代谢并发症的预防　通常情况下，肠内营养制剂渗透压不宜过高，能量密度应控制在 4. 18kJ/ml（1kcal/ml）左右，不宜过高。注意防止脱水，特别是婴幼儿应增加水的摄入，过高的蛋白质和电解质浓度可导致体液高渗。

3. 继发感染与置管并发症的预防　首先要保证管饲营养液的新鲜卫生，配制的营养液一般在 24 小时内输注完毕。管饲患者若不进食和饮水，舌、口、咽易发生炎症，应注意口腔卫生及护理。输注黏稠配方营养液或碾成粉状药物时，细孔径鼻饲管易堵塞，可每 2 小时注入 20ml 液体，冲去黏稠物以保持管道通畅。

第三节　肠外营养支持

PPT

肠外营养支持又称静脉营养，是指通过胃肠外（静脉）途径为人体提供基本营养素的营养支持疗法。肠外营养支持适用于不能或不能完全耐受肠道喂养，通过静脉完全或部分供给蛋白质、碳水化合物、脂肪、维生素和矿物质等满足机体代谢及生长发育需要。肠内可耐受时，应优先使用肠内营养支持。肠外营养支持通过中心静脉导管或周围静脉输入营养物质以满足患者的营养需要，有效改善并维持机体的营养状况，已成为危重患者抢救工作中不可缺少的重要组成部分。

一、常用肠外营养制剂

（一）葡萄糖制剂

碳水化合物中葡萄糖最符合人体生理要求，同时大脑、神经组织等只能以葡萄糖为能量物质，因此碳水化合物制剂以葡萄糖制剂最为常用。高浓度的葡萄糖是肠外营养的主要能量来源，成人葡萄糖每日供给量为 4~5g/kg，总量不宜超过 300g，占总能量的 50%~60%。由于葡萄糖溶液渗透压较高，高渗的葡萄糖对静脉血管壁刺激性较大，经周围静脉输注易引起血栓和静脉炎，只能经中心静脉输注。由于机体利用葡萄糖的能力有限，输入过多的葡萄糖可转化为脂肪，长期使用可导致脂肪肝。输入过快可发生高血糖、糖尿和高渗性脱水，因此应控制输入速度。

（二）脂肪制剂

脂肪制剂主要以大豆油和红花油为原料，经过卵磷脂乳化后以脂肪乳剂形式经静脉输入机体。脂肪制剂的渗透效应小，对血管内膜无刺激性，可以通过周围静脉输注，与高渗葡萄糖、电解质溶液同时输入可减少对血管壁的损伤。由于脂肪乳剂能量密度高，对于能量需求高的患者较为适宜。成人脂肪乳剂每日供给量 1~2g/kg，占总能量的 20%~30%，输入速度控制在每小时 0.5g/kg 以下为宜。目前临床常用的中长链脂肪酸脂肪乳剂，在长链脂肪酸脂肪乳剂中添加了中链脂肪酸，优点是氧化快速完全，很少引起脂肪浸润，对肝脏功能及胰岛素刺激小等特点；缺点是生酮作用强，不适用于肝硬化、糖尿病等患者。

（三）氨基酸制剂

氨基酸制剂是作为氮源用来供给人体合成蛋白质和其他生物活性物质的原料。良好的氨基酸制剂生物利用率高，利于蛋白质合成，维持正氮平衡；必需氨基酸、条件必需氨基酸和支链氨基酸之间的比例合理；同时副作用小，使用安全。肠外营养常用的氨基酸制剂是根据一定氨基酸模式配置的，主要是平衡型氨基酸溶液，每日提供的氨基酸为 0.15~0.2g/kg，占总能量的 15%~20%。根据某些疾病特点而设计的不平衡型氨基酸溶液，具有营养支持和治疗双重作用，例如用于肝性脑病或肝功能障碍患者使用的高支链、低芳香族氨基酸溶液，用于肾衰竭患者使用的以必需氨基酸为主的氨基酸溶液等。

（四）矿物质制剂

矿物质对于维持机体内环境稳定及新陈代谢具有重要的意义，维持机体微量元素平衡是长期肠外营养支持的重要环节。常用的矿物质制剂有氯化钠、碳酸氢钠、葡萄糖酸钙、氯化钾和硫酸镁等，可根据临床需要单独输注或与营养液共同输注。

（五）维生素制剂

一般情况下肠外营养只能提供维生素的生理需要，如有特殊要求，则需要额外补充。常用的维生素制剂包括水溶性和脂溶性两类，对于短期肠外营养支持者，应常规补充水溶性维生素制剂；长期肠外营养支持者，还应适量补充脂溶性维生素制剂。在感染、手术等应激状态下，机体对部分维生素的需求量增加，如维生素 C、维生素 B_6 等，应适量增加供给。

（六）全营养素混合液

全营养混合液是根据患者需要量，采用无菌混合技术将每天所需的营养素以一定的比例混合配置的营养液，通过外周或中心静脉导管直接输入机体。全营养素混合溶液稳定性好，便于配置的规范化和标准化；简化了肠外营养的实施方式，减少了护理工作量和导管消耗费用；减少了败血症、血栓性静脉炎的发生；降低了气栓和污染的机会；肠外全营养混合液呈弱酸性，总渗透压可接近 10% 葡萄糖溶液，减少高浓度葡萄糖输注的并发症；能够改善脂肪乳剂中长链脂肪酸的氧化，避免脂肪乳剂输注过快的不良反应。但由于配方固定，不适用于所有的个体，且费用较高。

二、肠外营养的输注途径

（一）外周静脉营养

外周静脉营养（peripheral parenteral nutrition，PPN）是指将营养物质由外周静脉输入而进行营养支持的方法。外周静脉营养与一般的静脉输液相同，操作简便，对静脉损伤小，不需要特殊的技术，相对比较安全。但外周静脉营养治疗时间一般不超过 2 周，主要是改善患者手术前后的营养状况，纠正疾病所致的营养不良。由于外周静脉血流量较少，不能耐受高渗透压的营养液，因此不能通过外周静脉输注大量高浓度、高渗的营养液。

（二）中心静脉营养

中心静脉营养又称完全静脉营养（total parenteral nutrition，TPN），是指将营养素通过上腔静脉或下腔静脉等大静脉输入进行营养支持的方法。因为静脉管径大且血流速度快，可以输入大量高浓度的营养素液以供机体利用。目前，临床上常通过外科手术将导管置入体内，由锁骨静脉插入中心静脉或由颈静脉插入上腔静脉。中心静脉营养由于需要较为复杂的技术和避免感染的要求，一般只在肠内营养和外周静脉营养无法解决患者营养问题时使用。对于需要长期肠外营养支持，输注液体量受限或营养需求较高的患者，应选择中心静脉营养。

三、肠外营养的适应证与禁忌证

（一）适应证

肠外营养的基本适应证是胃肠道功能障碍或衰竭的患者，患者存在营养不良，或预计 2 周内无法正常饮食，都有肠外营养治疗的指征。凡是需要营养治疗，又不能或不宜接受肠内营养患者均为肠外营养适应证。

1. 消化系统疾病　由于短肠综合征、小肠疾病、放射性肠炎、严重腹泻及顽固性呕吐和胃肠梗阻等导致的肠道功能障碍；重症胰腺炎；大剂量化疗、放疗或接受骨髓移植患者常因治疗导致严重厌食、恶心、呕吐等消化系统不良反应，导致患者进食不足；由腹部外伤或术后并发症导致的肠外瘘；克罗恩病、溃疡性结肠炎、肠结核等炎症性肠炎等。

2. 高代谢状态　严重创伤、烧伤及感染等导致的机体高代谢状态，患者代谢旺盛，消耗增加，同时儿茶酚胺、胰高血糖素等激素分泌增加，导致蛋白质和脂肪分解活跃，糖异生增加，水钠潴留，迫切需要营养补充。肠外营养可有效改善患者营养状态，减少继发感染，纠正低蛋白血症等并发症。

3. 其他 大手术创伤围手术期的营养治疗；严重的蛋白质－能量缺乏性营养不良；严重营养不良的恶性肿瘤并伴有恶病质患者；肝肾功能不全、呼吸功能不全患者等。

（二）禁忌证

严重水、电解质紊乱及酸碱失衡和休克患者，禁止立即胃肠外营养。应在纠正患者急性症状后，待内环境稳定之后再进行肠外营养。

四、肠外营养护理

（一）置管前患者心理护理

应对患者做较详细解释，使其能理解和认识肠外营养治疗在综合治中重要性、优越性及必要性。耐心、妥善解答患者提出的问题，消除患者的疑虑与恐惧，配合完成置管。

（二）外周静脉营养的静脉选择

首选手背静脉，其次可选择前臂静脉；宜选用管径较粗的静脉，减少；并发症发生；选择在静脉分叉处穿刺，以避免插管时血管移位；不宜选择靠近动脉的静脉，以防形成动静脉瘘；插管尽量不要跨关节，以防止插管弯曲及移位；尽量避免选用下肢静脉，以防活动减少而诱发血栓形成。

（三）中心静脉营养置管后导管护理

导管皮肤入口处应每天换药 1 次，如发现覆盖伤口敷料潮湿，如受汗液或其他液体浸润应及时更换无菌干敷料。定期检查局部有无红肿、热、压痛及渗出物等炎症感染征象。检查留置导管体外段长度，以早期发现有无导管脱出或进入。注意固定导管皮肤缝线是否仍牢固，必要时用胶布固定导管于合适部位，以防移位或打折。每周用棉拭子蘸灭菌生理盐水拭擦导管入口处皮肤 1 次送细菌培养，早期发现感染。当肠外营养整个疗程已结束，或疑有导管败血症或静脉导管堵塞时，应及时拔除导管。导管拔除后立即按压皮肤伤口 1~2 分钟，防止空气沿导管软组织进入血管引起气体栓塞。

（四）营养液输注护理

输液管道应每天更换 1 次，更换输液管道时要夹闭静脉导管，防止空气进入管内。在营养输液期间应定期巡视、及时调节输液速度，严防空气进入输液系统形成气栓。输液速度变化过大易发生高血糖或低血糖、高渗性利尿，甚至高渗性非酮性昏迷等并发症，因此，有条件时最好采用输液泵控制输液速度。不适当的肠外营养可并发水电解质紊乱、酸碱失衡、低血糖、高血糖和脂肪乳剂过敏等，必须了解这些不良反应或并发症的原因及临床表现，密切观察患者有无异常反应。

五、肠外营养并发症防治

长期进行肠外营养易发生水电解质紊乱、酸碱失衡，败血症、静脉栓塞、气体栓塞等多种并发症。因此对于实施肠外营养的患者应做好认真、周密的监测，避免不良反应和并发症的出现。

（一）置管并发症

与导管有关的并发症主要与置管护理不当有关，包括：①因胸导管损伤、空气栓塞、导管栓塞和静脉血栓形成等导致的机械性并发症；②由导管污染引起的导管性败血症，是肠外营养最常见、最严重的并发症；③中心静脉导管拔除意外综合征，虽很少见，但因拔管引起并发症的病死率高达 60%。

（二）代谢并发症

代谢并发症主要与肠外营养输注的制剂中营养素的种类和输注速度有关，包括：糖脂代谢紊乱、电解质及微量元素缺乏、酸碱平衡紊乱等，其中以糖代谢紊乱最为常见。肠外营养短期内输入大量葡萄糖，机体不能及时利用，血糖骤升，高血糖产生的高渗状态可使脑细胞脱水，出现嗜睡、昏迷等高渗性非酮性昏迷。肠外营养输注时会刺激胰岛素分泌相应增加，若突然中止肠外营养制剂输注，体内胰岛素仍维持较高水平，易发生低血糖，患者可出现心悸，甚至休克。

（三）消化系统并发症

长期禁食及肠外营养支持破坏肠黏膜正常结构和功能，导致上皮绒毛萎缩，变稀，皱褶变平，肠壁变薄，肠屏障结构功能减退，极易导致肠细菌易位而致肠源性感染。长期肠外营养支持时，常伴有不明原因发热、感染来源在肠内。谷氨酰胺是小肠黏膜细胞特殊营养素，对维持小肠结构和功能有重要作用。动物实验与临床研究均发现：在肠外营养时增加谷氨酰胺能明显地增加小肠黏膜厚度绒毛高度、数量和肠黏膜表面积，显著降低肠源性感染发生率。

（四）其他并发症

儿童骨骼生长发育需要大量的钙和磷，而肠外营养制剂中所含钙、磷有限，难以满足儿童尤其是新生儿生长发育的需要，易发生佝偻病。肠外营养时，肠道处于休息状态，肠激素分泌受到抑制，易发生胆汁淤积而形成胆石症。

目标检测

答案解析

一、单选题

1. 下列属于试验膳食的是（　　）
   A. 高能量膳食　　　　　　B. 高蛋白质膳食　　　　　　C. 糖耐量试验膳食
   D. 高纤维膳食　　　　　　E. 低盐膳食
2. 肠内营养常见的并发症是（　　）
   A. 肠黏膜屏障功能受损　　B. 肠道细菌移位　　　　　　C. 腹胀、腹泻
   D. 肝脏功能受损　　　　　E. 胆囊结石形成
3. 肠内营养配制的营养液应该在（　　）小时输注完毕
   A. 4　　　　　　　　　　　B. 6　　　　　　　　　　　C. 12
   D. 24　　　　　　　　　　E. 48
4. 肠外营养治疗的适应证不包括（　　）
   A. 短肠综合征　　　　　　B. 空肠造瘘　　　　　　　　C. 回肠造瘘
   D. 乙状结肠造瘘　　　　　E. 克罗恩病

二、思考题

1. 简述肠外营养的适应证与禁忌证。
2. 简述肠内营养与肠外营养的护理要点。

（张玉领）

书网融合……

本章小结　　　　　　　微课

第七章　常见疾病膳食营养防治

◎ 学习目标

　　1. 通过本章学习，重点把握常见疾病的膳食治疗原则与方法，了解各类疾病的诊断和营养代谢变化。

　　2. 学会各类疾病膳食配制时食物的选择。

　　合理营养是保证机体健康的重要前提之一，营养失衡与一系列相关疾病的发生密切相关，随着社会经济的发展与人们的生活方式改变，心血管疾病等很多营养相关疾病的发病率逐渐增加，已经成为威胁人类健康的重要公共卫生问题。因此营养与疾病的关系已引起越来越广泛的关注。

》 情境导入

　　情境描述　患者，男，60岁。入院3天，初步诊断：冠心病。体重74kg，身高158cm，实验室检查发现空腹血糖6.0mmol/L，血胆固醇、甘油三酯均偏高。

　　讨论　1. 该患者营养治疗方案如何设计？

　　　　　2. 治疗方案实施过程中还有哪些需要注意的事项？

第一节　疾病营养治疗概述

PPT

　　疾病营养是针对患者的营养，也称为治疗营养。疾病营养是研究和利用食物中所含的营养成分及食物的烹调方法来协助疾病的治疗，用营养的手段进行疾病的治疗和康复，这是现代医院的最基本要求。疾病营养就是根据疾病的诊断、病情及其他有关情况，在正常生理需要量的基础上，恰如其分地调整和提出临床需要的营养方案，并通过合理的膳食安排、食物调配、科学烹调方法和适宜膳食制度，对患者进行膳食营养治疗，以改善代谢紊乱、增强抗病能力，达到促使疾病好转或痊愈的目的。

一、疾病营养治疗的意义

　　合理使用疾病营养膳食治疗，可以达到辅助治疗和辅助诊断的目的，且可以提高患者对治疗的耐受能力，减少并发症，降低医疗成本，缩短住院时长。方便医护更好地管理患者，不因营养风险高、营养不良等问题而影响患者预后或结局。

二、疾病营养治疗的原则

　　疾病的营养治疗是现代综合治疗的重要组成部分，它是根据疾病的病理生理特点，结合患者个体状况，按不同时期制订符合其特征的营养治疗方案和膳食配方，以达到治疗、辅助治疗或诊断的目的。营养治疗应根据疾病治疗方案的需要，增加或减少某些营养素的摄入量以达到治疗目的为基本原则。

三、疾病营养治疗的途径

　　一般疾病营养治疗途径可通过医院膳食和营养支持来实现。医院的膳食种类很多，一般分为基本膳食、治疗膳食和试验膳食三大类。营养支持的方式主要有肠内营养和肠外营养两种，二者可单独使用，也可根据病情需要联合使用。

第二节　心血管疾病膳食营养防治

心血管疾病是直接危害人们健康的疾病，其发病与人们的饮食习惯、膳食营养素摄入有直接关系，日常可通过饮食调理来预防心血管疾病的发生和发展。

一、血脂异常膳食营养防治

血清中的脂类主要有甘油三酯、胆固醇、胆固醇酯、磷脂、脂肪酸等，但脂类以游离的形式存在很少，而是与蛋白质结合为复合体，以脂蛋白的形式进行运转，参与体内的脂类代谢。血脂异常通常指血浆中胆固醇（TC）和（或）甘油三酯（TG）升高，俗称高脂血症。实际上，高脂血症也泛指包括低高密度脂蛋白血症（HDL）在内的各种血脂异常。世界卫生组织（WHO）制订了高脂蛋白血症分型，共分为6型。这种分型方法对指导临床诊断和治疗高脂血症有很大的帮助，但也存在不足之处，其最明显的缺点是过于繁杂。从实用角度出发，血脂异常可进行简易的临床分型（表7-1）。临床上高脂血症和高脂蛋白血症的治疗有所不同，在进行膳食营养治疗时也有差别，但有许多原则是一致的。本部分仅讨论高脂血症的营养诊疗原则。

表7-1　血脂异常的临床分型

分型	TC	TG	HDL-C	相当于WHO表型
高胆固醇血症	增高			Ua
高甘油三酯血症		增高		I、W
混合型高脂血症	增高	增高		nb、ni、iy、v
低高密度脂蛋白血症			降低	

（一）临床诊断

检查血脂时膳食要求抽血前的一餐，禁食高脂肪食物和禁酒，空腹12小时后抽血。首次检查血脂高，2~3周后复查，如仍然高即可确诊为高脂血症。

1. 正常值　TC正常值是2.8~5.2mmol/L（110~200mg/dl），TG正常值是0.56~1.70mmol/L（50~150mg/dl）。

2. 诊断标准　血胆固醇>5.7mmol/L为高胆固醇血症；血甘油三酯>1.7mmol/L为高甘油三酯血症。

（二）治疗原则

1. 治疗性生活方式改变　由于血脂异常与生活方式密切相关，所以膳食控制和改善生活方式是血脂异常治疗的基础措施。无论是否进行药物调脂治疗都必须坚持控制膳食和改善生活方式。主要内容包括：减少饱和脂肪酸和胆固醇的摄入；选择能够降低低密度脂蛋白（LDL）的食物（如植物甾醇、可溶性膳食纤维）；减轻体重；增加有规律的体力活动；采取针对其他心血管病危险因素的措施，如戒烟、限盐以降低血压等。

2. 药物治疗　根据血脂异常的类型及治疗需要达到的目的，选择合适的调脂药物。临床上供选用的调脂药物可分为六类：他汀类、贝特类、烟酸类、树脂类、胆固醇吸收抑制剂和其他。

3. 其他措施　其他调脂治疗措施有外科手术治疗、透析疗法和基因治疗等。①外科手术治疗，包括部分小肠切除和肝脏移植等，现已基本不用；②基因治疗，对单基因缺陷所致的家族性高胆固醇血症是一种有希望的治疗方法，但目前技术尚不成熟；③透析疗法，是一种通过血液体外转流而除去血中部分 LDL 的方法，能降低 TC 和 LDL - C，但不能降低 TG，也不能升高 HDL - C。

4. 治疗过程的检测 需要定期进行调脂疗效和药物不良反应的监测。

（三）营养治疗

1. 治疗内容 影响血清胆固醇的主要营养成分是饱和脂肪酸及膳食胆固醇，以及因膳食能量的摄入与消耗不平衡而导致超重和肥胖。因此，膳食治疗的主要内容是降低饱和脂肪酸和胆固醇的摄入量，以及控制总能量和增加体力活动来达到能量平衡，同时为防治高血压还应减少食盐摄入量，必要时配合肠内营养相关制品调整代谢。这是治疗高血清胆固醇的第一步，同时也要贯穿在降脂治疗（包括药物治疗）的全过程。

2. 治疗目标 对于高胆固醇血症进行膳食治疗的目的不仅是为了降低血清胆固醇，同时需要保持患者在其性别、年龄及劳动强度的具体情况下营养平衡的健康膳食，还要有利于降低心血管病等其他危险因素，增加保护因素。由于高脂血症患者的膳食往往是不平衡的。因此，营养治疗的目标是对相关的营养素供给量做出限定，其中最关键的是脂肪、饱和脂肪酸和胆固醇摄入量（表 7 - 2）。

表 7 - 2　血清高胆固醇营养治疗目标

营养素	建议
总脂肪	<30%
饱和脂肪酸	8%
多不饱和脂肪酸	8% ~ 10%
但不饱和脂肪酸	12% ~ 14%
碳水化合物	>55%
蛋白质	15% 左右
胆固醇	<300mg/d
总热量	达到保持理想体重

3. 治疗方法 在营养治疗时，高脂血症的分型不同，营养治疗的原则也有所不同，营养治疗时产能营养素的分配比例不同（表 7 - 3）。

表 7 - 3　高脂血症升热营养素分配（%）

分型	碳水化合物	蛋白质	脂肪
高甘油三酯血症	50 ~ 55	15 ~ 20	25 ~ 30
高胆固醇血症	60	16	18
混合型高脂血症	50	20	30
预防型高脂血症	62	14	24

（1）高甘油三酯血症和低密度脂蛋白血症　膳食治疗限制总能量，患者常有超重或肥胖，故先使其体重减轻，甘油三酯可随体重减轻而降低。碳水化合物占总能量的 50% 左右，不宜吃简单糖高的食物，如蔗糖、果糖、水果糖、蜂蜜及含糖点心、罐头及中草药糖浆。烹调菜肴及牛奶、豆浆均不加糖。限制胆固醇 <300mg/d，每周食鸡蛋 3 个。如不控制体重，脂肪不必严格限制。适当补充蛋白质，尤其是豆类及其制品、瘦肉、去皮鸡鸭等，适当进食鱼类，新鲜蔬菜可增加食物纤维及饱腹感，又可供给足够的矿物质及维生素。

（2）高胆固醇血症　限制胆固醇摄入量；轻度增高者胆固醇 <300mg/d，中度和重度增高则限制 <

200mg/d。限制动物脂肪，适当增加植物油。除合并超重和肥胖者外，无需严格限制能量及碳水化合物，蛋白质也不限制。多食新鲜蔬菜及瓜果类，增加膳食纤维，以利于胆固醇的排出。多食洋葱、大蒜、香菇、木耳、大豆及其制品等能降低胆固醇的食物。

（3）混合型高脂血症　控制能量，使体重降低并维持在标准体重范围内。限制胆固醇<200mg/d，禁食高胆固醇食物。脂肪占总能量的30%以内，用多不饱和脂肪酸替代饱和脂肪酸。控制碳水化合物的摄入，忌食蔗糖、果糖、甜点心及蜂蜜等单糖食品。适当增加蛋白质，占总能量的15%～20%，尤其是豆类及其制品。多吃新鲜蔬菜和瓜果，增加膳食纤维及多种维生素和矿物质。

4. 营养预防　选择预防中老年人心血管疾病的治疗膳食。总能量宜随年龄增加而相应减少，碳水化合物占总能量的60%～62%，蛋白质占14%～16%或每天按1.2g/（kg·BW）计算，脂肪占20%～25%。注意膳食平衡及每餐膳食的比例，尤其晚餐不宜过饱。

5. 食物的选择

（1）宜用食物　各种粗粮（如玉米、高粱等），各种瘦肉、鱼、牛奶等，各种蔬菜瓜果，适量的洋葱、大蒜、香菇等。

（2）忌用或少用食物　富含胆固醇的食物（如奶油、动物内脏、鱼子等），适量简单糖类（如果糖、蔗糖等）。

二、冠心病膳食营养防治

冠心病是冠状动脉粥样硬化所引起的一种常见病，其发病率和死亡率有逐年上升的趋势，现已位居我国死亡原因排序的前三位。

（一）营养因素

1. 脂类影响

（1）脂肪数量　流行病学调查表明，膳食脂肪摄入总量与动脉粥样硬化发病和死亡率呈明显正相关，膳食脂肪总量是影响血胆固醇浓度的主要因素。《中国居民膳食营养素参考摄入量》规定，45岁以上人群膳食脂肪供给量应占总能量的20%～25%为宜。

（2）脂肪质量　膳食脂肪质量对动脉粥样硬化发病率影响更重要。人每天必须从食物获得体内不能合成的不饱和脂肪酸，称为必需脂肪酸。必需脂肪酸中的亚油酸是合成有重要生理活性物质的原料，可以降低血清胆固醇浓度，抑制凝血过程，防止动脉粥样硬化形成，与冠心病防治关系非常密切。脂肪酸所起作用取决于其脂肪饱和程度，饱和脂肪酸对血胆固醇影响取决于碳链长度。软脂酸和豆蔻酸可使血胆固醇明显升高，短于12碳的中链脂肪酸对血胆固醇影响较小，但硬脂酸和中链脂肪酸能使血甘油三酯升高。膳食中各种脂肪酸对血清胆固醇和甘油三酯的影响是肯定的，占总能量3%的亚油酸是最小有效剂量。

（3）脂肪酸比例　应注意多不饱和脂肪酸与饱和脂肪酸比例。膳食增加多不饱和脂肪酸，即亚油酸和亚麻酸的含量，同时减少饱和脂肪酸供给，血清胆固醇有中等程度下降，并有降低血液凝固的趋势。但多不饱和脂肪酸（P）与饱和脂肪酸（S）之比，即P/S比值更为重要。当前推荐P/S比值范围是从1:1～2:1。当摄入饱和脂肪酸增高时，血胆固醇上升，而增加亚油酸可阻止血胆固醇增高。

（4）胆固醇　冠心病患者血清胆固醇浓度明显高于正常人。冠心病多发国家居民血清胆固醇浓度比低发地区人群要高得多；膳食胆固醇摄入量与动脉粥样硬化发病率呈正相关，且膳食胆固醇过高致高胆固醇血症和动脉粥样硬化一致。其原因可能是人肠黏膜对胆固醇吸收比较低，食物胆固醇量越高，吸收也相应增加，但不呈线性相关。食物胆固醇对内源性胆固醇合成有反馈作用，当胆固醇摄入较多时，则抑制内源性胆固醇合成。但此反馈机制仅在肝内，肠内合成则不受其制约，故进食胆固醇过多，仍可使血胆固醇含量增高。脂肪有助于胆固醇吸收，故低胆固醇膳食同时应为低脂肪膳食。此外植物固醇，特别是谷固醇结构与胆固醇相似，不易被吸收，且有竞争性抑制胆固醇吸收的作用。

（5）磷脂　在肝内合成，以结合蛋白的形式在血液中运输，卵磷脂是血浆主要成分。卵磷脂使胆固醇酯化形成胆醇酯，酯化作用增强时，胆固醇不易在血管壁沉积，或使血管壁的胆固醇转入血浆而排出体外。大豆卵磷脂能有效地降低血胆固醇浓度，并能防止动脉粥样硬化。

2. 碳水化合物　也可致高脂血症，故将高脂血症分为脂肪性和碳水化合物性。肝能利用游离脂肪酸和碳水化合物合成极低密度脂蛋白，故碳水化合物摄入过多，同样可使血甘油三酯增高。碳水化合物过多可致肥胖，而肥胖是高脂血症易发因素。碳水化合物摄入量和种类与冠心病发病率有关，若以淀粉为主，肝和血清甘油三酯含量都比给予果糖或葡萄时为低，增加饱和脂肪酸比例，则多不饱和脂肪酸减少；给予蔗糖也有类似现象。果糖对甘油三酯影响比蔗糖大，说明果糖更易合成脂肪，其次为葡萄糖，淀粉更次之。

3. 蛋白质　供给动物蛋白质越多，动脉粥样硬化形成所需要的时间越短，且病变越严重。动物蛋白质升高血胆固醇的作用比植物蛋白质明显得多。植物蛋白，尤其是大豆蛋白有降低血胆固醇和预防动脉粥样硬化作用。用大豆蛋白替代动物蛋白，可使血胆固醇下降19%左右。大豆蛋白既含有丰富的氨基酸，还含有较高植物固醇，有利于胆酸排出，减少胆固醇合成。大豆卵磷脂对胆固醇运转有帮助作用，故供给大豆蛋白不会导致冠心病发病率增高。

4. 能量　维持理想体重，是预防冠心病膳食治疗的目标。摄入能量过多，可致单纯性肥胖，肥胖者血胆固醇合成增高。限制能量体重下降，血清胆固醇和甘油三酯也显著下降。能量分配对血清胆固醇有影响，如把全天能量过多地集中于某一餐，可使高脂血症发病率增高。肥胖者冠心病发病率显著增高，通常能量每消耗28kJ（6.8kcal），体重降低1kg。但在增加能量供给的同时加大活动量，对机体无任何影响，不会导致血脂和胆固醇升高。

5. 维生素

（1）维生素C　可降低血胆固醇，因胆固醇代谢时，均需要维生素C参与，如缺乏则胆固醇在血中堆积，进而致动脉粥样硬化。维生素C可增加血管韧性，使血管弹性增强、脆性减弱，可预防出血。生物黄酮类有类似维生素C的功能，能够保护维生素C和防止其降解的功能。

（2）维生素E　对心脏及血管的作用机制较复杂，最重要的生理功能是抗氧化作用，防止多不饱和脂肪酸和磷脂的氧化，有助于维持细胞膜的完整性，提高氧利用率，使机体对缺氧耐受力增强，增强心肌代谢对应激的适应能力。维生素E还能抗凝血、增强免疫力、改善末梢循环，防止动脉粥样硬化。

（3）维生素B_1　缺乏时使心肌代谢障碍，严重时可导致心力衰竭，出现脚气病性心脏病临床症状。维生素B_1供给要充足，能量越多，碳水化合物和蛋白质比例越高，则维生素B_1需要量也越大。

（4）烟酰胺　是强降脂药物，大剂量治疗高脂蛋白血症有一定疗效。对极低密度脂蛋白和低密度脂蛋白作用较显著，而高密度脂蛋白则增高，有抗动脉粥样硬化功效。大剂量烟酰胺有不良反应，故国内应用较少。

（5）维生素B_6　与亚油酸同时应用，能降低血脂；因维生素B_6能促进亚油酸转变成花生四烯酸，花生四烯酸可使胆固醇氧化为胆酸。

6. 矿物质　其对高脂血症及冠心病发生有一定影响，钙、镁、铜、铁、铬、钾、碘、氟对心血管疾病有抑制作用，缺乏时可使心脏功能和心肌代谢异常。补充铬可提高高密度脂蛋白浓度，降低血清胆固醇的含量。锌过多或铜过低时血清胆固醇含量增加。锌铜比值高时血清胆固醇也增高。铅和镉对心血管疾病的发病有促进作用。

7. 其他

（1）膳食纤维　可缩短食物通过小肠的时间，减少胆固醇的吸收。在肠内与胆酸形成络合物，减少胆酸重吸收。高纤维膳食可使血浆胆固醇降低。因膳食纤维可使胆固醇绝大部分转变成胆酸，少量进入血液循环；而低膳食纤维时仅有少量的胆固醇变成胆酸，绝大部分进入血液，使血清胆固醇增高，故膳食纤维对脂质代谢、碳水化合物代谢和预防动脉粥样硬化都具有良好的作用。尤其以果胶、树胶和木质素等降胆固醇的效果最好。

（2）植物活性物质　葱和蒜等植物的挥发油有预防冠心病的作用，能防止血清胆固醇增高，降低血液凝固性。此外，柑橘汁中的黄酮类化合物有防止血栓形成的功能。

（3）酒　大量饮酒可致甘油三酯增高，乙醇促进肝内脂肪生成，刺激极低密度脂蛋白合成，致脂肪肝和高甘油三酯血症。

（二）治疗原则

降低能量控制体重，减少脂肪总量及饱和脂肪酸和胆固醇摄入，摄入多不饱和脂肪酸、单不饱和脂肪酸和饱和脂肪酸的比例为 1∶1 >1；增加多不饱和脂肪酸，限制单糖和双糖摄入，供给适量矿物质及维生素。必要时配合肠内营养相关制品调节营养代谢。

1. 控制总能量　一般患者宜以低于标准体重的 5% 供能，对超重或肥胖症者应以标准体重供能。在冠心病发生急性心肌梗死时，能量摄入更应严格控制，原则上每天供能一般在 1000kcal 左右，以减轻心脏的负担。

2. 脂肪的适宜比例　应为低脂肪膳食，要减少饱和脂肪酸摄入量，预防冠心病膳食的 P/S 应大于 1，治疗膳食的 P/S 应大于 2。

3. 限制胆固醇　胆固醇供给作为预防膳食时限制在 300mg/d 以下，治疗膳食低于 200mg/d。禁用含胆固醇高的食物。如果血清总胆固醇水平超过 200mg/dl，应给予膳食指导，并建议食用低胆固醇膳食。

4. 选用多糖　碳水化合物的摄入量和种类与冠心病有关。若以淀粉为主，肝和血清甘油三酯含量都比给予葡萄糖或果糖时低，给予蔗糖同样也有类似的现象。故膳食以选用复杂的多糖为宜。

5. 适量蛋白质　冠心病膳食蛋白质应占总能量的 15%，或按 2g/（kg·BW）供给。尽量多用大豆类及其制品。

6. 充足矿物质和维生素　平衡膳食必须满足维生素和矿物质的供给，应按正常需要量摄入。

7. 限制钠的摄入量　高血压是冠心病的另一个危险因素，而钠的摄入量与高血压密切相关，故对于防治冠心病的膳食也应限制钠的摄入，提倡每天食盐的摄入量低于 6g，并长期坚持。

8. 食物的选择

（1）可用食物　粮食类、豆类及其制品、蔬菜、水果、酸牛奶、脱脂牛奶、鱼、去皮鸡肉、小牛肉、猪瘦肉、鲜蘑菇、香菇、大蒜、大葱、韭菜、海带、芹菜、茄子、黑木耳、核桃仁、芝麻等均有降脂作用。

（2）限制食物　去掉可见脂肪的牛、羊肉，火腿，除小虾外的贝类及蛋黄等。

（3）禁用食物　含动物脂肪高的食物，如肥猪肉、肥羊肉、肥鹅、肥鸭；高胆固醇食物，如猪皮、猪爪、带皮蹄膀、肝、肾、肺、脑、鱼子、蟹黄、全脂奶油、腊肠；含高能量高碳水化合物食物，如冰淇淋、巧克力、蔗糖、油酥甜点心、蜂蜜、各种水果糖等；刺激性食物，如辣椒、芥末、胡椒、咖喱、大量酒、浓咖啡等。

三、高血压膳食营养防治

高血压是一种以体循环动脉收缩期和（或）舒张期血压持续升高为主要特点的心血管疾病。发病率高，致死致残率高，属于全球范围内的常见病，是需要特别关注的公共卫生问题。

（一）营养因素

1. 钠 食盐的摄入量与高血压显著相关。食盐摄入量高的地区，高血压发病率也高，限制食盐摄入可改善血压。肾性高血压可因钠的影响而恶化，减少钠摄入可改善症状。钠潴留致细胞外液增加，心排出量增加，血压上升。高血压病死者，动脉壁钠和水的含量明显增高。

2. 能量 肥胖者高血压发病率比正常体重者显著增高，临床上多数高血压病患者合并有超重或肥胖。而限制能量摄取，使体重减轻后，血压就会有一定程度降低。

3. 蛋白质 不同来源蛋白质对血压的影响不同。植物性蛋白可使高血压病和脑卒中的发病率降低。大豆蛋白虽无降压功能，但也有预防脑卒中发生的作用。

4. 脂肪和胆固醇 脂肪摄入过多，可致肥胖症和高血压，高血压是冠心病的主要致病因素之一。高脂肪高胆固醇膳食容易致动脉粥样硬化，故摄入过多的动物脂肪和胆固醇对高血压病防治不利。

5. 其他营养素 维生素 C 和 B 族维生素，具有改善脂质代谢，保护血管结构与功能的作用。茶叶中的茶碱和黄嘌呤生物碱等，有利尿降压作用。高血压合并肥胖、高脂血症及心功能不全者应禁酒。

（二）治疗原则

膳食治疗要适量控制能量及食盐量，降低脂肪和胆固醇的摄入量，控制体重，防止或纠正肥胖，利尿排钠，调节血容量，保护心、脑、肾血管系统功能。采用低脂低胆固醇、低钠、高维生素、适量蛋白质和能量膳食。必要时配合肠内营养相关制品调节营养代谢。

1. 限制总能量 控制体重在标准体重范围内，肥胖者应节食减肥，体重减轻以每周 1.0～1.5kg 为宜。体重每增加 12.5kg，收缩压可上升 1.3kPa（10mmHg），舒张压升高 0.9kPa（7mmHg），说明体重增加，对高血压治疗大为不利。

2. 适量蛋白质 蛋白质代谢产生的含氮物质，可致血压波动，应限制动物蛋白质。调配膳食时应考虑蛋白质的生理作用，应选高生物价优质蛋白，按 1g/（kg·BW）补给，其中植物蛋白质可占 50%，动物蛋白选用鱼、鸡、牛肉、牛奶、猪瘦肉等。

3. 限制脂类减少脂肪，限制胆固醇 脂肪供给 40～50g/d，除椰子油外，豆油、菜油、花生油、芝麻油、玉米油、红花油等植物油均含维生素 E 和较多亚油酸，对预防血管破裂有一定作用。同时患高脂血症及冠心病者，更应限制动物脂肪摄入。如长期食用高胆固醇食物，如动物内脏、脑髓、蛋黄、肥肉、贝类、乌贼鱼、动物脂肪等，可致高脂蛋白血症，促使脂质沉积，加重高血压，故膳食胆固醇摄入应 <300mg/d。

4. 多选用多糖类食物 含多糖类、膳食纤维高食物，如淀粉、糙米、标准粉、玉米、小米等均可促进肠蠕动，加速胆固醇排出，对防治高血压病有益。葡萄糖、果糖及蔗糖等，均可升高血脂故应少用。

5. 矿物质和微量元素

（1）限制钠摄入 人群调查和动物实验都证明，吃盐越多，高血压病患病率越高，限制食盐后血压降低。低钠膳食时，全天钠应保持 500mg，维持机体代谢，防止低钠血症，供给食盐以 2～3g/d 为宜。

（2）补钾 限钠时应注意补钾，钾钠比例至少为 1.5：1。有些利尿药可使钾大量从尿中排出，故应供给含钾丰富的食物或者钾制剂。含钾高的食物有豌豆苗、莴笋、芹菜、丝瓜、茄子等。

（3）补钙 钙对高血压病治疗有一定作用，每天应供给 1000mg 为宜，连用 8 周可使血压下降。部分人不服用降压药，也可使血压恢复正常。含钙丰富食物有黄豆及其制品、葵花籽、核桃、牛奶、花生、鱼、虾、红枣、韭菜、柿子、芹菜、蒜苗等。

6. 补充维生素 C 大剂量维生素 C 可使胆固醇氧化为胆酸排出体外，改善心功能和血液循环。橘子、大枣、番茄、芹菜叶、油菜、小白菜、莴笋叶等食物中，均含有丰富的维生素 C。多吃新鲜蔬菜和水果，有助于高血压病防治。

7. 培养良好的膳食习惯 定时定量进食，不过饥过饱，不暴饮暴食，不挑食、偏食。应喝茶戒烟，最好忌酒。

8. 食物的选择

（1）多吃降压降脂食物 多选用能保护血管和降血压及降脂的食物。能降压的食物有芹菜、胡萝卜、番茄、黄瓜、木耳、海带、香蕉等。降脂食物有山楂、香菇、大蒜、洋葱、海鱼、绿豆等。此外，草菇、香菇、平菇、蘑菇、黑木耳、银耳等蕈类食物营养丰富，味道鲜美，对防治高血压病、脑出血、脑血栓均有较好效果。

（2）禁忌食物 所有过咸食物及腌制品、蛤贝类、虾米、皮蛋，含钠高的绿叶蔬菜等，烟、酒、浓茶、咖啡及辛辣刺激性食物均应禁忌。

第三节 内分泌代谢疾病膳食营养防治

PPT

内分泌代谢疾病与营养密切相关，正确掌握营养学观点有利于疾病的预防与控制。

一、肥胖症膳食营养防治

肥胖是指人体脂肪过量贮存，脂肪细胞增多和（或）细胞体积增大，即全身脂肪组织块增大，与其他组织失去正常比例的状态。表现为体重超过理想体重的 20% 或 BMI > 24。无明显病因者称单纯性肥胖，有明显病因者称继发性肥胖。

（一）营养代谢变化

1. 蛋白质 肥胖者膳食常是高能量、高脂肪、高蛋白的"三高"食物，过多的蛋白质经过体内异生作用合成脂肪酸并进入脂肪细胞，再合成脂肪而贮存起来，这就更加重肥胖。

2. 碳水化合物 肥胖初期空腹血糖正常，随着肥胖的加重和病程延长，糖耐量下降，胰岛素增高，初期餐后血糖增高，随后空腹血糖也增高，出现糖尿病。肥胖症患者常伴有胰岛素抵抗，出现高胰岛素血症。

3. 脂肪 肥胖症患者存在着明显脂质代谢紊乱，容易诱发高脂血症、脂肪肝、高血压及冠心病。肥胖症患者血脂异常主要表现为血浆甘油三酯、总胆固醇、极低密度脂蛋白均升高。

4. 维生素和矿物质 对肥胖儿童的研究显示，其体内的脂溶性抗氧化维生素，如维生素 E、胡萝卜素的血浆水平下降；血清 $25 - (OH) - D_3$ 水平降低，但 $1,25 - (OH)_2 - D_3$ 水平增高，同时血钙、血磷降低，甲状旁腺激素、降钙素轻度增高，血清碱性磷酸酶及骨钙素也升高，尿钙和尿磷降低。肥胖儿童的骨矿物含量及骨密度也降低。肥胖症患者空腹血浆锌浓度下降，并与体质指数（BMI）、血浆葡萄糖水平及胰岛素水平呈负相关。

（二）营养诊断

针对肥胖症定义，目前已建立许多诊断或判定肥胖的标准和方法，常用方法可分为三大类：人体测量法、物理测量法和化学测量法，这里主要介绍人体测量法。人体测量法包括身长、体重、胸围、腰围、臀围、肢体的围度和皮褶厚度等参数测量。根据人体测量数据有许多不同的肥胖判定标准和方法，但常用的有身长标准体重法、皮褶厚度和体质指数三种方法。具体可参见前面相关章节。

（三）营养治疗

1. 治疗原则　维持机体摄入能量与消耗间的负平衡状态；保证机体蛋白质及其他各种营养素需要；控制膳食和增加活动同步进行；在控制膳食的同时，适当增加活动，可改善糖耐量，降低胰岛素分泌，促进体脂分解，减少体蛋白丢失和增加合成，有利于机体正常氮平衡的维持；必要时配合肠内营养相关制品调节营养代谢。肥胖治疗必须坚持足够时间，持之以恒地改变原有生活和膳食习惯，长期控制能量摄入和增加能量消耗。

2. 治疗方法

（1）限制总能量　能量限制要逐渐降低、避免骤然降至最低安全水平以下，应适可而止。辅以适当的体力活动，增加能量消耗。成年的轻度肥胖者，按每月减轻体重 0.5～1.0kg 为宜，即每天减少 0.53～1.05MJ（125～250kcal）能量来确定每天三餐的标准。而成年中度以上肥胖者，每周减重 0.5～1.0kg，每天减少能量为 2.31～4.62MJ（552～1104kcal），应从严控制。每人每天膳食中应尽量供给能量 4.184MJ（1000kcal），这是可以较长时间坚持的最低安全水平。

（2）适量蛋白质　肥胖因摄入能量过多，过多能量无论来自何种能源物质，都可致肥胖，食物蛋白当然也不例外。同时，蛋白质营养过度还会导致肝肾功能损害，故低能量膳食蛋白质供给不宜过高，对采用低能量膳食中度以上肥胖者，蛋白质提供能量占总能量的 20%～25% 为宜，并选用高生物价蛋白质，如牛奶、鱼、鸡、瘦肉等。

（3）限制脂肪　过多摄入脂肪可导致酮症，限制膳食能量供给时，必须限制膳食脂肪供给量，尤其是限制动物脂肪。因在肥胖时，脂肪沉积在皮下组织和内脏器官过多，常易致脂肪肝、高脂血症及冠心病等并发症。此外，膳食脂肪高易饱腻，使食欲下降。为使膳食含能量较低而又耐饿性较强，对肥胖者膳食脂肪摄入量应控制在总能量的 20%～30%。烹调用植物油应选用含不饱和脂肪酸高的植物油，有利于降低血胆固醇和预防动脉粥样硬化，如豆油、玉米油、芝麻油、花生油、米糠油、菜子油等；忌动物脂肪如猪油、牛油、肥肉等。

（4）限制碳水化合物　碳水化合物的饱腹感低，可增加食欲。中度以上肥胖者可有食欲亢进。此外，为防止酮症和出现负氮平衡，碳水化合物供给应控制在总能量的 45%～50%。碳水化合物在体内能转变为脂肪，尤其是肥胖者摄入简单糖后，更容易以脂肪的形式沉积，故对含简单糖食物，如蔗糖、麦芽糖、果糖、蜜饯及甜点心等，应尽量少吃或不吃。膳食纤维可不加限制，膳食适量增加膳食纤维，可降低血脂及减少糖的吸收，通利大便，减少钠及水的潴留，起减肥作用。每人每天膳食纤维供给量 25～30g 为宜。

（5）足够维生素和矿物质　多吃蔬菜，蔬菜中含有丰富维生素，且能量低，并有饱腹感；种类应多样化，切忌偏食。

（6）限制食盐和嘌呤　食盐能致口渴和刺激食欲，并能增加体重。多食不利于肥胖症治疗，食盐 3～6g/d 为宜。嘌呤可增进食欲和加重肝肾代谢负担，故含高嘌呤动物内脏应加以限制，如动物肝、心、肾等。

（7）烹调方法及餐次　宜采用蒸、煮、烧、氽等烹调方法；忌用油煎、炸的方法。煎炸食物含脂肪较多，并刺激食欲，不利于治疗。进食餐次应因人而异，通常为每天 3～5 餐。

（8）戒酒　因每毫升酒精可产热 29.3kJ（7kcal）左右。以下为 100ml 常见酒类酒精含量：白酒 65%、鲜啤酒 3.1%～3.5%、红葡萄酒 14.4%、白葡萄酒 12%、苹果酒 15%、白兰地 40%；啤酒虽含酒精量最少，但若饮入量多，产热仍不少，须严加控制。

（9）增加运动量　合理膳食对减肥相当重要，但须与运动相结合，才能收到更大效益。规律的、中等强度的有氧运动是控制体重的有效方法，建议每周增加有氧运动至 150 分钟以上，减重的速度因人而异，通常以每周减重 0.5 ~ 1.0kg 为宜。

3. 食物的选择

（1）宜用食物　低血糖指数的粮谷类；各种瘦肉、鱼虾类、豆类及其制品等；各种蔬菜瓜果均可选择但应限量。

（2）忌用或少用食物　应严格限制糖果和酒类；限制富含饱和脂肪酸的食物，如肥肉、动物内脏等。

💡 素质提升

中国人营养标准的制定

吴宪（1893 年—1959 年），著名的生物化学家、营养学家、医学教育家。吴宪师从美国著名生物化学家奥托·福林研究血液化学，不到两年便获得博士学位，其博士论文《一种血液分析系统》被认为"引发了一场血液化学方面的革命"，是奠定吴宪在生物化学界地位的主要论著。在福林实验室的博士后研究期间，他独自完成了血糖定量分析的改进方法，此方法用血量少、操作简便、数据准确，大大优于当时常规的本尼迪克特（Benedict）法。福林－吴宪氏法测血糖被国际上沿用长达 70 年，为此他被誉为国际血液分析的权威。后来学术界认为，如果没有吴宪改进的血糖测定法，胰岛素的发现会大受阻碍。1927 年，他开始研究中国人的营养问题，着重阐明了素膳与荤膳的优缺点，并于 1938 年制定了《中国民众最低限度之营养需要》标准，提出符合中国实际情况的改变国民营养的膳食方案，由研究结果得出这样的结论：与西方相比，中国一般人民体质弱和身材矮小的原因主要不是种族和遗传上的，而是由于膳食质量差。只要加强营养，完全可以得到改善，这就从理论上否认了外国人对中国人体质问题的种种偏见。他希望由此最终能提高中国人的身体素质，这条路径体现出他"科学救国"的良好愿望。吴宪不仅在科学上追求真知，而且把发展中国科学事业视为自己的义务。

二、糖尿病膳食营养防治

糖尿病是有遗传倾向的、常见的内分泌疾病，中医称之为消渴症，是因胰岛素绝对或相对分泌不足，导致碳水化合物、脂肪及蛋白质等代谢紊乱。美国糖尿病协会（ADA）在 1997 年时，建议按病因将糖尿病分为 4 型，即 1 型糖尿病、2 型糖尿病、其他特殊类型糖尿病和妊娠期糖尿病。

（一）代谢变化

1. 糖代谢紊乱　糖尿病患者体内胰岛素分泌绝对或相对不足是造成代谢紊乱的根本原因，高血糖是糖代谢紊乱的结果，其发生机制一是葡萄糖的利用减少，二是肝糖原输出增多。

（1）葡萄糖的利用减少　①葡萄糖进入细胞内减少：糖尿病时胰岛素分泌不足，葡萄糖载体运输减慢，所以葡萄糖进入细胞受阻，造成葡萄糖的利用减少。②糖原合成减少：胰岛素缺少时糖原合成减少，肝糖原和肌糖原贮量减少，因而血糖升高。③糖酵解减弱：在糖酵解过程中，需磷酸果糖激酶，丙酮酸激酶催化，胰岛素促进或诱导此二酶的合成，胰岛素不足时糖酵解减弱。④三羧酸循环减弱：糖尿病时由于胰岛素的缺乏，使丙酮酸脱氢酶和柠檬酸合成酶这两种酶的活性下降，三羧酸循环减慢，使糖的完全分解明显减少。⑤磷酸戊糖通路减弱：糖的代谢除了糖酵解途径外还有另一途径，即磷酸戊糖代谢，通过此途径，一次循环可氧化分解 1 分子葡萄糖，当胰岛素不足时，此过程所需的 6 - 磷酸葡萄糖脱氢酶的活性减弱，使磷酸戊糖代谢减弱，糖的利用减弱。

（2）肝糖输出增多　正常血糖浓度的维持有赖于胰岛素和升糖激素的平衡。糖尿病患者由于胰岛素减少，升糖激素如胰高血糖素、儿茶酚胺等相对升高，血糖偏高。一般升糖激素主要通过以下两个途径升高血糖：①糖原分解增多，胰高血糖素及肾上腺素可促进糖原分解，使血糖升高；②糖原异生增加，胰高血糖素、儿茶酚胺及肾上腺皮质激素促进糖原异生，使肝糖输出增多，升高血糖。

2. 脂肪代谢紊乱

（1）脂肪合成减少　胰岛素能促进脂肪的合成，当胰岛素分泌不足时这种作用减弱，脂肪合成明显减少。

（2）脂肪分解增速，酮体生成增加　胰岛素能抑制脂肪的分解，当胰岛素缺乏不足以抑制脂肪的分解并伴有胰高血糖素增多时，脂肪分解加速，产生大量的脂肪酸，脂肪酸经肝 β 氧化产生大量的乙酰 CoA，乙酰 CoA 进入三羧酸循环受阻故转化成酮体，当超过机体对酮体的利用能力时就可产生酮症酸中毒，尤其是在应激状态下更易产生。

（3）高脂血症　糖尿病时，胰岛素缺乏，使脂肪合成减少，分解增加，造成血中脂肪酸明显增多，脂肪酸与磷酸甘油结合转化为甘油三酯。所以，糖尿病患者血中甘油三酯水平显著增高，脂肪酸经肝的氧化分解大量的乙酰 CoA，该物质不能进入三羧酸循环，所以酮体生成增加，胆固醇合成增加。

3. 蛋白质代谢紊乱　胰岛素极其重要的作用是促进蛋白质合成，抑制蛋白质分解。糖尿病尤其是 1 型糖尿病患者，胰岛素分泌不足，不能满足机体的需要。因此，胰岛素的上述作用减弱，其结果是蛋白质的合成减少而分解增加。由于蛋白质代谢呈负氮平衡，患者肌肉萎缩，消瘦乏力，抵抗力降低，易发生各种感染，手术刀口不易愈合。小儿则生长发育受阻，糖尿病肾病后期可发生低蛋白血症。

4. 酸碱平衡失调　糖尿病患者病情控制不佳时，可发生代谢性酸中毒。

（1）酮症酸中毒昏迷。

（2）乳酸性酸中毒并昏迷。

（3）糖尿病肾病晚期可引起尿毒症。

（4）糖尿病由于大量脱水可引起代谢性酸中毒。

（二）糖尿病诊断标准和分类

1. 糖尿病危险人群　老人、肥胖、有糖尿病家族史、高血压、高脂血症、有妊娠糖尿病（GDM）史，应激性高血糖等；或有糖尿病症状者，如口渴、多尿、乏力、体重降低、皮肤瘙痒、反复感染等；空腹血糖 >7.0mmol/L，或任何 1 次血糖 >11.1mmol/L 即可诊断为糖尿病。

2. 葡萄糖耐量试验　如结果可疑，应再做葡萄糖耐量试验。成人空腹服 75g 葡萄糖后测血糖，餐后 2 小时血糖 >11.1mmol/L 可诊断为糖尿病；7.8～11.1mmol/L 为耐糖量降低（IGT）。

单独空腹血糖 6.1～7.0mmol/L，称空腹耐糖不良（IFT）。无论空腹或餐后 2 小时血糖水平在临界值左右患者，需隔 2～4 周复查，用口服 50g 葡萄糖试验证实，直到确诊或排除糖尿病为止。

糖基化血红蛋白可反映前 4～5 周血糖控制情况。在进行糖耐量试验前，应空腹 8～16 小时，将 75g 葡萄糖溶解在 300ml 左右水中，5 分钟内喝完，也可以用馒头代替葡萄糖，本试验共需要抽 4 次血以测定血糖。

（三）营养治疗

营养治疗对任何类型的糖尿病都是行之有效的最基本的治疗措施。药食结合，尤其是轻型患者，经膳食控制和调节，通常无需服药或少量服药，血糖、尿糖即可恢复正常，症状消失。中重型患者，经膳食控制和调节后，减少用药，促使病情稳定，减轻或预防并发症发生。总之，糖尿病膳食治疗既要有利于疾病恢复，又要能维持正常生理及活动需要。对儿童、青少年和孕妇、乳母等，还要考虑到生长发育及胎儿生长的需要，以减轻胰岛负担，促进糖尿病的康复。减少糖尿病微血管和神经系统并发症。必要时配合肠内营养相关制品调节营养代谢。

1. 营养治疗目标

（1）接近或达到血糖正常水平，力求使食物摄入、能量消耗（即体力活动）与药物治疗三方面治疗措施，在体内发挥最佳协同作用，使血糖控制在良好水平。

（2）保护胰岛 B 细胞，增加胰岛素敏感性，使体内血糖、胰岛素水平处于良性循环状态。

（3）维持或达到理想体重。

（4）接近或达到血脂正常水平。

（5）预防和治疗急、慢性并发症，如血糖过低、血糖过高、高脂血症、心血管疾病、眼部疾病、神经系统疾病等。

全面提高体内营养水平，增强机体抵抗力，保持身心健康，从事正常活动，提高生活质量。

2. 营养治疗原则 适当限制能量和脂肪，增加碳水化合物和蛋白质。总能量和食物成分须适应生理需要，保证营养。进餐定时定量，以求达到改善糖代谢，减轻病情的目的。当药物用量需要变动时，膳食量暂不改动，方能估计药效。膳食调控是各种类型糖尿病最基本的治疗方法，糖尿病患者必须长期坚持下去。

（1）合理控制能量 是糖尿病营养治疗的首要原则。能量供给根据病情、血糖、尿糖、年龄、性别、身高、体重、劳动强度、活动量大小及有无并发症确定。儿童、孕妇、乳母、营养不良者，较标准体重少 10% 以上的消瘦者及有消耗性疾病的人，应酌情增加，肥胖者酌减。超重 20% 以上的肥胖者可每日先尝试给予 5.02MJ（1200kcal）的低能量膳食，使其体重逐渐下降，要求每周下降 0.5～1kg，当达到接近 ±5% 标准体重时按前述计算法给予总能量。总能量确定以维持或略低于理想体重为宜，理想体重的简易计算公式为：

$$理想体重(kg) = 身长(cm) - 105 \text{ 或理想体重}(kg) = [身长(cm) - 100] \times 0.9$$

体重是检验总能量摄入量是否合理控制的简便有效指标，建议每周称 1 次体重，并根据体重不断调整食物摄入量和运动量。肥胖者应逐渐减少能量摄入并注意增加运动，消瘦者应适当增加能量摄入，直至实际体重略低于或达到理想体重。

应根据个人身高、体重、年龄、劳动强度并结合病情和营养状况，确定每日能量供给量（表 7 - 4）。

表 7 - 4　成年糖尿病患者每日能量供给量 [kJ（kcal）/（kg·BW）]

体型	卧床	轻体力活动	中体力活动	重体力活动
消瘦	105～125（25～30）	146（35）	167（40）	188～209（45～50）
正常	84～105（20～25）	125（30）	146（35）	167（40）
肥胖	63（15）	84～105（20～25）	125（30）	146（35）

（2）选用复合碳水化合物 在合理控制能量的基础上给予高碳水化合物膳食，碳水化合物占总能量的 45%～60%，成人轻劳动强度每天碳水化合物摄入量为 200～300g，相当于主食 300～400g；肥胖者可控制在 150～250g。如果低于 100g 可能发生酮症酸中毒。最好选用吸收较慢的多糖类含量高的粗杂粮，如玉米、荞麦、燕麦、菠麦、红薯等；也可选用米、面等谷类；注意在食用含淀粉较多的根茎类、鲜豆等蔬菜，如土豆、藕等时要替代部分主食；使用胰岛素治疗者可适当放宽。对单纯膳食控制而又不满意者可适当减少。限制简单糖，如蔗糖、葡萄糖等摄入。

不同种类含等量碳水化合物的食物进入体内所致的血糖值也不同，这可以用血糖指数（GI）来反映。GI 指分别摄入某种食物与等量葡萄糖 2 小时后血浆葡萄糖曲线下面积之比。在常用主食中，面食血糖指数和吸收率比米饭低，而粗粮和豆类又低于米面，故糖尿病患者应多选低 GI 食物，注意适当增加粗粮和面食比例。

（3）增加可溶性膳食纤维摄入 膳食纤维分为可溶性和不溶性两种。可溶性膳食纤维能吸水膨胀，吸附并延缓碳水化合物吸收，使餐后血糖和胰岛素水平降低，还有降低胆固醇的作用。不溶性膳食纤维能促进肠蠕动，加快食物通过肠道，减少吸收，具有间接缓解餐后血糖升高和减肥的作用。建议成人每天食物纤维供给量为 25～30g 或 10～14g/1000kcal。

（4）控制脂肪和胆固醇摄入　心脑血管疾病及高脂血症是糖尿病常见的并发症，故糖尿病膳食应适当降低脂肪供给量。脂肪占总能量较为合适的比例为 25%～35%，对于超重或肥胖者，脂肪供能比不应超过 30%。限制动物脂肪和饱和脂肪酸摄入，增加多不饱和脂肪酸和单不饱和脂肪酸的摄入，减少胆固醇摄入，每天应低于 300mg。

（5）选用优质蛋白质　糖尿病患者糖原异生作用增强，蛋白质消耗增加，常呈负氮平衡，要适当增加蛋白质供给。蛋白质提供能量占总能量的 15%～20%，其中至少 30% 来自高生物价的蛋白质，如瘦肉、蛋、奶及大豆及其制品。但长期高蛋白饮食对糖尿病患者并无益处，对于糖尿病肾病的患者，应具体根据肾功能损害程度限制蛋白质的摄入量，通常按每天 0.6～0.8g/(kg·BW)。

（6）提供丰富维生素和矿物质　维生素与糖尿病关系密切，补充 B 族维生素包括维生素 B_1、烟酰胺、维生素 B_2 等可改善神经症状，而充足维生素 C 可改善微血管循环。可在两餐间或餐后 1～2 小时食用，每天水果摄入量最好不高于 200g，摄入甜水果或水果食用量较大时，要注意替代部分主食，血糖控制不佳者慎用。

补充钾、钠、镁等矿物质是为维持体内电解质平衡，防止或纠正电解质紊乱。在矿物质中铬、锌尤其受到关注，因为三价铬是葡萄糖耐量因子的组成部分，而锌是胰岛素组成部分，作用于葡萄糖代谢的磷酸变位酶，没有其参与时，酶活性下降。

（7）合理进餐制度　糖尿病患者进餐时间很重要，要定时、定量。两餐间隔时间太长容易出现低血糖。每天可安排 3～6 餐，加餐量应从正餐的总量里扣除，做到加餐不加量。餐次及其能量分配比例可根据膳食、血糖及活动情况决定，早、午、晚 3 餐比例可各占 1/3，也可为 1/5、2/5、2/5 或其他比例。

（8）如饮酒，要限量　酒精代谢不需要胰岛素，故有人认为糖尿病患者可饮少量酒类来补充能量。但原则上以不饮酒为宜，因为酒精除提供能量外，不含其他营养素，长期饮酒对肝不利，易致高甘油三酯症，长期饮酒可增加或提前发生并发症。同时酒精吸收和代谢较快，但不能长时间维持血糖水平，饮酒还可使糖负荷后的胰岛素分泌增加，对接受胰岛素、降糖药治疗的患者容易发生低血糖。所以，糖尿病患者应避免空腹饮酒。长期饮酒还会引起肝功能受损，也可降低脂肪在体内的消耗率。因此，血糖控制不佳的患者不应饮酒，建议女性每天饮酒量的酒精量不超过 15g，男性不超过 25g。

（9）合理运动　可以促进肌肉组织对葡萄糖的摄取和利用，提高胰岛素与受体的结合力，从而使血糖降低。同时运动可降低血脂、减轻体重、改善血循环，有助于防治糖尿病的血管并发症。患者可根据自身身体状况，选择合适的运动方式，每天运动时间以达到运动强度的累计时间 20～30 分钟为宜，运动应遵循循序渐进的原则，运动量由小到大，时间由短到长，动作由易到难。

3. 糖尿病食谱编制方法　食谱编制常用两种方法，即食物交换份法和营养素计算法，也可用电脑进行编制。

（1）计算法制订食谱

步骤 1：根据成人的身高和体重，计算其标准体重及体质指数，判断其体型；了解就餐者的体力活动情况，确定能量供给（表 7-4）。

步骤 2：计算全天蛋白质、脂肪和碳水化合物的总量。

步骤 3：确定全天主食数量和种类并进行食物分配。主食的品质主要根据用餐者的饮食习惯来确定。

步骤4：确定全天副食蛋白质需要量。副食品种和数量的确定应在已确定主食用量基础上，依据副食应提供的蛋白质确定。①计算主食中含有的蛋白质数量；②全天需要摄入量的蛋白质数量减去主食中蛋白质数量即为副食应提供的蛋白质数量。

步骤5：计算全天副食的需要量和确定原料品种。根据副食应提供的蛋白质数量确定副食的原料品种和数量。

步骤6：确定烹调用油量。一般应以植物油为主。将需要的脂肪总含量减去主副食食物提供的脂肪量即为每日烹调油需要量。

步骤7：根据上述步骤确定的主副食数量，选择食物形成一日食谱，并按照比例分配到三餐中去。全天膳食分配可按1/5、2/5、2/5，或1/3、1/3、1/3 或1/7、2/7、2/7、2/7 的比例进行分配。

（2）食物交换法制订食谱　食物交换份法是将食物按照来源、性质分类，同类食物在一定重量内所含有的蛋白质、脂肪、碳水化合物和能量将近。即每1 份食物交换份的任何食物所含能量都大约相等，约为0.38MJ（90kcal），1 个交换份同类食物中蛋白质、脂肪、碳水化合物等营养素含量相似，故在制订食谱时，同类食物中各种食物可以互相交换，可参考相关"等值食物交换份表"进行交换。

4. 糖尿病自我监测　增加糖尿病患者对疾病知识的了解，是开展糖尿病自我管理的重要手段。高血糖是引起糖尿病病症和导致并发症的主要原因，为此经常监测血糖等项目，对于及时调整治疗方案，早发现和防治并发症尤为重要。自我监测应做到：①每天测血糖和血压；②每月测体重、尿常规、腰围、腰臀比值；③每季测血脂、糖化血红蛋白、肾功能，查眼底和心电图。

5. 食物的选择

（1）宜用食物　低血糖指数的食物，如硬质小麦、通心面等粗加工谷类；干豆类及其制品，如绿豆、扁豆等；乳类及其制品；薯类如马铃薯、藕粉等；蔬菜水果类如西红柿、黄瓜、樱桃、柚子等，都应根据血糖情况酌情摄取。

（2）忌用或少用食物　单糖食物、甜饮料、甜饼干及富含饱和脂肪酸与胆固醇的食物，如动物油脂、动物内脏、鱼子等。忌油炸和腌制的食物。

三、骨质疏松症膳食营养防治

骨质疏松症是指单位体积内骨组织量减少，骨皮质变薄、骨小梁减少、变细，骨微观结构退化、髓腔增宽、骨荷载降低等为特征的骨的脆性增加以及易发生骨折的一种全身性骨骼疾病。

（一）诊断标准

骨质疏松症的诊断需要依靠临床表现、骨量测定、X 线片及骨转换生物化学指标等综合判断，骨量测量包括骨密度（BMD）和骨矿含量（BMC）两部分测定。

世界卫生组织（WHO）代谢性骨病协作中心的诊断标准：骨质疏松症为 BMD 低于健康年轻成人 BMD 峰值均数的2.5 标准差（SD），若伴有脆性骨折为严重骨质疏松症；如 BMD 低于健康年轻成人峰值1.0~2.5SD 为骨量减少；如 BMD 低于健康年轻成人峰值不足1SD 为正常。参考 WHO 标准，结合我国国情，诊断标准以汉族妇女的 BMD 测量峰值（M±SD）为正常参考值，不同民族、地区和性别可参照该标准：①>M－1SD 为正常；②M－1SD~2SD 为骨量减少；③M－2SD 为骨质疏松症；④>M－2SD 以上伴有一处或多处骨折为严重骨质疏松症；⑤>M－3SD 以上无骨折，也可诊断为严重骨质疏松症。

（二）营养因素

1. 蛋白质　是组成骨基质的原料，充足的蛋白质可增加钙的吸收与贮存，对防止和延缓骨质疏松有利。如蛋白质长期缺乏将导致血浆蛋白降低，骨基质蛋白合成不足将会影响新骨的形成，容易出现骨质疏松。蛋白质的摄入量及蛋白质的氨基酸组成对钙的吸收均有一定的相关性。

2. 钙　是人体内含量最多的元素，其在成年人体内含量达 1000～1500mg。人体 99% 的钙存在于骨骼和牙齿，1% 的钙以游离的形式参与体内各种重要的生理活动，当钙摄入量不足时会动用骨骼中的钙来参与人体代谢，因此保证充足的钙摄入量能够有效地抑制骨钙的释放。钙的补充主要从食物中来，钙的摄入量与骨的生长发育密切相关，尤其是儿童、青少年钙的足量摄入可获得理想的骨峰值，减少发生骨质疏松的危险度。

3. 磷　在人体骨骼和牙齿发育中与钙同样重要，人体磷与钙的比例是恒定且相互制约的。血磷的浓度受到 $1,25-(OH)_2-D_3$、甲状旁腺激素与降钙素的调节。日常做到平衡膳食一般体内不会出现缺磷现象。

（三）营养治疗

膳食因素对骨质疏松症的预防和治疗有着不可低估的作用，营养治疗的目的是通过膳食补充钙、磷和维生素 D 等营养素，以预防或治疗骨质疏松症。必要时配合肠内营养相关制品调节营养代谢。

1. 钙的摄入应充足　不同人群钙摄入量不同。一般建议成人每天通过膳食钙的供给量为 800mg，更年期后的妇女和老年人保证每天摄入 1000mg 以上。

科学的烹调方法可去除妨碍钙吸收的因素，对含草酸、植酸高的蔬菜需要在沸水中焯一下，增加钙的利用率。在膳食补钙不足时，应选钙制剂补充。

2. 适宜的钙磷比值　每天需从食物摄入磷 1250mg，但不宜过高，当钙磷比值低于 2∶1 时，钙从骨骼中的溶解增加，合理的钙磷比值应为 2∶1。

3. 保证足够的蛋白质摄入　牛奶中的乳清蛋白、蛋类中的白蛋白以及骨中的骨白蛋白都含有丰富的胶原蛋白和弹性蛋白，是连接纤维和组织的物质，同时维生素 C 能促进胶原合成。因此，应保证充足的优质蛋白质和维生素 C 的供给。

4. 维生素 D 和维生素 A　维生素 D 促进小肠黏膜细胞内钙结合蛋白的形成，作为钙的载体促进钙的吸收，每日维生素 D 的推荐供给量为 10μg。维生素 A 参与骨有机质胶原和黏多糖的合成，对骨骼钙化有利，每日推荐的视黄醇当量为 800μg RAE。

5. 充足微量元素　补钙的同时补充锌和铜比单纯补钙效果好。含锌高的食物有红肉类食物，动物内脏，海产品如海鱼、牡蛎等，蛋类、大豆、面筋，以及某些坚果如核桃、花生、松子、瓜子仁等。含铜高的食物有虾、蟹，贝类包括牡蛎、螺等，动物肝、肾、脑，蘑菇、硬果、干黄豆等。氟对骨骼与牙齿的形成有重要作用。我国规定饮用水含氟量标准为 0.5～1mg/L。大部分食物含氟量都很低，只有海鱼为 5～10mg/kg，茶叶约 100mg/kg。饮水是氟的重要来源，水含氟适宜量为 1mg/kg。氟化物对原发性骨质疏松症治疗范围是每天吸收 10～20mg 氟。同时应增加钙摄入及适当补充维生素 D_3。

6. 增加运动　除食物供给外，日晒对维生素 D 的水平也有较大影响，故提倡适当的户外活动。运动还可延缓机体骨骼的老化，促进骨骼对钙的吸收，而减少钙从骨中的释放。

7. 食物的选择

（1）宜用食物　含钙丰富的食物有牛奶、鱼类、虾蟹、青菜、乳制品等。多喝骨头汤，多选用含维生素 D 丰富的食物，如沙丁鱼、鲤鱼、青鱼、牛奶、鸡蛋等，也可添加鱼肝油等含维生素 D 的制剂。

（2）忌用或少用食物　忌用高磷酸盐添加剂、动物内脏等，因内脏含磷量比钙高 20～50 倍。

四、痛风膳食营养防治

痛风是长期嘌呤代谢紊乱和（或）尿酸排泄障碍所致血尿酸增高的一组代谢性疾病。其临床特点是高尿酸血症、痛风性急性关节炎反复发作、痛风石沉积、特征性慢性关节炎和关节畸形，常累及肾引起慢性间质性肾炎和肾尿酸结石形成。痛风可分为原发性和继发性两大类。前者常与肥胖、糖脂代谢紊乱、高血压、动脉硬化和冠心病等聚集发生。

（一）营养因素

1. 碳水化合物　痛风患者约半数伴有超重或肥胖症，故每日的总能量摄入应低于标准的10%～15%，力求控制和减轻体重。通过定时观察体重，逐渐使体重达到理想体重或控制在理想体重的90%～95%。

2. 脂肪　痛风合并脂代谢异常约占70%。高脂肪摄入会增加体重，导致脂肪代谢紊乱。对于超重或肥胖症减重时，不应过快或过猛，避免因体内脂肪分解后酮体生成过多与尿酸排泄相竞争，导致血尿酸增高而促发急性痛风发作。

3. 蛋白质　慢性痛风可并发痛风性肾病。当患者出现间歇性蛋白尿时，应根据尿蛋白的丢失量及血浆蛋白量给予适量补充，在已发生痛风性肾病肾功能不全时应限制蛋白质摄入，以减轻肾脏的负担。避免发生急性肾衰竭。

4. 维生素　B族维生素和维生素C能促使组织内淤积的尿酸盐溶解，从而减少体内尿酸的形成与滞留，缓解痛风的临床症状。

（二）营养治疗

痛风的营养治疗应包括改善生活方式，控制正常的血压、血脂和血糖，避免应用易使血尿酸升高的药物以及降尿酸药物治疗。营养治疗原则为"三低一高"，即低嘌呤或无嘌呤膳食，可使血尿酸生成减少；低能量摄入，以消除超重或肥胖；低脂低盐膳食；摄入水量高，以达到每天尿量在2000ml以上为宜。

1. 痛风急性期营养治疗

（1）限制嘌呤　正常嘌呤摄取量为600～1000mg/d。患者应长期控制含嘌呤高的食物摄入。急性期应选用低嘌呤膳食，每天摄入的嘌呤量应限制在150mg之内，故需选含嘌呤低的食物，禁用含嘌呤高的食物。

（2）限制能量　痛风与肥胖、糖尿病、高血压及高脂血症等关系密切，故应降低体重、限制能量，体重最好能低于理想体重的15%。能量根据病情而定，通常为6.28～7.53MJ（1500～1800kcal）。切忌减重过快，应循序渐进。减重过快促进脂肪分解，易诱发痛风急性发作。

（3）适量蛋白质　标准体重时蛋白质可按0.8～1.0g/kg供给，全天在40～65g。动物蛋白可选用牛奶和鸡蛋。因牛奶、鸡蛋无细胞结构，不含核蛋白，可在蛋白质供给量允许范围内选用。尽量不用肉类、禽类、鱼类等。如一定用，可将少量瘦肉、禽肉等经煮沸弃汤后食用；每天肉类应限制在100g以内。

（4）适当限制脂肪　脂肪可减少尿酸正常排泄，应适当限制，控制在每天50g左右。

（5）足量维生素和矿物质　供给充足B族维生素和维生素C，多供给蔬菜、水果等碱性食物，蔬菜每天1000g，水果4～5个，能提高尿酸盐溶解度，有利于尿酸排出。此外，蔬菜和水果富含的维生素C能促进组织内尿酸盐溶解。痛风易合并高血压和高脂血症等疾病，应限制钠盐，通常每天2～5g。

（6）供给大量水分　多喝水，多选用含水分多的水果和食物，液体量维持在每天2000ml以上，最好能达到3000ml，以保证尿量，促进尿酸的排出。肾功能不全时水分宜适量。

（7）禁用刺激性食物　禁用强烈香料及调味品，如酒和辛辣调味品。过去曾禁用咖啡、茶叶和可可，现代研究证明，其分别含有咖啡碱、茶叶碱和可可碱，在体内代谢中并不产生尿酸盐，也不在痛风石里沉积，故可适量选用。

2. 痛风慢性期营养治疗　给予平衡膳食，适当放宽嘌呤摄入的限制。但仍禁食含嘌呤较多的食物，限量选用含嘌呤在75mg/100g以内的食物，自由选食含嘌呤量少的食物（表7-5）。坚持减肥，维持理想体重；瘦肉煮沸去汤后与鸡蛋、牛奶交换使用。限制脂肪摄入，防止过度饥饿。平时养成多饮水的习惯，少用食盐和酱油。

3. 痛风无症状期和间歇期营养治疗 禁食含嘌呤高的食物，如沙丁鱼、肉汁等。

4. 食物的选择

（1）宜用食物 含嘌呤低的食物，包括谷类食物及其制品，如大米、玉米面、面条、通心粉、蛋糕、年糕、饼干等；乳制品如牛奶、酸奶、奶粉等；蛋类及其制品；蔬菜类，如青菜、包心菜、花菜、冬瓜等；各类水果，如苹果、橘子、猕猴桃、梨等；坚果类，如花生、杏仁、核桃等。在症状缓解期，可适量选用肉类、禽类、干豆类、鱼类、贝壳类及菠菜、扁豆、芦笋、蘑菇、香菇、鸡腿菇等蔬菜类和菌类。

（2）忌用或少用食物 在急性关节炎与慢性关节炎期，均应禁用含嘌呤高的食物，如瘦肉类、动物内脏如肝、肾、胰、心、脑及其肉汁、肉汤等；鱼类有凤尾鱼、鱼子等；禽类有鹅等。含有酵母的食物。

表7-5 常见食物嘌呤含量一览表

嘌呤含量	常见食物
高嘌呤食物（每100g食物中含嘌呤150~1000mg）	①畜肉类：肝、肠、胃、胰等动物内脏及其所制的浓汤汁 ②水产品：鱼类（带鱼、鲳鱼、凤尾鱼、海鳗、沙丁鱼等海鱼及鱼皮、鱼卵、鱼干等）、贝壳类（蛤蜊、干贝等）、虾类（海虾、虾米、海参等） ③豆类和菌藻类：黄豆、扁豆、紫菜、香菇等 ④其他：酵母粉，各种酒类（尤其是啤酒）等
中嘌呤食物（每100g食物中含嘌呤25~150mg）	①畜禽肉类：猪、牛、羊、狗等畜肉，鸡、鸭、鹅、鹌鹑等禽肉 ②水产品：鱼类（草鱼、鲤鱼、鳕鱼、鲈鱼等及其制品、鱼丸、鱼翅等）、蟹、香螺 ③豆类及其制品：干豆类（绿豆、赤豆、黑豆、蚕豆等），豆制品（豆腐、豆腐干、腐乳、豆奶、豆浆、豆芽等） ④蔬菜类：菠菜、笋（冬笋、笋干等）、芦笋、鲜豆类（四季豆、毛豆、蚕豆、豇豆、豌豆等）、海带、黄花菜、银耳、花菜、蘑菇等 ⑤其他：花生、腰果、芝麻、莲子、杏仁等
低嘌呤食物（每100g食物中含嘌呤小于25mg）	①主食类：精致米面及其制品（面包、糕点、饼干等）、各种淀粉、高粱、山芋、通心粉等 ②奶蛋类：奶类及其制品（鲜奶、奶酪、酸奶、奶粉等）、蛋类及其制品（鸡蛋、鸭蛋、鹌鹑蛋等） ③蔬菜类：青菜类（白菜、卷心菜、莴笋、苋菜、芹菜、韭菜、番茄、茄子等）、瓜类（黄瓜、冬瓜、南瓜、苦瓜、西葫芦等）、萝卜（白萝卜、胡萝卜等）、土豆、甘薯、荸荠、甘蓝、橄榄菜、柿子椒、辣椒、洋葱、大蒜、蒜头、葱、姜、木耳等 ④水果类：各种鲜果及干果、果汁、果酱等 ⑤饮料：淡茶、碳酸饮料（苏打水、汽水、可乐等）、矿泉水、咖啡、麦乳精、巧克力、果冻等 ⑥其他：各种油脂和糖类（本身虽不含嘌呤，但是应适当选用）、蜂蜜、猪血、鸡血、鸭血、海蜇、动物胶或琼脂制的点心及其调味品

第四节 胃肠疾病膳食营养防治

PPT

营养素的消化、吸收和利用与消化系统有着密切的关系。不良的生活方式和不良饮食习惯及膳食营养的失衡均会影响消化系统的健康，严重者导致胃炎、消化性溃疡、腹泻等消化系统疾病。消化系统疾病通过营养预防和营养治疗能较好地促进其康复或治愈。应根据疾病的部位、性质以及严重程度采取相应的营养支持方案。

一、胃炎膳食营养防治

胃炎是指由各种原因引起的胃黏膜炎症，是一种常见的消化系统疾病。由于临床表现特点不同，又分为急性胃炎和慢性胃炎。由于胃的炎症促发消化道的症状，如上腹部不适或疼痛、恶心、呕吐与食欲减退等。不仅影响进食量，还直接减少营养素的消化、吸收与利用。

（一）急性胃炎的营养防治

急性胃炎是指不同的病因致胃黏膜的急性炎症，其中急性单纯性胃炎属多发病，其病因多为食物的过冷、过热、过粗；茶水的过浓、调味品过刺激；咖啡与酒精饮料的过量以及某些对胃黏膜有刺激与不良的药物所致。通过饮食营养的调理，适当合理的药物治疗，预后一般较好。

1. 营养因素

（1）能量　急性胃炎因进食不妥后引起胃黏膜的损伤，出现胃部不适或疼痛，严重者在短期内需禁食，使胃黏膜得到休整，一旦病情减轻或好转，要采取少量多餐，从流质、半流质、软食按序逐步提供能量。根据不同患者的病情，合理补充能量，不可过早、过量补充能量以避免加重胃的负担。

（2）维生素　患者初期一般进食较少，不宜选用膳食纤维丰富的水果类、蔬菜类和不易消化的畜、禽类食物，同时患者的胃对消化吸收营养素的能力有限，比较容易发生水溶性维生素 B_1、维生素 B_2、维生素 C 与脂溶性维生素 A 和维生素 E 等多种维生素的缺乏。

（3）矿物质　急性胃炎患者因上腹不适或疼痛及食欲减退等，每天摄入的食物量减少或不足，很容易出现矿物质的种类和数量的缺乏而导致人体内电解质紊乱，常见有低钠和低钾情况，少数患者有低钙症状。如病前有缺铁性贫血，在病后有可能加重。临床上通过血液检验可全面了解，必要时给予静脉补充。

（4）水　急性胃炎患者表现恶心、呕吐后，不仅进食进水减少，还出现反复多次的呕吐，容易发生失水或脱水，为此要及时通过静脉营养，不仅补充水，同时还可补充维生素和矿物质。经营养支持缓解症状后，开始鼓励喝温开水。

2. 营养治疗　急性胃炎的营养治疗显得十分重要，在尽早查清病因后采取卧床休息，通过合理的饮食营养调理，能减轻胃的负担，促进胃黏膜修复。根据急性胃炎的临床症状选择相应的药物治疗。

（1）合理补充能量　在急性胃炎初期，原则上要安排少量多餐的流质，不仅是补充一定的能量，还可以中和胃酸，调整胃部功能，减轻胃黏膜负担。最初可选用清流质，待症状改善后酌情选用奶类、蛋汤与红枣汤等。待病情进一步缓解与好转后可改用半流质，其量从少到多，其质从稀到稠。根据患者的个体情况，选择主食的补充方式和内容。待临床症状消失进入康复期，可配软食，如软饭、面条、米线等。暂时不能提供富含膳食纤维的食物，如番薯和玉米等。

（2）重视微量营养素　急性胃炎患者胃部的症状对摄入食物的质和量均有一定影响，需要认真科学设计，完全能做到合理营养。在补充能量时，选用米汤、牛奶、豆奶、蛋汤与果汁均可补充部分的微量营养素，如维生素 B_1、维生素 B_2、维生素 C、钙、铁等。要注意每天选多种类、多品种、多颜色的食物，且要注意食物的温度，保持约 30℃ 为好。不宜过热或过冷，这对胃黏膜修复不利，要十分注意患者的个性化需求。

（3）补足饮水量　由于消化道症状，患者体内丢失了部分水，而且摄入水量又不够，可能会出现血容量不足，故在发病后鼓励喝温开水，从少量约 50ml 开始，以每隔 2 小时补充 100ml 或 150ml 左右为宜。根据患者的情况也可以在开水中加适量盐或糖，但切忌喝咖啡或含碳酸饮料，避免增加胃酸分泌与干扰胃的功能。

3. 食物的选择

（1）宜选食物　急性期以选流食为主，如米汤、蛋汤、牛奶、豆奶、新鲜果汁等；待病情缓解后可选用无渣或少渣半流食，如大米粥、皮蛋粥、黑米粥、水蒸蛋、面糊等，在粥中可加少量鱼沫、肉沫、菜沫等；待病情进一步好转和食欲增加时，可选用普通主食类，如软饭、馒头、花卷、软面条等，配上鱼丸、肉丸、蒸鱼、鸡丁、牛肉羹及各种颜色的新鲜果蔬类，以蒸、炒、煮、炖的烹调方法，尽量做到多样化、多彩化、多形化，以提高患者的食欲，促进人体对营养的需求。

（2）忌用或少用食物　急性胃炎是胃黏膜的急性损伤，凡对胃黏膜有刺激的食物均要忌用，如酒精类饮料、碳酸饮料、辛辣的调味品类与咖啡等；火锅类食物、油炸与油煎类食物、高温食物与冰镇食物等。常见如白酒、黄酒、啤酒、苏打水；辣酱、白胡椒、黑胡椒、芥末、咖喱；油条、炸鸡、烤鸡、油饼；棒冰、雪糕、冰激凌等。

（二）慢性胃炎的营养防治

慢性胃炎是指不同的病因致胃黏膜的慢性炎症，按病理分为慢性浅表性胃炎与慢性萎缩性胃炎。因周围环境有害因素长期而反复作用于易感的体质人群而致病。临床表现缺乏特异性，除有常见消化不良症状外，还可有消瘦、贫血、舌炎与出血等。如明确病因后积极治疗，重视饮食营养调理，适当对症治疗预后良好。

1. 营养因素

（1）产能营养素　慢性胃炎患者由于长期存在消化道症状，对于摄食有一定的惧怕心理，认为摄食会加重胃部不适或疼痛，从而限制摄食导致碳水化合物、蛋白质与脂肪的摄入不足，甚至出现人体能量的不足而感乏力与疲劳，碳水化合物摄入不够导致体重偏低或消瘦，脂肪与蛋白质缺乏导致低蛋白血症或呈负氮平衡。

（2）维生素　长期的摄食行为存在失衡状态，人体的维生素正常代谢出现异常，包括摄取不足、吸收不良及维生素代谢失衡而影响了胃黏膜的康复。富含水溶性维生素食物摄入不足，导致维生素 B_1、维生素 B_2、维生素 B_6 与维生素 B_{12} 等缺乏，B 族维生素缺乏不利于胃黏膜的修复，且会加重其变性。对胃酸缺乏的慢性胃炎者，维生素 B_{12} 有可能会吸收不良，可引起恶性贫血。维生素 C 缺乏直接影响营养胃黏膜及微血管的保护与健康。

（3）矿物质　慢性胃炎患者存在消化能力差，同时还存在摄食的心理问题，如焦虑、抑郁等。长期的病情影响到食物营养的失衡，不同的患者体内存在不同程度的矿物质缺乏，常见钠、钾、铁、钙与锌的摄入不足或缺乏，出现相应的临床表现。

2. 营养治疗　慢性胃炎的营养治疗贵在坚持，通过对膳食种类、膳食结构与每天的餐次科学调整，杜绝一切不利于胃黏膜健康的因素，可以较快地促进胃黏膜的修复与胃的功能康复，较快改善临床症状，逐渐增加摄食，改善全身营养状况。

（1）重视产能营养素补充　慢性胃炎患者消化功能差，对营养素全面吸收偏低，体重偏轻或消瘦，能量的提供适当增加。碳水化合物可占每日总能量的 65% ~ 70%，分为 3 ~ 5 餐补充，也可在正常三餐之间加餐。可以选用易消化且不伤胃黏膜和胃功能的主食，如软饭、粥、软面条、米粉和河粉等。蛋白质的选择，应重视优质蛋白质的比例，保持在 1/3 以上。脂肪摄入宜保持健康人的标准，具体根据患者的体重来核定。

（2）酌情提供微量营养素　慢性胃炎可选择各种不同颜色的蔬菜水果，以补充 β - 胡萝卜素、维生素 B_2、维生素 C 等。选择鱼、畜与禽类，烹调时可切碎块和切末，不仅有利于消化与吸收，还可减轻胃的负担，能提供丰富的维生素 B_1、维生素 B_{12}、维生素 E 等。同时可补充人体所需的钠、钾、钙、锌与镁等元素。在选择蔬菜和水果时，减少不可溶性膳食纤维的过量摄入，以减少对胃黏膜的损伤，影响微量元素的吸收。对于食欲欠佳、进食不多的患者，可酌情选用膳食补充剂。

（3）忌酒精饮料与咖啡　酒精对胃有一定的刺激作用，对于喝高浓度的酒或者低浓度的酒且数量较多，对胃部健康都同样有一定影响。对慢性胃炎患者，饮酒后会损伤黏膜，增加糜烂或者发生出血。喝咖啡后会促进胃酸的分泌，过多的胃酸可刺激胃部出现不适或疼痛。

（4）养成良好的饮食习惯　坚持一日有规律或定时的早、中、晚主餐为主，另加 2～3 次加餐，在两次主餐间加餐为宜。每餐食量切勿过多，尽量细嚼，让唾液与食物充分搅拌，既有助于消化与吸收，又可减轻胃的负担。

3. 食物的选择

（1）宜用食物　要以易消化无刺激为原则。主食可选用软饭、面条、米面、发糕等；副食可选用肉末、鱼末、蒸蛋、鸡丝、虾泥等，与各类新鲜和各种颜色的蔬菜搭配，可把青菜叶、大白菜叶切成碎末，把菜梗切成菜丁，萝卜切成丝或片，清水煮后加较少油盐，或加肉末、鸡肉丝混炒。

（2）忌用或少用食物　各种辛辣的调味品，如胡椒、辣椒、大蒜、洋葱等；不选吃火锅及其各类调料；避免用过冷或冰镇食品，如冰激凌、冰棒、酸奶等；不选膳食纤维高的食物，如地瓜、玉米、芹菜等；不选油炸食品，如油条、油饼、炸鸡腿、炸薯条等；不选糯米类食品，如年糕、糯米饭团等；不饮各类酒类。

二、消化性溃疡膳食营养防治

消化性溃疡是指胃和十二指肠的慢性溃疡，是一种常见病和多发病。做好饮食营养调理，可促进消化性溃疡的症状减轻或缓解，部分患者的消化性溃疡可以愈合，反之，患者有可能会出现消化性溃疡的并发症，如出血、梗阻、穿孔、恶变等不良后果。

（一）营养因素

1. 脂肪　可强烈刺激胆囊收缩素的分泌，延长胃排空时间，食物刺激胃酸分泌的作用加强，增加胃酸对黏膜的损伤；胆囊收缩素的分泌增加，易造成胆汁反流，加重对胃黏膜的腐蚀作用，不利于黏膜修复。

2. 蛋白质　虽是弱碱性食物，但摄入过多反而增加胃酸分泌。

3. 碳水化合物　多糖对胃酸的分泌无明显影响，但单糖、双糖可刺激胃酸分泌。

4. 酒　可刺激胃酸分泌增加，有文献报道，果酒和啤酒比高度酒刺激性更强。

5. 牛奶　一直作为传统性治疗消化性溃疡的食物，现已证实，牛奶是强促胃酸分泌剂。

6. 咖啡　溃疡病发作期，咖啡可加重溃疡病的消化不良症状和胃酸分泌。

7. 食盐　过咸食物可增加胃酸分泌。

（二）营养治疗

胃和十二指肠溃疡发生部位和症状有所不同，但膳食治疗原则相同。最终目的是减少和中和胃酸分泌，维持胃肠上皮组织的抵抗力，减轻患者不适感，促进溃疡愈合，恢复良好的营养状况，并防止复发。必要时配合肠内营养相关制品调节营养代谢。

1. 定时定量　养成良好的饮食习惯，坚持有规律地摄入三餐。

2. 避免刺激性食物　机械性和化学性刺激过强食物应避免食用。机械性刺激增加对黏膜的损伤，破坏黏膜屏障；化学性刺激会增加胃酸分泌，对溃疡愈合不利；易产酸、易产气、生冷、坚硬的食物，以及强烈调味品均属禁忌。

3. 选择细软易消化食物　选择营养价值高的食物，如鸡蛋、豆浆、鱼类、瘦肉等。经加工烹调使其变细软，易消化，对胃肠无刺激。

4. 供给充分的营养物质，补充足够能量、蛋白质和维生素　营养素比例为半流质膳食时，碳水化合物为 55%，蛋白质为 15%，脂肪为 30%；流质膳食时碳水化合物为 60%，蛋白质为 20%，脂肪为 20%。

（1）足量蛋白质　蛋白质对胃酸起缓冲作用，可中和胃酸，但蛋白质在胃内消化又可促进胃酸分泌。应供给足够蛋白质以维持机体需要，每天按 1g/（kg·BW）供给，促进溃疡修复。如有贫血，至少应按 1.5g/（kg·BW）供给。

（2）无需严格限制脂肪　因其可抑制胃酸分泌。适量脂肪对胃肠黏膜没有刺激，但过高可促进胆囊收缩素分泌增加，抑制胃肠蠕动。胃内食物不易进入十二指肠，易引起胃胀痛。可供给 70～90g/d，应选择易消化吸收的乳酪状脂肪，如牛奶、奶油、蛋黄、奶酪等及适量植物油。

（3）多食用碳水化合物　既无刺激胃酸分泌作用，又不抑制胃酸分泌，每天可供给 300～350g。选择易消化食物，如浓粥、面条、馄饨等。蔗糖不宜过多，因可使胃酸分泌增加，易致胀。主食以面食为主，出血时可吃少量流质膳食。

（4）供给丰富维生素　选择富含 B 族维生素、维生素 A 和维生素 C 的食物。

5. 烹调方法　溃疡病患者所吃食物必须切碎煮烂。可选用蒸、煮、氽、软烧等烹调方法，不宜用油煎、炸、爆炒、醋溜、冷拌等方法加工。

6. 其他　进食时应心情舒畅、细嚼慢咽，以利于消化。照顾患者膳食习惯，配制可口饭菜。供给细软、纤维少食物，应注意预防便秘。睡前加餐，对十二指肠溃疡尤为适宜，可减少饥饿性疼痛，有利于睡眠。

7. 食物的选择

（1）宜选食物　全流质膳食，可配豆浆、米汤、牛奶、红枣汤、新鲜果汁，每隔 2～3 小时进餐一次；半流食膳食，如蒸蛋、藕粉羹、豆腐脑等，酌情可配用虾、肉、鸡、鱼等做原料而成的泥状或丸子等；软食主食为白米粥，粥中可加蛋、鸡肉末、肉末与鱼末；黑米粥，粥中加红枣泥、黑枣泥、赤豆泥等；软面条加蛋丝、肉丝、鱼丸、鱼片、菜末等。餐间可选用牛奶、苏打饼干、水果羹等。

（2）忌用或少用食物　调味品如辣椒、咖喱粉、芥末等；饮品如浓茶、咖啡、酒等；膳食纤维丰富的食物，如芹菜、韭菜、竹笋、藕等；产酸的食物如马铃薯、红薯、甜食等；产气的食物如生葱、生蒜、蒜苗等；生冷或坚硬的食物，如冰激凌、雪糕等。另外，如酱腊肉、火腿、香肠、油条、糯米年糕等也不宜选用。

三、腹泻膳食营养防治

腹泻是较常见的消化系统症状，是指大便次数和粪便水分增加，常可伴随腹部不适与大便紧迫感等。可分为急性腹泻和慢性腹泻两种。膳食调理是减轻腹泻症状、促进快速康复的基础疗法。

营养治疗原则为：补充营养时不宜过急，应根据病情灵活掌握，循序渐进提高营养素摄入量，以适应肠道的消化能力，否则会使病情恶化。总原则是高蛋白质、高能量、少渣、低脂肪膳食。必要时配合肠内营养相关制品调节营养代谢。

1. 低脂少渣　每天脂肪 40g 左右，过多不易消化，并加重胃肠负担，刺激胃肠蠕动，加重腹泻，故植物油也应限制，有条件时可采用部分中链脂肪代替常用的长链脂肪。注意烹调方法，以蒸、煮、氽、烧等为主，禁用油煎炸、爆炒等。可用食物有瘦肉、鸡、虾、鱼、豆制品等。注意少渣，粗纤维食物能刺激肠蠕动，使腹泻加重，而少渣膳食可减少肠蠕动、减轻腹泻，故宜进食细挂面、粥、烂饭等。当腹泻次数多时最好，暂时不吃或尽量少吃蔬菜和水果，可给予鲜果汁、番茄汁以补充维生素。

2. 高蛋白、高能量　慢性腹泻、病程长，常反复发作，影响食物消化吸收，并造成体内贮存的能量消耗。为改善营养状况，应给予高蛋白、高能量膳食。注意能量供给应逐渐加量，如一开始就给大量高能量、高蛋白食物，或能量增加过快，营养素不能完全吸收，反而可能加重胃肠负担。可供给蛋白质每天 100g 左右，每天能量 10.46～12.55MJ（2500～3000kcal）。

3. 禁忌食物 粗粮、生冷瓜果、冷拌菜等；含粗纤维多的韭菜、芹菜、榨菜等；坚硬、不易消化的肉类，如火腿、香肠、腌肉等；刺激性食物如辣椒、烈酒、芥末、辣椒粉，以及肥肉、油酥点心等高脂肪食物。

四、便秘膳食营养防治

便秘是常见症状而不是单纯的疾病。主要是指粪便在肠腔内滞留过久，内容物的水分降低，粪便过于干燥坚硬，以致不易排出，正常排便规律消失，称为便秘。

（一）营养因素

大肠的主要功能是吸收水分和贮存食物残渣，形成粪便排出体外。食物残渣主要是未消化的植物，如蔬菜、水果和谷类，残渣中纤维素通过结肠时，像海绵一样吸收水分，增加粪便容量再经结肠排出体外。因此，食物中的膳食纤维长期不足会导致便秘。

（二）营养治疗

应根据不同类型，给予适当的膳食。养成定时排便的习惯，避免经常服用泻药和灌肠，适当增加体力活动。必要时配合肠内营养相关制品调节营养代谢。

1. 痉挛性便秘

（1）无膳食纤维低渣膳食 先食低渣半流质，禁食蔬菜及水果，后改为低渣软饭。

（2）适当增加脂肪 脂肪润肠，脂肪酸促进肠蠕动，有利排便，但不宜过多，应控制在100g/d。

（3）多饮水 饮水及饮料，保持肠内粪便中水分以利通便，如每日清晨空腹喝1杯温开水或蜂蜜水等。

（4）进食琼脂类制品 琼脂在肠内吸收水分，使粪便软滑，有利排泄。

（5）禁食刺激性食物 禁止食用烈酒、浓茶、咖啡、辣椒、咖喱等刺激性食物。

2. 梗阻性便秘 若为器质性病变引起的，应首先治疗疾病去除病因，如直肠癌、结肠癌等。若为不完全性梗阻，可考虑给予清流质膳食。膳食仅限于提供部分能量，并最低限度保持食物残渣，以肠外营养作为供给能量的主要方式。

3. 无力性便秘

（1）增加高膳食纤维食物 多供给含膳食纤维食物，包括可溶性和不溶性纤维，以刺激肠管，促进胃肠蠕动，增强排便能力，如粗粮、带皮水果、新鲜蔬菜等。可选用多纤维素制剂，每天摄入膳食纤维14g以上，有较好疗效。

（2）多饮水 多饮水及饮料，使肠内保持足够的水分，有利粪便排出。

（3）供给B族维生素丰富的食物 多食用含B族维生素丰富的食物，可促进消化液分泌，维持和促进肠蠕动，有利于排便。如粗粮、酵母、豆类及其制品等。

（4）多食产气食物 多选食易于产气的食物，以促进肠蠕动加快，有利排便，如洋葱、萝卜、蒜苗等。

（5）高脂肪 适当增加高脂肪食物，植物油能直接润肠，且分解产物脂肪酸有刺激肠蠕动作用，如花生、芝麻、核桃及花生油、芝麻油、豆油等，每天脂肪总量可达100g。供给润肠通便食物，如琼脂及其制品、银耳羹等。

（6）膳食禁忌 禁忌烟酒及辛辣食物等，因这些食物对通便不利。

第五节　泌尿系统疾病膳食营养防治

PPT

泌尿系统是人体重要的排泄系统。肾脏疾病和饮食营养关系密切，如治疗不及时或治疗效果不理想，有可能转变为肾衰竭，肾衰竭是严重的预后较差的疾病，需要及时治疗。早期发现肾脏疾病，通过有效营养干预与治疗，可以改善与稳定病情。

一、肾衰竭膳食营养防治

（一）急性肾功能衰竭

急性肾功能衰竭是由各种原因引起的肾功能在短期内急剧下降，导致氮质潴留、水和电解质紊乱、酸碱平衡失调的一种临床综合征。肾前性、肾性和肾后性因素均可引起急性肾功能衰竭。根据临床表现和病程进展，可分为少尿或无尿期、多尿期和恢复期三个阶段。

少尿或无尿期是急性肾功能衰竭的危急阶段，尿量迅速减少，甚至无尿，氮代谢产物排出减少，使血肌酐和尿素氮增高。水、电解质紊乱和酸碱失调主要表现为水过多、高钾血症和代谢性酸中毒，还可发生低钙血症、高磷血症、低钠血症、低氯血症、高镁血症等。高钾血症是急性肾衰发生死亡的主要原因之一。消化系统症状，如食欲减退、恶心呕吐、腹胀、呃逆或腹泻等是急性肾功能衰竭的最早期表现。高血压、急性心衰、脑水肿以及肺部感染、尿路感染、消化道出血和多脏器功能衰竭等均是少尿或无尿期常见的表现。多脏器功能衰竭是少尿期常见的死亡原因之一。多尿期尿量进行性增多，肾功能开始恢复，临床症状开始好转，血尿素氮和肌酐开始下降。存在高分解代谢的患者仍可出现血肌酐和尿素氮增高。持续多尿可发生低钾血症、脱水、低钠血症等。恢复期尿量开始恢复正常，血肌酐和尿素氮逐渐恢复正常，肾功能完全恢复需1年左右的时间。由于此前的营养失调严重，组织蛋白大量消耗，患者常有消瘦、乏力、面色苍白、肌肉萎缩等表现。

1. 营养因素

（1）能量与蛋白质　导致急性肾功能衰竭的各种因素使机体处于应激状态，患者血中儿茶酚胺、胰高糖素水平升高，蛋白水解酶活性增加，体内热能和蛋白质等营养素分解代谢加强，合成代谢减弱，常处于热能和氮的负平衡。热能消耗增多，碳水化合物、脂肪、蛋白质分解加速，患者出现消瘦、肌肉萎缩、低蛋白血症等营养不良的表现。急性肾功能衰竭患者每天蛋白质丢失可达150~200g，甚至更多，体内蛋白质分解的加剧和肾功能的损害加速了氮代谢产物在体内的潴留，如尿素氮、肌酐等物质的血浆水平升高。

（2）水、电解质和酸碱平衡　少尿期排尿减少，水分聚积体内。体内物质代谢加速和酸性代谢产物的堆积，导致血pH值下降，出现代谢性酸中毒。少尿的同时伴随排钾减少，高钾血症是主要的电解质紊乱表现。组织破坏和蛋白质分解时释放出的钾离子、酸中毒时细胞内钾的外移以及饮食高钾、服用含钾或保钾的药物等，都能导致高钾血症的发生。镁和钾都是细胞内主要的阳离子，二者浓度常同时上升。进入多尿期后，随着排尿量的增加，排钾量也增加，又可能出现低钾血症。少尿期血磷轻度升高，若同时伴有明显酸中毒时，高磷血症较突出，酸中毒纠正后，血磷可有一定程度下降。低钙血症多继发于高磷血症。少尿期可出现低钠血症和低氯血症，两者多同时存在。低钠血症可由于饮水过多、液体中含钠较少以及Na，K-ATP酶活性降低而引起，此时细胞外钠离子进入细胞内造成血钠降低，但体内总体钠不少，为稀释性低钠血症。呕吐、腹泻、大面积烧伤等可造成体内总体钠减少，引起缺钠性低钠血症。低钠血症、高钾血症和酸中毒均能增加镁离子对心肌的毒性。

2. 营养治疗

（1）少尿期或无尿期

1）能量　少尿期或无尿期患者处于高分解代谢状态，为防止脂肪的过度动员和蛋白质的快速分解，应提供充足的能量。一般主张卧床休息时，每日能量摄入应维持1000～1500kcal。能量来源以易于消化的碳水化合物为主。可供给麦淀粉、蔗糖、葡萄糖、蜂蜜、藕粉以及高糖食品，如冰淇淋等。对于无法口服的患者，应由静脉途径输入葡萄糖以提供能量。脂肪也可作为能量来源少量的供给，但脂肪酸代谢对肾功能衰竭时肾功能的影响还不是很明确，有待于进一步研究。能量摄入不宜过高，过多摄入碳水化合物可导致CO_2产生过多，特别是在肺功能受损时，CO_2在体内潴留，可引起高碳酸血症。过多能量摄入还可造成脂肪肝。

2）蛋白质　少尿期或无尿期患者血浆尿素氮、肌酐水平升高，应严格限制蛋白质摄入量，蛋白质量控制在每天0.3～0.5g/（kg·BW），发病初期可不给或仅给予含少量优质蛋白质的低蛋白饮食。食物宜选择含必需氨基酸丰富的牛奶、鸡蛋等。低蛋白饮食既可减少体内肾毒性氮代谢产物的产生和堆积，减轻中毒症状，又可防止肾小球毛细血管因血流增加而引起的血管内压升高，有减缓或阻止肾脏功能减退进程的作用。对于急性肾功能衰竭的患者，通过静脉途径给予大量的蛋白质并不能阻止体内蛋白质的分解，反而使体内堆积更多的肾毒性氮代谢产物，以致加重病情。对于规则进行血液透析的患者，蛋白质限制不必很严格，可每天给予蛋白质1.0～1.2g/（kg·BW），其中优质蛋白质应占总量的50%以上。

3）矿物质　钾、钠、钙等矿物质的摄入量应根据患者血、尿化验结果而定。少尿期或无尿期常伴有高钾血症，应严格限制摄入含钾高的食物，如柑橘、香蕉、黄瓜、胡萝卜、油菜、菠菜、土豆、木耳、海带、紫菜、小米等，尽量选用含钾较低的食物，如苹果、鸭梨、西瓜、葡萄、冬瓜、茄子、西红柿、大白菜、稻米等。各种食物中均含有钾，除避免食用含钾高的食物和选用含钾较低的食物外，可通过加水浸泡，或煮后弃汤的方法减少食物中钾的含量。患者出现水肿、高血压时，应给予限钠饮食。出现低钠血症、低钙血症时，应及时予以相应补充。

4）入液量　少尿期或无尿期应严格限制入液量，通常量出为入，即根据液体排出量调整入液量。一般每日液体总入量为前一天排出液量加上500ml。排出液量中包括尿量、呕吐物量、创面渗液量以及大便含水量等。

（2）多尿期　进入多尿期后，随着血尿素氮的下降，患者的食欲有所改善，能量供给必须充足，可按35～55kcal/（kg·d）计算。热氮比应维持在300～450kcal：1g。蛋白质可按每天0.5～0.8g/（kg·BW）供给，其中优质蛋白质应占50%以上，以满足组织修复的需要，同时支链氨基酸应占必需氨基酸的40%～50%，以利于肌肉蛋白的合成。体内钾可随排尿量的增加而排出增多，容易出现低钾血症，应及时根据血钾检验结果进行补充，饮食中多选用含钾高的蔬菜、水果等食物。患者存在水肿、高血压时，应给予限钠饮食。而出现低钠血症时，则应及时予以补钠。入液量取决于前一日尿量，总入量应少于尿量，一般为尿量的2/3左右比较合适。同时应注意维生素的补充，特别是水溶性维生素补充，尽量食物补充，必要时可使用维生素制剂。

（3）恢复期　能量应供给充足，每日在3000kcal左右。增加蛋白质供应，可逐渐增加至1.0g/（kg·d）或更多，优质蛋白质应占35%～50%，并根据肾功能恢复情况随时进行调整。病情稳定一段时间后，可恢复正常饮食。尿量恢复正常后，入液量可达1500～2000ml/d。

3. 食物选择

（1）宜用食物　可选用藕粉、蜂蜜、白糖、粉丝、粉皮、凉粉、核桃、山药、干红枣、桂圆、干莲子等，按病情限量选用蛋类、乳类。少尿期可用葡萄糖、蔗糖以及少量香料或鲜柠檬，可制成冰块或溶入定量的水中服用。多尿期可用各种饮料，如果汁、茶、可可等，亦可选用水果、蔬菜和果蔬汁。

（2）忌用或少用食物　忌用或少用青蒜、大葱、韭菜、辣椒、酒、咖啡、咸肉、动物内脏、油煎炸食物等油脂类和刺激性食品。膳食少用盐和酱油。

（二）慢性肾功能衰竭

慢性肾功能衰竭是各种慢性肾脏疾病持续发展的共同转归，是以代谢产物潴留，水、电解质紊乱和酸碱平衡失调以及出现全身各系统受累症状为主要特征的临床综合征。具有进行性和不可逆性的特点。发病率男性高于女性。

按肾功能损害程度，通常分为四期：肾功能不全代偿期，又称为肾贮备功能减退期，肾小球滤过率 $50 \sim 80ml/min$，血肌酐 $133 \sim 177\mu mol/L$，临床无肾功能不全症状；肾功能不全失代偿期，又称为氮质血症期，肾小球滤过率 $20 \sim 50ml/min$，血肌酐 $186 \sim 442\mu mol/L$，临床出现轻度消化道症状和贫血等；肾功能衰竭期，又称为尿毒症期，肾小球滤过率 $10 \sim 20ml/min$，血肌酐 $451 \sim 707\mu mol/L$，临床出现水、电解质紊乱和酸碱平衡失调以及明显的多系统受累症状；肾功能衰竭终末期，又称为尿毒症晚期，肾小球滤过率小于 $10ml/min$，血肌酐大于 $707\mu mol/L$，临床出现明显的贫血、恶心、呕吐等尿毒症症状和多系统受累症状以及严重的水、电解质代谢紊乱与酸碱平衡失调。终末期只有通过透析治疗才能维持生命，或通过肾移植获得新生。

1. 营养因素

（1）蛋白质代谢　慢性肾功能衰竭患者肾小球滤过率降低，导致体内氮代谢产物，如尿素、肌酐、胍类等排出减少，潴留增加。患者常伴有蛋白质和能量摄入不足，加之感染、出血以及体内激素与酶异常的影响，导致蛋白质分解增加而合成减少，长期处于负氮平衡状态，患者瘦组织减少，血浆白蛋白、前白蛋白、转铁蛋白等水平下降。患者血中氨基酸比例失调，必需氨基酸水平下降，可低于正常人 $25\% \sim 30\%$，非必需氨基酸升高，可高于正常人 15%，支链氨基酸/芳香族氨基酸比值下降。由于体内组氨酸前体生成减少及苯丙氨酸羟化酶活性降低，对于正常人属于非必需氨基酸的组氨酸和酪氨酸，在慢性肾功能衰竭患者体内合成减少，因而成为慢性肾功能衰竭患者的必需氨基酸，必须由外界提供。

（2）糖和脂肪代谢　$70\% \sim 75\%$ 的尿毒症患者有葡萄糖耐量降低表现，糖耐量曲线出现类糖尿病变化，血中胰高血糖素浓度增加。脂代谢异常主要表现为血甘油三酯水平升高，低密度脂蛋白和极低密度脂蛋白明显增多。脂代谢异常在于脂质合成代谢亢进和分解代谢受抑制两方面原因，而且以分解代谢受抑制为主要原因。

（3）水、电解质代谢　随着肾脏功能的减退，肾脏保持和调节钠平衡的能力降低，加上水、钠摄入因素，既可以引起水钠潴留，又可以引起水钠缺乏。肾脏的排钾功能减退、严重的酸中毒、长期使用保钾利尿剂、摄入高钾食物等可导致高钾血症。呕吐、腹泻、钾摄入量不足以及使用排钾利尿剂等，可导致低钾血症。慢性肾功能衰竭患者常出现高磷血症和低钙血症。高磷血症主要与肾小球滤过率下降、尿磷排泄减少有关。血磷升高，可形成磷酸钙在骨与软骨组织沉积，可抑制肾脏的维生素 D 活化功能，影响肠道钙吸收，从而造成低钙血症。

（4）酸碱平衡　由于酸性代谢产物潴留，肾小管重吸收碳酸氢根、合成氨的能力以及排泄氢离子的能力均减退，引起酸碱失衡。

2. 营养治疗
是慢性肾功能衰竭综合治疗的重要组成部分，特别是对非透析治疗的患者更是如此。营养治疗应在疾病早期，尚无明显分解代谢、尿毒症症状时开始，以便充分发挥疗效。

（1）低蛋白、麦淀粉饮食疗法

1）限制蛋白质　限制蛋白质对慢性肾功能衰竭患者极为有益，大多数患者可减少氮代谢产物的堆积，保护残存肾单位，减缓病情进展。蛋白质的供给量各期有所不同，肾贮备功能减退期 $0.7 \sim 0.8g/(kg \cdot d)$，氮质血症期 $0.6 \sim 0.7g/(kg \cdot d)$，尿毒症期 $0.5 \sim 0.6g/(kg \cdot d)$，尿毒症晚期 $0.3 \sim$

0.5g/（kg·d）。儿童患者的蛋白质限量最好不低于 1.0～2.0g/（kg·d），以保证其生长发育的需要。在每日供给的蛋白质总量中，优质蛋白应占 50% 以上。

麦淀粉饮食的原理是在每日蛋白质限量范围内，用含植物蛋白质极低的麦淀粉或其他淀粉全部或部分代替大米、面粉等主食，以满足能量的需要，将节约下来的蛋白质用高生物价的蛋白质食物，如鸡蛋、牛乳、瘦肉等补充。大米、面粉等含植物蛋白 6.8% 和 9.9%，而麦淀粉含植物蛋白 0.3%～0.6%，因而，麦淀粉饮食可供给更多高生物价的动物蛋白质，减少低生物价的植物蛋白质，以提高膳食中必需氨基酸的供给量，降低非必需氨基酸摄入量。其他淀粉可来源于玉米、土豆、红薯、山药、芋头、藕粉等。

2）充足供给能量　低蛋白饮食时，能量必须供给充足，以提高蛋白质的利用率。一般可按 30～35kcal/（kg·d）供给，每日总能量在 2000～3000kcal。氮热比应达到 1g：（250～300）kcal。能量的 85%～90% 应来源于麦淀粉，少量来源于米、面和脂肪。

3）控制脂肪摄入量　控制患者血脂水平，能防止动脉硬化，防止肾小球硬化有益。脂肪供能占总能量的 30% 左右，脂肪中多不饱和脂肪酸、单不饱和脂肪酸与饱和脂肪酸之比应为 1：1：1，其中饱和脂肪酸不应超过 1/3。烹调时应多用植物油，膳食中可适当增加鱼类食物。

4）矿物质、维生素的摄入　患者存在水肿和严重高血压时，应限制钠的摄入。无水肿和严重高血压时，可不必限制钠摄入，以防低钠血症的发生。使用利尿剂或伴有呕吐、腹泻时，则应适当增加钠的摄入量。患者有高钾血症时，应限制饮食中钾的摄入量，慎用含钾量高的蔬菜和水果，若出现低钾血症，则要注意补钾。出现高磷血症时，饮食中磷应低于 600mg/d。必要时给患者口服氢氧化铝或碳酸铝乳胶，可促进磷排出。低蛋白饮食可降低磷的摄入量。每日膳食钙摄入量应为 1400～1600mg，有利于防治血钙降低，必要时可补充钙制剂。铁、锌、水溶性维生素等容易缺乏，除在膳食调配时尽量补充外，还可适当补充维生素制剂。

（2）必需氨基酸疗法　是在低蛋白饮食和充足能量的基础上加用必需氨基酸制剂的疗法。该疗法能够改善患者体内氨基酸代谢异常，纠正必需氨基酸与非必需氨基酸的比例失衡，能够利用自身滞留的氮来合成体蛋白，减少含氮代谢产物潴留，改善蛋白质营养状况，还能够减少磷的摄入量，有利于改善高磷血症。必需氨基酸疗法比单用低蛋白饮食疗法效果要好。蛋白质摄入量 0.3～0.5g/（kg·d），能量摄入量 30～35kcal/（kg·d），必需氨基酸制剂摄入量相当于正常人必需氨基酸需要量的 2～3 倍，建议 8 种必需氨基酸的安全需要量是 12.7g/d。常用的必需氨基酸制剂有粉剂、冲剂以及肾用必需氨基酸注射液。口服必需氨基酸可促进肝脏蛋白质的合成，静脉注射可促进肌蛋白合成，所以必需氨基酸一般以口服为宜，不能或不宜口服时，可静脉给予必需氨基酸注射液，滴速为 15 滴/分。应用必需氨基酸疗法时，应注意纠正脱水、低血容量、代谢性酸中毒、低钾血症和低钠血症等情况。同时配合使用维生素 C、B 族维生素、蛋白质同化激素等，注意补充微量元素。当慢性肾功能衰竭出现肝性脑病、持续性少尿或无尿时，应慎重使用必需氨基酸疗法。

（3）α-酮酸的疗法　在正常人体内，L-氨基酸和对应的 α-酮酸可互相转化，保持体内平衡。α-酮酸不含氮，当 α-酮酸转化成对应的 L-氨基酸时，利用代谢产生的氮合成氨基酸，既可节省氮源，又可降低尿素氮和肌酐。已证明缬氨酸、亮氨酸、异亮氨酸、苯丙氨酸、甲硫氨酸、色氨酸和组氨酸均可由对应的 α-酮酸转化而成。

在低蛋白饮食的基础上加用 α-酮酸，通过酮酸转化，补充血中必需氨基酸，纠正必需氨基酸、非必需氨基酸比例失调，提高蛋白质合成率，改善氮平衡，纠正营养不良。采用此疗法时，患者摄入氮量较其他饮食疗法要低，可减轻残存肾单位的负担，改善肾功能，可降低血磷和甲状旁腺激素水平，减轻钙、磷沉积对肾脏的损害。透析患者加用 α-酮酸制剂，可减少透析次数，并减轻症状，延缓病程。

α-酮酸的疗法一般只能改善临床症状，不能影响预后。肾小球滤过率低于 5~15ml/min 时，可采用此疗法。用此疗法时，蛋白质摄入量一般每日限制在 15~30g，能量必需充足，以 35~45kcal/(kg·d) 为宜。α-酮酸口服或静脉使用时，用量为 0.1~0.2g/(kg·d)，口服时，全天量分 5~6 次服用，静脉滴注时，滴速为 15 滴/分。胰岛素是调节 α-酮酸代谢的主要激素，使用 α-酮酸时，应供给充足的葡萄糖和胰岛素。应用 α-酮酸疗法时，注意防止出现脱水、电解质紊乱、微量元素缺乏和高钙血症等。由于 α-酮酸多为钙盐，因此膳食中钙不宜过高。

3. 食物的选择

（1）宜用食物　可选用麦淀粉、藕粉、蜂蜜、白糖、凉粉、粉皮、粉丝等，土豆、白薯、山药、芋头、藕、荸荠、南瓜等也可选用。根据疾病分期，在蛋白质限量范围内选用优质蛋白食物，如鸡蛋、牛乳、瘦肉等。视患者血钾情况，适当选择蔬菜和水果。

（2）忌用或少用食物　凡含非必需氨基酸高的食品，如干豆类、豆制品、硬果类及谷类等应限制。高血钾时应慎用含钾量高的蔬菜和水果。忌用动物脏器、油煎炸食物等油脂类和刺激性食品。膳食少用盐和酱油。

二、肾结石膳食营养防治

随着人民生活水平的不断提高，因不恰当补钙和食用某些保健食物，肾结石的发病率呈逐渐增高的趋势。结石的形成与尿中某些物质浓度超过其溶解度有关，尿量及尿的酸度、碱度也是影响因素。

（一）营养因素

1. 高钙血症　原发性甲状腺功能亢进、甲状旁腺分泌大量甲状旁腺激素致血钙升高，尿中排钙量增多，甲状旁腺激素减少肾小管对磷酸盐的重吸收，促进磷酸排出，形成磷酸钙结石。维生素 D 中毒症可使钙在肾内沉积、癌症骨转移或分泌甲状旁腺素致高钙血症。

2. 高尿酸血症　原发性高尿酸血症，尿中尿酸排出过多而形成尿酸结石。患者如不节制高嘌呤膳食，则更容易形成结石。

3. 胃肠病变　小肠切除、慢性肠炎可形成草酸钙结石，溃疡病大量服食牛奶和碱性药物，也可致草酸钙结石。

4. 膳食因素　已证实动物蛋白质与含钙肾结石发生有关。吃糖过多也能促进肾结石的形成。如果气候干燥，日照时间长，加上饮水少，可使尿液浓缩，也易使结石发生。

（二）营养治疗

应针对结石化学组成成分处理，虽其组成成分很多也存在于食物中，但结石形成并不完全来源于外因，部分是由机体代谢紊乱而生成。对于混合型结石膳食控制较为困难。能确定化学成分较单纯的结石，膳食控制是可起到辅助治疗效果的。当确定结石为碱性者，膳食中多采用呈酸性食物，促使尿液呈酸性反应，有利于结石溶解。反之，酸性结石每天多采用呈碱性食物，可促使尿液呈碱性反应，酸性结石易于溶解。肾结石患者经仔细、全面地检查后，根据结石的成分或血和尿的检查，可采用膳食进行治疗，调整膳食，必须改变膳食习惯，对预防结石再发生和消除成石因素有一定的积极作用。

1. 尿酸结石　体内尿酸来源有两种。内源性尿酸来自机体嘌呤代谢异常，血尿酸偏高不易控制；外源性尿酸来自于摄入的食物，采用低嘌呤膳食。如痛风治疗时，低嘌呤膳食控制临床症状。

（1）限制蛋白质　每天蛋白质总量应按 0.8~1.0g/kg。

（2）增加新鲜蔬菜和水果　蔬菜和水果含有丰富的 B 族维生素和维生素 C，在体内的代谢产物呈碱性时由尿中排出。尿酸结石在碱性尿液易溶解，故有利于治疗，最好每隔 1~2 天食用 1 次由水果及生蔬菜组成的膳食。

（3）低能量　因患者多为肥胖体形，体重超重，应限制能量供给，故选用低能量的膳食可以减轻体重。

（4）食物的选择

1）宜用食物　谷类细粮为主，因粗粮可生成较多的嘌呤。肉类少量食用，每天100g以内，可吃鱼类、肉类、虾类、鸡肉等，每周2次。青菜或水果可任意选用，鸡蛋和牛奶应适当食用。因尿酸结晶易溶解于碱性尿中，膳食要多采用呈碱性食物。

2）忌用食物　禁食高嘌呤食物，肉类包括猪肉、牛肉及猪肝、猪肾等动物的内脏，各种肉汁、浓肉汤、沙丁鱼、干豆类、蟹等。蔬菜类包括豌豆、扁豆及其他豆类、菜花及蕈类等。酒类及含酒精的饮料、浓茶、咖啡、可可等及强烈的香料及调味品。

2. 磷酸钙或碳酸钙结石　钙盐结石者膳食中应限钙盐，每天500mg以下。若为磷酸钙结石，除限制钙外还须限磷，每天为1000~2000mg。若是甲状旁腺功能亢进患者每天限钙量为200~300mg。含钙高的食物有内脏、豆类、牡蛎、小虾和粗粮等。若为磷酸钙或碳酸钙结石，每天要多食酸性食物，如鱼、禽、瘦肉、蛋、细粮等，可促使尿液呈酸性反应。

（1）低钙低磷膳食　每天供给钙700mg，磷1300mg。忌食含钙丰富的食物，如牛奶、黄豆、豆腐、绿叶蔬菜等。忌食含磷高的食物如动物蛋白、动物内脏及脑髓等。

（2）多食呈酸性食物　供给米、面等呈酸性食物，使尿液呈酸性。

（3）用氯化铵等药物　使尿液酸化，并可口服磷结合剂，以减少磷在肠内吸收，大量饮水。可配合利尿、解痉药物，促使小结石排出。结石小，健康状况良好者，可采用体育活动，弯腰叩击肾区或跳绳，促使结石排出。

3. 草酸钙结石　膳食治疗较难奏效，尿中草酸盐多为内源性，也可因肠内细菌作用于碳水化合物形成，其中33%~50%的草酸由甘氨酸转变而来。凡尿草酸盐含量超过40mg/d者，即应采用低草酸膳食，忌服大量的维生素C。每天可口服叶酸5mg、维生素B_6 10mg，防止甘氨酸转变为草酸盐，并大量饮水以利尿。应禁食菠菜、巧克力、茶、坚果类等含草酸丰富的食物，还应禁用维生素C制剂。多食呈碱性的食物，如牛奶、蔬菜、水果等，使尿液呈碱性。

4. 胱氨酸结石　应限含甲硫氨酸丰富的食物，如蛋、禽、鱼、肉等。限制动物类呈酸性食物，多食植物性呈碱性食物，使尿略呈碱性。有高胱氨酸尿时，可采用低甲硫氨酸膳食。大量饮水，减低尿中胱氨酸浓度，使每天尿量维持在2000~3000ml以上。

第六节　肝胆胰疾病膳食营养防治

PPT

肝胆胰疾病的防治与营养密切相关，通过正确的膳食指导和营养治疗，积极改变生活方式，能有效地控制肝胆胰疾病的发生和发展。

一、脂肪肝膳食营养防治

脂肪肝是多种病因引起肝细胞内脂质蓄积过多的病理状态。一般来说，蓄积在肝内的脂类主要是甘油三酯，其余为磷脂、糖脂或胆固醇酯。

（一）营养因素

1. 营养缺乏　长期过度节食、长时间饥饿、神经性厌食、肠道病变等，从而引起营养素吸收不良、能量供应不足、蛋白质供应低下等，这些都会导致脂肪动员增加。

2. 营养过剩　饮食习惯上喜食甜食、荤菜等，摄入过多脂肪和碳水化合物后，容易引起血脂异常，同时也可导致肝内脂肪代谢紊乱，肝内脂肪蓄积。

3. 肥胖 肥胖患者含有大量的游离脂肪酸，一旦进入肝脏后超过了肝脏的代谢能力，造成脂肪在肝内蓄积。

4. 酗酒 长期大量摄入酒精，酒精进入人体后，主要在肝内代谢，主要代谢产物是乙醛。乙醇和乙醛均对肝细胞有较强的毒性作用，可使肝细胞变性、坏死，影响肝脏对脂肪、蛋白质及糖的正常代谢，引起酒精性脂肪肝。

5. 其他 长期肠外营养支持可以造成肝脂肪变性，引起脂肪肝；2型糖尿病患者40%～50%伴有肥胖，其血浆游离脂肪酸增高，糖类利用障碍导致血糖升高，形成脂肪肝；长期缺乏膳食纤维，如膳食纤维摄入过少也容易引起脂肪肝。

（二）营养治疗

目的是消除和（或）减轻肝脏脂肪沉积，延缓脂肪肝的发展和恶化；改善肝功能，防止并发症。具体营养防治原则如下。

1. 纠正营养不良 对营养不良性脂肪肝患者应给予高蛋白饮食，可以保护肝细胞，促进肝细胞的修复与再生，并有利于脂蛋白的合成和清除肝内蓄积的脂肪。蛋白质补充以 1.2～1.5g/（kg·d）计算，供给 90～120g/d，适当选择优质蛋白质。另外，卵磷脂、胆碱、甲硫氨酸被称为抗脂肪肝物质。每天可供给适量的瘦肉、蛋、鱼豆类及豆制品等。

2. 控制总能量 对从事轻体力活动、体重在正常范围的脂肪肝患者，能量以 30～35kcal/（kg·d）计算；肥胖或超重者以 20～25kcal/（kg·d）计算，使体重降至正常范围内。为避免出现饥饿感，引起全身衰弱和低血糖反应，应逐步减少摄入的总能量。

3. 限制脂肪摄入 脂肪摄入量以 0.5～0.8g/（kg·d）计算。宜选用含不饱和脂肪酸丰富的食物，如鱼类；少吃或不吃油炸食品；全天植物油的用量不超过20g，脂肪不超过40g；胆固醇每天摄入量不超过300mg。

4. 减少碳水化合物的摄入 碳水化合物主要由谷类、薯类供给，摄入量以 2～4g/（kg·d）计算。减少各种单糖、双糖的摄入。

5. 摄入足量的维生素、矿物质及膳食纤维 尤其要注意补充胆碱、B族维生素、维生素C、钾、锌、镁等的食物。保证新鲜蔬菜，尤其是深色蔬菜如绿叶蔬菜的供应，每天食用新鲜蔬菜500g。饮食注意粗细搭配，多吃杂粮。

6. 增加甲硫氨酸食物的摄入 多吃富含甲硫氨酸的食物，如小米、莜麦面、芝麻、菜花、油菜、菠菜、海米、干贝、淡菜等。

7. 限制食盐，饮食清淡 每天食盐用量以不超过6g为宜。忌辛辣、刺激性食物，少用肉汤、鸡汤等含氮高的食物，绝对禁酒。

8. 适量饮水 适量饮水可以减轻体重、促进肝内脂肪代谢。正常体型者建议每天 1200～1500ml；肥胖者因其体内水分比正常体型者少，故需适当增加饮水量，每日需饮水 1400～1800ml。

9. 选用降脂食物 萝卜、芹菜、黄瓜、大蒜、洋葱、牛奶、兔肉、黑木耳、蘑菇、海带、山楂、苹果、红枣、大豆及豆制品、魔芋、燕麦、麦麸、玉米以及茶叶均有降脂作用。

二、肝硬化膳食营养防治

肝硬化是由一种或多种原因引起的肝组织弥漫性纤维化、假小叶和再生结节为组织学特征的慢性进行性肝病。在我国，以病毒性肝炎导致的肝硬化最为常见。肝硬化起病隐匿，病程发展缓慢：肝功能代偿期可无明显症状或症状较轻。临床表现多为腹部不适、食欲减退、消化不良、腹泻、乏力等，常见于劳累后、精神紧张或免疫力低下时；失代偿期以门静脉高压和肝功能减退为特征，表现为食欲减退、恶心厌食、消瘦、乏力、黄疸、出血、贫血、水肿、腹水、脾功能亢进等，其中腹水是最突出的临床表现。后期多因并发症如上消化道出血、肝性脑病、继发感染等导致患者死亡。

（一）营养因素

1. 糖代谢障碍　主要表现为血糖的降低或升高。肝糖原对血糖浓度、维持血糖的稳定有重要的作用。糖原的合成和分解受胰高血糖素和胰岛素的调节，正常肝细胞对胰岛素极为敏感。当肝细胞大量死亡，肝糖原储备减少，肝糖原转化成葡萄糖的过程发生障碍，肝细胞灭活胰岛素能力下降导致血中胰岛素水平升高，这些都可能导致血糖降低；当肝细胞对胰岛素敏感性下降使葡萄糖摄取减少，同时引起胰岛素抵抗、高胰高血糖素血症等引起血糖升高。

2. 蛋白质代谢障碍　肝脏合成和分解蛋白的水平下降。白蛋白合成减少，出现低白蛋白血症、血浆胶体渗透压下降，是导致水肿和腹水的原因之一。白蛋白减少还影响了脂肪酸、某些激素和微量元素等的代谢。同时，肝功能异常，患者食欲欠佳，食量减少，外源性蛋白质摄入减少，也会影响肝细胞的修复和再生，由此形成营养不良和疾病加重的恶性循环。与凝血有关的蛋白质合成障碍会导致凝血异常。

3. 脂肪代谢障碍　脂蛋白的合成与分解代谢出现障碍，可使肝内脂肪蓄积形成脂肪肝。胆固醇在肝内合成出现障碍，可使血清胆固醇降低。肝脏分泌的胆汁和排泄障碍，可导致高胆红素血症和高脂血症。

4. 电解质紊乱　大量腹水可激活肾素 - 血管紧张素 - 醛固酮系统，使钾的排出增多，出现低钾血症。肾小管对水的重吸收增多，可导致稀释性低钠血症。

5. 生化功能障碍　肝脏对药物和肠道有毒物质的代谢能力下降，使它们在血液中的浓度增加，从而增加了它们的毒副作用等。

（二）营养治疗

肝硬化患者进行营养支持治疗很有必要。通过膳食治疗增进食欲，改善消化功能；纠正病因，控制病情发展，防止患者营养状况和肝功能进一步恶化。供给丰富的营养素，增强机体抵抗能力，促进肝细胞修复再生和肝功能恢复。

1. 提供适当能量　肝硬化患者强调休息，能量摄入过多容易营养过剩，引起肥胖症、糖尿病、脂肪肝等并发症，影响疾病的治疗和预后，因此，总能量摄入要适当。原则上能量提供以维持患者正常体重为宜。肝硬化代偿期能量一般推荐 30 ~ 35kcal/（kg·d），失代偿期推荐 25 ~ 30kcal/（kg·d）。应鼓励肠内营养，减少肠外营养。

2. 酌情增加蛋白质摄入　为避免出现负氮平衡和低白蛋白血症，肝硬化患者可适当增加蛋白质摄入，对合并感染、腹水、消化道出血者更应注意补充，以维持正氮平衡、血容量和血浆胶体渗透压，促进肝细胞的修复和再生。蛋白质供给可达 1.2 ~ 1.5g/（kg·d），优质蛋白占 1/2 ~ 2/3，鼓励多食用鱼类、瘦肉类、大豆类和奶类，必要时可适量选用蛋白粉。对食欲减退、食物不耐受者，可给予助消化的、蛋白质已水解为小肽段的肠内营养剂。出现肝肾综合征的患者可静脉补充白蛋白，保护肾功能。

肝功能衰竭或有肝性脑病先兆时，为减少氨和假性神经递质的产生，应限制蛋白质的摄入。肝性脑病是肝硬化最严重的并发症，也是最常见的死亡原因，而氨是促发肝性脑病最主要的神经毒素。蛋白质摄入过多，经肠道细菌分解产氨增加（消化道是产氨的主要部位），肝功能衰竭时肝脏对氨的代谢能力明显减退，使血氨增高，诱发肝性脑病。因此，肝功能严重减退的患者，不应过多摄入蛋白质，且摄入蛋白质应以植物性蛋白为好，因其含能够产生假性神经递质的芳香族氨基酸较少，且所含的膳食纤维被肠道细菌酵解产酸后有利于氨的排出。肝性脑病起病数日内应禁食蛋白质，Ⅰ ~ Ⅱ期肝性脑病限制在

20g/d 以内，神志清楚后可逐渐增加至 1.0g/（kg·d），以含支链氨基酸相对较多的植物蛋白质为主。不能耐受蛋白质的营养不良患者，可补充复合支链氨基酸制剂。临床上常通过静脉输入足量白蛋白以改善患者的低蛋白血症，增强机体免疫力，维持有效血容量，防止电解质紊乱。

3. 提供适量脂肪 患者饮食宜清淡、易消化，可以交替选用富含不饱和脂肪酸的植物油，如豆油、花生油、芝麻油、菜籽油等。另外，鱼类中富含多不饱和脂肪酸，也可适当摄入，但要注意鱼刺，防止划破曲张的食管－胃底静脉引起大出血。油炸食品因其脂肪含量高，且太过坚硬，也应避免。

4. 提供足量的碳水化合物 碳水化合物食物摄入不足，可导致机体消耗蛋白质供能引起营养不良等，同时进一步加重肝脏负担；另外，还会动员脂肪供能，产生酮体过多又不能被充分利用，易引起酮症酸中毒。肝糖原储备充分时，可以防止毒素对肝细胞的损害。碳水化合物以复合碳水化合物（主食）为主，如主食摄入过少，可适当补充一些甜食，或给予经口及静脉补充葡萄糖，同时注意膳食纤维的供给。

5. 及时补充矿物质 不同患者矿物质失衡种类和程度不同，常见血钾、锌、钠、钙、铁、镁等下降。应根据个体情况监测和补充，特别应避免低钾血症和低钠血症。部分患者因肝合成凝血因子减少、脾功能亢进和毛细血管脆性增加，常有少量出血（牙龈出血、鼻出血、皮肤紫癜等），再加上铁摄入少，对铁吸收、利用障碍，可出现贫血，需注意铁和血红蛋白的指标。

6. 全面补充维生素 患者因进食量不足，或因食管静脉曲张导致摄入蔬菜和水果的不足，容易发生维生素缺乏。患者平时要均衡饮食，从食物中摄入足量的维生素，如 B 族维生素、维生素 C、叶酸及脂溶性维生素 A、D、E、K 等，以抵抗毒素对肝细胞的损害，保护肝细胞。必要时给予补充维生素制剂。

7. 酌情限制食盐和液体摄入量 患者常伴有腹水，应以低盐饮食为宜，根据病情限制水和钠的摄入。每日食盐 1.5～2g，水入量限制在 1000ml 以内。如有严重水肿或发生低钠血症，则应限制在 500ml 以内。

8. 营养教育 要做到科学烹饪，烹饪方式以蒸、煮、烩、炖等为主，注意食物的色、香、味、形，以增进患者食欲。避免辛辣刺激食物或调味品尽量少用或者不用；避免不洁饮食；进食不宜过快、过多，避免一切生、硬、脆和粗糙的食物，如在进食带骨、带刺或含粗纤维多的食物时，应注意避免。对有食管静脉曲张者应供应流质、半流质或软食。上消化道出血时应禁食。

9. 食物选择

（1）宜用食物 富含碳水化合物的食物如米饭、粥、花卷、馒头、面条、包子、馄饨、饺子、藕粉、南瓜、土豆、芋头、山药等；新鲜的蔬菜和水果如番茄、青菜、黄瓜、萝卜、豌豆、葫芦、苹果、香蕉等；蛋白质应选用如鸡蛋、牛奶、鱼、虾、瘦猪肉、牛肉、鸡肉、鸭肉等，如有肝功能衰竭或有肝性脑病先兆时宜以植物性蛋白为主。

（2）忌用或少用食物 忌饮各种酒及含酒精的饮料；肝功能减退或有肝性脑病时应限制蛋白质，特别是富含芳香族氨基酸的动物性食物如猪肉、牛肉、羊肉等；忌油腻食物和胡椒粉、辣椒、芥末等辛辣刺激性调味品。食管静脉曲张者避免进食坚硬、油炸、粗糙的食物，包括韭菜、竹笋、芹菜、豆芽等含膳食纤维多的食物，以免机械性损伤引起静脉破裂大出血。腹水患者限制水和钠的摄入。

三、胆囊疾病膳食营养防治

胆囊炎与胆石症是胆道系统的常见病和多发病，两者常同时存在，互为因果。胆囊炎常发生于有结石的胆囊，也可继发于胆管结石和胆道蛔虫病等疾病。胆道梗阻、化学性刺激和细菌感染等是引起胆囊炎的常见原因。胆石症是指胆道系统包括胆管和胆囊在内的任何部位发生结石的疾病，我国目前胆石症类型已经由以往的以胆管的胆色素结石为主转变为以胆囊的胆固醇结石为主类型。胆石症发病的危险因素除了传统的危险因素（包括年龄、女性、肥胖、糖尿病、高血压和家族遗传性）外，还包括饮食结构及饮食习惯不良，特别是喜食油腻食物。胆囊炎与胆石症的主要临床表现有腹痛、寒战、发热、黄疸、恶心呕吐、腹胀、食欲下降等。尽管是不同的疾病，但在营养治疗方面有诸多相似之处。急性发作期应禁食或严格限制脂肪摄入，通过静脉补给全部或部分营养。在缓解期或无症状时，采用低脂饮食。

（一）营养因素

1. 蛋白质　低蛋白饮食易形成胆红素结石，而高蛋白饮食易发生胆固醇结石。因此蛋白质摄取量要适当。

2. 脂肪　高脂肪饮食刺激胆囊收缩素的分泌，使胆囊收缩，加剧腹痛。高脂肪高胆固醇饮食可引起胆汁中胆固醇浓度增加，易形成胆固醇结石，而低脂肪膳食与胆色素结石的形成有密切关系。

3. 碳水化合物　碳水化合物对胆囊的刺激作用较脂肪和蛋白质弱，适量摄取能增加糖原储备，具有节约蛋白质和保护肝脏的作用。但高碳水化合物，尤其是简单糖类摄入过多可引起超重或肥胖，易形成胆红素结石。

4. 其他　绝大多数胆囊炎和胆石症患者存在肉类和草酸摄取过多，而膳食纤维和水分摄取不足的情况。草酸和肉类是导致胆结石形成的重要因素，而膳食纤维可与胆汁酸结合，使胆汁中胆固醇溶解度增加，从而减少胆石的形成。

（二）营养治疗

胆囊炎与胆石症是可以防治的慢性疾病，患者通过控制膳食脂肪和胆固醇，调整膳食结构，达到降低体内脂肪和胆固醇的代谢，消除胆石的形成因素，保证每天摄入足量的水和膳食纤维，有助于改善临床症状。

1. 限制能量摄入　胆石症多见于肥胖、血脂异常的患者，而长期能量摄入过多可致超重或肥胖。另外，体重增加时，肝脏胆固醇的合成也增加。因此，限制能量摄入非常重要，一般为25kcal/（kg·d）。根据情况可摄入正常或稍低于正常的能量，肥胖者更应严格限制能量摄入，减轻体重。

2. 适量蛋白质　蛋白质摄入过少不利于受损胆管组织的修复，而且容易发生胆红素结石；过多会增加胆汁分泌，影响病变组织恢复，同时脂肪和胆固醇摄入也可能增加，容易发生胆固醇结石。蛋白质供给应以生物价高但脂肪含量低的优质蛋白质为宜，建议蛋白质按标准体重1.0g/（kg·d）摄入。如鱼虾类、瘦猪肉、兔肉、鸡肉以及富含磷脂、对预防胆结石有一定作用的大豆及豆制品。

3. 限制脂肪和胆固醇摄入　脂肪的摄入量和胆囊炎、胆石症的发生有直接关系。高脂饮食有促进胆汁分泌和胆囊收缩的作用，患者胆囊收缩功能差，脂肪消化吸收受到影响，促进缩胆囊素分泌使胆囊收缩，诱发急性胆囊炎与胆石症的发作。应提倡清淡饮食，烹调油宜选植物油，减少烹调油用量。烹调方式以蒸、煮、炖等为主，避免用油炸、煎制等方法。

过高的胆固醇易增加胆道胆固醇结石的发生，因此应控制胆固醇的摄入，每日不超过300mg，高胆固醇血症者每日不超过200mg。应少食动物性食物，如猪油、肥肉、动物内脏等。增加富含磷脂的食物摄入，提高胆汁中磷脂/胆固醇的比值，可能有助于预防结石的形成。

4. 保证碳水化合物供给　碳水化合物摄入过多会导致超重、肥胖，应该减少主食和游离糖的摄入。碳水化合物摄入每天300~350g，尽量以复合碳水化合物为主，适当限制单糖，特别应多摄入富含膳食纤维的多糖类食物，如大米、面粉、玉米、马铃薯、蔬菜、水果等。

5. 合理补充维生素　维生素C对胆固醇生成有抑制作用；维生素A能够保持上皮细胞的完整性，防止胆囊上皮细胞脱落，有助于预防胆结石，也有助于病变胆道的修复；维生素K对内脏平滑肌有解痉镇痛作用，可缓解胆囊、胆管痉挛和促进胆汁排泄。另外，患者限制脂肪的摄入，会影响脂溶性维生素的吸收，应注意补充。

6. 充足的矿物质 对维持患者正常营养状态和保证营养素正常代谢非常重要，应保证供给。

7. 增加水和膳食纤维摄入 胆囊炎与胆石症患者每日应多饮水，日饮水量以 1500 ~ 2000ml 为宜，可以稀释胆汁，促进胆汁排泄，达到预防胆囊炎与胆石症发生和复发的目的，推荐以白开水或茶水为主。膳食纤维能促进胆盐排泄，抑制胆固醇吸收等。

8. 少量多餐 节制膳食，定时定量。暴饮暴食、进食高脂肪餐是胆囊炎或胆石症发作的主要诱因。少量进食可减轻消化系统负担，多餐能刺激胆管分泌胆汁，保持胆管通畅，有利于疾病好转。

9. 食物选择

（1）宜用食物 米、面、粗粮及薯类，如土豆、红薯与玉米等；豆类及豆制品如豆腐、豆腐干等；新鲜的深色蔬菜如菜心、西兰花、芹菜、青椒、番茄、胡萝卜、茄子等；水果如香蕉、苹果等；菌菇类如香菇、黑木耳等；鱼虾类、瘦肉类可适当选用。

（2）忌用或少用食物 高脂肪食物如肥肉、动物油和油炸食品；高胆固醇食物如动物内脏、蛋黄、鱼子、蟹黄等；辛辣和刺激性强的食物如辣椒、咖喱、胡椒、浓茶和咖啡等；少进食酸性食物，如杨梅、山楂、醋等，以免诱发胆绞痛；要限制烹调油用量，选用植物油；戒酒等。

四、胰腺炎膳食营养防治

胰腺炎是指各种病因导致胰腺组织自身消化所致的胰腺水肿、出血及坏死等炎症性损伤，分为急性和慢性。我国患者中胆石症和胆道感染是急性胰腺炎的主要病因，另外暴饮暴食、酒精、胰管阻塞、感染、手术后损伤等也是引起胰腺炎的常见病因。多数患者预后良好，少数患者可伴发多器官功能障碍及胰腺局部并发症。

（一）营养因素

1. 能量 患者全身呈应激性高代谢反应，能量消耗增加 50% 以上。

2. 蛋白质 蛋白质分解代谢增加，肌蛋白分解，血液中支链氨基酸和芳香氨基酸的比值下降，腹膜渗出，血浆总蛋白和白蛋白水平下降。机体尿素氮生成增加，呈负氮平衡状态。

3. 碳水化合物 糖异生加强，胰岛素抵抗，葡萄糖的利用障碍，最终导致血糖升高。

4. 脂肪 胰腺受损，导致脂肪利用障碍。

5. 矿物质 脂肪广泛坏死后与血浆中钙结合形成脂肪酸钙。胰高血糖素和降钙素分泌增加，导致血清中钙的浓度迅速下降，可引起手足搐搦。另外，重症胰腺炎患者多伴有血钾水平下降、体液失衡等表现。

（二）营养治疗

胰腺炎的营养治疗原则是尽可能减少胰液的分泌，避免加重胰腺损伤。急性胰腺炎初期，禁食是最重要的基础治疗。合理的营养治疗不仅可以及时纠正体液失衡和营养素代谢紊乱，还能促进胰腺组织的修复，有助于减轻临床症状。

1. 适宜能量 起病后大部分患者需短期禁食，降低胰液分泌，减少自我消化，必要时可给予胃肠减压以助于减轻腹胀等不适感。轻症急性胰腺炎，短期禁食如 4 ~ 5 天内能够快速恢复，期间可通过静脉补液补充能量和营养素。重症急性胰腺炎的患者在 1 周内大多都不能进食，应先予以肠外营养。恢复饮食应从少量、无脂、低蛋白饮食开始，逐渐增加食物和蛋白质的摄入量，直至恢复至正常饮食。

2. 适量蛋白质 蛋白质可防止患者营养不良，故蛋白质供给要充足。短期禁食时无法摄入食物，可考虑静脉补充白蛋白来提高机体免疫力。重症急性胰腺炎，可先予肠外营养每日补充蛋白质 1.2g/（kg·d）左右。具体应根据患者的情况而定，可由少到多，逐渐增加。

3. 限制脂肪摄入 发作期严格限制脂肪的摄入，病情好转后可给予轻度限脂肪膳食。为避免病情反复与加重，要严格控制高脂肪食物，烹饪方式多采用蒸、煮、烩、炖等用油少的烹调方法。

4. 酌情供给碳水化合物 碳水化合物是能量的主要来源，每日应供给 300g 以上，同时密切观察血糖水平。待病情缓解且稳定后，先给予流质、半流质饮食，再逐步过渡到软食、普食。

5. 补充微量营养素 维生素和矿物质的补充应充足，尤其是脂溶性维生素。当患者病情稳定可以摄食后，可酌情应用膳食补充剂。

6. 食物选择

（1）宜用食物 禁食结束后可根据患者病情配无脂的纯碳水化合物流质饮食，如米汤、枣汤、稀藕粉、新鲜果汁、菜汁等，再根据患者病情逐渐增加食量和蛋白质、脂肪的摄入。然后试着添加含蛋白质的低脂半流质或软食，如蛋清、无脂酸奶、蛋白质粉、鱼虾类、去皮鸡肉等。康复期主食可选用面条、面片、米线、黑米粥、八宝粥、白米粥、软饭等，副食可选用鱼片、肉片、鸡丁、豆腐、鸡蛋羹、青菜、白菜、菜花、菠菜等。具体情况结合患者的病情与喜好，以易消化和吸收、不伤胰腺和胆囊为原则，尽量兼顾食物的色、香、味、形、养。

（2）忌用或少用食物 高脂肪食物如猪油、奶油、油酥点心、油条等；冰冷食物如酸奶、冰激凌、凉拌菜等；腌渍食物如火腿、腊肉、腊肠、咸鱼、榨菜等；辛辣刺激性调味品如辣椒、胡椒等；各类酒及含酒精的饮料；鸡汤、肉汤、鱼汤、蛋黄、牛奶等会促进胃液及胰液分泌，不宜过早添加。

目标检测

答案解析

一、单选题

1. 下列防治高血压的措施中，错误的是（　　）

A. 限制钠盐的摄入量

B. 限制钾、钙、镁的摄入量

C. 减少膳食脂肪摄入量，增加优质蛋白质的摄入量

D. 限制饮酒

E. 克服不良饮食习惯

2. 糖尿病患者碳水化合物的供给量应占总能量的（　　）

A. 1% ~10%　　　　　　　B. 15% ~25%　　　　　　C. 30% ~35%

D. 45% ~60%　　　　　　　E. 80% ~90%

3. 下列营养素中，增加摄入量对冠心病有保护作用的是（　　）

A. 膳食脂肪总量　　　　　B. 饱和脂肪酸　　　　　　C. 胆固醇

D. 卵磷脂　　　　　　　　E. 反式脂肪酸

4. 动脉粥样硬化与饮食营养因素的关系是（　　）

A. 与膳食脂肪总摄入量呈正相关

B. 膳食脂肪量的多少起决定作用

C. 与多不饱和脂肪酸的摄入水平无关

D. 与胆固醇的摄入水平无关

E. 与磷脂的摄入水平呈正相关

5. 痛风患者可以选择的食物是（　　）

    A. 谷物　　　　　　　　　　B. 动物肝脏　　　　　　　　C. 鸡汤

    D. 肉汁　　　　　　　　　　E. 鱼子

6. 最适宜原发性骨质疏松患者补充锌的食物是（　　）

    A. 西瓜　　　　　　　　　　B. 南瓜　　　　　　　　　　C. 蘑菇

    D. 辣椒　　　　　　　　　　E. 牡蛎

二、思考题

1. 骨质疏松症的补钙应该注意哪些问题？常用的富含钙的食物有哪些？

2. 糖尿病患者的食谱编制有哪些基本原则？

3. 肝硬化患者如何选择食物？

（王　丹　常　亮　徐　莉）

书网融合……

本章小结

微课

第八章　膳食营养与肿瘤防治

◉ 学习目标

　　1. 通过本章学习，重点把握恶性肿瘤的膳食营养相关因素及预防措施；恶性肿瘤患者的膳食治疗原则。

　　2. 学会运用所学知识，对肿瘤患者进行正确的膳食指导；具有关爱患者、为患者着想、救死扶伤的精神。

　　肿瘤是指机体在各种致瘤因子作用下，细胞遗传物质发生改变、基因表达失常，细胞异常增殖而形成的非正常组织。根据肿瘤细胞正常生长调节功能、自主或相对自主生长能力、脱离致瘤环境后继续生长特征的存在与否，分为良性、恶性两大类。良性肿瘤是指细胞分化较成熟、生长缓慢、局限于局部、不发生浸润和转移、一般对机体的影响相对小的肿瘤，主要表现为局部压迫和阻塞症状。恶性肿瘤是指细胞分化不成熟、生长较迅速、浸润破坏器官的结构和功能并可发生转移、对机体影响较为严重的肿瘤。除可引起局部压迫和阻塞等症状外，还可因浸润和转移而导致相应的临床表现，有时会出现贫血、发热、体重下降、夜汗、感染、恶病质等全身表现。肿瘤患者营养不良的发生率高，营养不良严重影响患者的临床结局，越来越多的临床研究证据显示，营养治疗已成为肿瘤患者的基础治疗。膳食营养因素在肿瘤的发生、发展恶化、治疗等全过程均发挥作用，所以，通过膳食营养的干预来防治肿瘤是可行的措施。

≫ 情境导入

　　情境描述　张某，男，59 岁。因家中的粮食较多，经常会出现大米发霉的现象，但由于觉得丢掉浪费，会选择把大米晒一下继续食用。此后，一家人经常出现腹胀，起初认为是因天气原因受凉了，所以都没有太在意。一次深夜，张某因为腹痛难忍被送往医院。经检查，最终张某被诊断为肝癌。

　　讨论　1. 张某患肝癌的原因可能是什么？
　　　　　　2. 应如何对张某进行膳食指导？

第一节　膳食营养相关因素

PPT

　　恶性肿瘤形成与发展的原因尚未完全明了，属于多因素相互作用，包括遗传因素、环境因素和精神心理因素等。很少数的恶性肿瘤是源于遗传因素，80% 的恶性肿瘤发病是由不良的生活方式和环境因素所导致。其中，不合理膳食、吸烟、饮酒分别占诱发恶性肿瘤因素的 35%、30% 和 10%。膳食、营养可以影响恶性肿瘤生成的启动、促进、进展的任一阶段。食物中既存在着致癌因素，又存在着抗癌因素，两者均可以影响恶性肿瘤的发生。

一、危险因素

（一）能量及营养素与肿瘤

1. 能量与宏量营养素

（1）能量 流行病学资料显示，能量摄入过多，超重、肥胖者罹患乳腺癌、结肠癌、胰腺癌、子宫内膜癌和前列腺癌的机会高于体重正常者。动物实验发现，限制 20% 进食的大鼠比自由进食的大鼠自发性肿瘤的发病率低且发生肿瘤的潜伏期延长。

（2）蛋白质 蛋白质摄入过低或过高均会促进肿瘤的生长。流行病学资料显示，食管癌、胃癌患者发病前蛋白质摄入量比正常对照组低。日本的研究报告指出，常饮牛奶者较不饮用者胃癌发病率低。有调查资料显示，常食用大豆制品者胃癌的相对危险度低于不常食用者。但是，过多摄入动物性蛋白质，会使恶性肿瘤的危险性升高，如结肠癌、乳腺癌和胰腺癌等。

（3）脂肪 流行病学资料表明，脂肪的摄入量与结肠癌、直肠癌、乳腺癌、肺癌、前列腺癌的危险性呈正相关。膳食脂肪的种类与恶性肿瘤的发生也有关系，SFA 和动物油脂的摄入与肺癌、乳腺癌、结肠癌、直肠癌、子宫内膜癌、前列腺癌的危险性增加有关。

（4）碳水化合物 高淀粉摄入人群胃癌和食管癌发病率较高，而这些个体的高淀粉摄入多伴随有低蛋白质的摄入。膳食纤维在防癌方面起着重要作用，通过其吸附肠道内有害物、增加肠内容物容量，使得肠道内致癌物稀释，减少结肠癌、直肠癌的发病危险，低纤维膳食者患上述癌症的危险性增加。

2. 微量营养素

（1）铁 流行病学资料显示，高铁膳食可能增加肠癌和肝癌的发病风险。

（2）钠 长期高钠（盐）摄入，导致胃黏膜细胞及细胞外高渗透压，损伤胃黏膜，导致弥漫性充血、水肿、糜烂、溃疡等病变，增加癌变风险。综合研究显示，高盐（钠）摄入可增加胃癌的发病风险。

（二）食物与恶性肿瘤

1. 畜禽肉

畜肉中含有丰富的血红素铁，后者通过产生自由基、DNA 损伤和刺激上皮细胞增殖而诱导氧化应激，摄入过多可增加结直肠癌的发病风险。禽肉摄入与结直肠癌的发病风险无关。

2. 鸡蛋

多项研究结果并不一致，鸡蛋摄入与恶性肿瘤的风险关系不明确。

3. 油脂

油脂摄入与恶性肿瘤发病关系的研究较少，综合分析提示，橄榄油的摄入可能降低乳腺癌的发病风险。

4. 腌制食品

研究发现，腌制植物性食品可增加乳腺癌、胃癌、食管癌的发病风险，而腌制动物性食品的摄入与上述恶性肿瘤发病风险无明显关系（中国人群）。

5. 烟熏食品

多项研究表明，烟熏食品摄入增加乳腺癌、胃癌、食管癌的发病风险。

（三）其他膳食因素

1. 酒精

大量研究表明，结肠癌、直肠癌、乳腺癌、肝癌与饮酒增高有直接关系，酒精也可与其他致癌因素起协同作用。

2. 氯乙烯

存在于塑料包装材料内，2017 年，世界卫生组织国际癌症研究机构将氯乙烯列为一类致癌物，长期吸入和接触氯乙烯可能引发肝癌。

3. 黄曲霉毒素

在各类食品中，花生、花生油、玉米污染最严重，大米、小麦、面粉污染较轻，豆类很少受到污染。1993 年，黄曲霉毒素被世界卫生组织国际癌症研究机构划定为一类天然存在的致癌物，是毒性极强的剧毒物质。接触黄曲霉毒素同时感染乙肝病毒是引发肝癌的危险因素。

4. 亚硝基化合物 具有一定的致癌性与毒性，并有致畸作用，某些地区食物中的亚硝胺含量与肿瘤发病有很大关系。亚硝胺存在于储存过久和腐烂的蔬菜、腌制食品中，可引起消化道恶性肿瘤。

5. 丁烃茴香醚 是油脂和饼干加工使用的保护剂，可致消化道恶性肿瘤。2017 年世界卫生组织国际癌症研究机构将叔丁基对羟基茴香醚列为 2B 类致癌物，有可能引起胃癌。

6. 杂环胺和多环芳烃 属于高温分解产物。杂环胺是因为蛋白质过度加热而产生的，可被代谢酶转化为杂环羟胺，干扰 DNA 自身复制。杂环胺是强致突变物质，可引起多种肿瘤。多环芳烃主要存在于熏烤食品中，具有致癌性，可引起多部位的恶性肿瘤。

7. 其他 嚼槟榔与口腔、喉、食管、胃的肿瘤发生有关。

二、保护性因素与免疫

（一）食物因素

1. 食用菌类及海洋生物 食用菌类及海洋生物中的多糖有防癌作用，如蘑菇多糖、灵芝多糖、云芝多糖等有提高人体免疫力的作用，海参多糖有抑制肿瘤细胞生长的作用。

2. 谷薯类 全谷物中富含膳食纤维，可促进肠蠕动、增加排便量，起到稀释肠内毒素的作用。队列研究结果显示，全谷物可降低结直肠癌的发病风险。而薯类摄入与结直肠癌发病无显著相关性。

3. 蔬菜水果类 研究表明蔬菜摄入总量有预防食管癌的作用，但与胃癌、肺癌乳腺癌发病及死亡风险无关；增加十字花科蔬菜和绿叶菜摄入可显著降低肺癌、胃癌、乳腺癌的发病风险。水果摄入量与食管癌、胃癌、结直肠癌发病呈负相关。

4. 大豆类 综合研究结果显示，大豆及其制品的消费可降低乳腺癌、胃癌的发病风险。

5. 牛奶及其制品 研究表明，牛奶及其制品，特别是低脂奶类摄入可降低乳腺癌、结直肠癌发病风险。

6. 茶 研究表明，增加饮茶可降低胃癌（每天 >20g）的和乳腺癌（每天 >12g）的发病风险。

7. 合理膳食模式 证据显示，合理膳食模式可降低结直肠癌、乳腺癌的发病风险。

8. 素食 研究证据显示，素食可能会降低恶性肿瘤的发病风险，机制尚不明确。

（二）营养素

1. 维生素 维生素预防恶性肿瘤的一些研究成果目前已得到应用。其中对具有抗氧化活性的维生素 A、维生素 C、维生素 E 及类胡萝卜素等研究比较多。

（1）维生素 A、类胡萝卜素 维甲酸类包括维生素 A 的天然形式和人工合成的类似物是典型的细胞分化诱导剂，在正常细胞功能中起重要作用，与上皮细胞生长有关，在多种肿瘤细胞中诱导分化、抑制增殖和促进凋亡。大量流行病学资料、动物实验及实验室研究表明，维生素 A 与肿瘤关系密切。流行病学资料显示支气管癌、消化道肿瘤、乳腺癌、宫颈癌、前列腺癌患者血中维生素 A 和 β - 胡萝卜素含量低，大量摄入类胡萝卜素可降低肺癌的发病风险。队列研究和病例对照研究发现增加 β - 胡萝卜素摄入量对肺癌、食管癌、宫颈癌、乳腺癌、喉癌、卵巢癌、膀胱癌等患者有保护作用。动物实验显示，维生素 A 或 β - 胡萝卜素对小鼠或大鼠的肺癌、胃癌、口腔癌、结直肠癌、乳腺癌和膀胱癌有抑制作用。维生素 A 类化合物可能通过抗氧化作用、诱导细胞的正常分化、提高机体免疫功能、调控基因表达而起到预防恶性肿瘤的作用。

（2）维生素 C 流行病学资料显示维生素 C 摄入量与多种恶性肿瘤的死亡率呈负相关，高维生素 C 摄入量可降低胃癌、食管癌、肺癌、宫颈癌、胰腺癌等发病风险。动物实验发现，维生素 C 可抑制分别由二乙基亚硝胺和二甲基肼诱导的大鼠肝癌和肠癌的诱癌率。

（3）维生素 E 资料显示，维生素 E 有可能降低肺癌、宫颈癌、肠癌、乳腺癌等的发病风险。动物实验表明，维生素 E 可减少体内脂质过氧化物量，降低食管癌的发病率和减小肿瘤体积。与硒联合有抑制大鼠乳腺癌作用。维生素 E 预防恶性肿瘤的可能机制有：①清除自由基致癌因子，保护正常细胞；②抑制癌细胞增殖；③诱导癌细胞向正常细胞分化；④提高机体的免疫功能。

（4）B 族维生素　人群资料及动物实验表明核黄素缺乏与食管癌、胃癌、肝癌发病率有关。叶酸缺乏增加食管癌的发病风险。

（5）维生素 D　人群干预结果显示，维生素 D 和钙的摄入量与大肠癌的发病率呈负相关。结肠癌死亡率与接收日光照射量呈负相关。维生素 D 的抑癌作用可能机制：①抑制肿瘤细胞增殖；②通过钙的作用，抑制肠道胆汁酸及其衍生物的促癌作用。

2. 矿物质

（1）钙　流行病学资料报道，高钙高维生素 D 膳食与肠癌发病率呈负相关。

（2）硒　防癌作用比较肯定。流行病学资料显示，土壤和植物中的硒含量、人群中硒的摄入量、血清硒水平与人类多种恶性肿瘤（肺癌、食管癌、胃癌、肝癌、肠癌、乳腺癌等）的死亡率呈负相关。动物实验发现，硒有抑制诱癌作用。细胞培养显示，亚硒酸钠有抑制食管癌、胃癌、肝癌细胞生长作用。硒是谷胱甘肽过氧化物酶的重要组成成分，能清除氧自由基，增强免疫功能。

（3）锌　锌缺乏和（或）过多均与恶性肿瘤发生有关，锌过低可导致机体免疫功能减退，过多会影响硒的吸收。

（三）食物中具有抗肿瘤作用的非营养素

1. 类黄酮　存在于蔬菜、水果、坚果、大豆中。

2. 多酚类　主要分布在蔬菜、水果中。

3. 皂苷类　大豆中含量丰富。

4. 有机硫化物　主要存在于葱蒜类食物中。

第二节　恶性肿瘤的膳食指导原则与营养支持

PPT

恶性肿瘤康复期患者应定期接受有资质的营养（医）师的建议。恶性肿瘤康复期患者应在有资质的营养（医）师建议下，避免或减轻营养素缺乏或不足，逐渐达到并维持合理体重，保持机体适宜瘦体组织及肌肉量。恶性肿瘤康复期患者接受营养支持可减少营养相关不良事件或疾病发生风险，最大程度提高生活质量。

应对所有恶性肿瘤康复期患者定期进行营养筛查，判断是否存在营养风险和营养不良。对可能存在营养风险者，应进行营养评定，对膳食状况、代谢指标、人体成分、肌肉状况、体能状况及系统性炎症的程度等进行定量评价。

一、恶性肿瘤的膳食指导原则

（1）合理膳食，适当运动。在肿瘤患者康复过程中，规律性运动不可或缺。高强度研究证据提示，规律性运动利于降低各类恶性肿瘤复发风险。

（2）保持适宜的、相对稳定的体重。

（3）食物的选择应多样化。

（4）适当多摄入富含蛋白质的食物。

（5）多吃蔬菜、水果和其他植物性食物。

（6）多吃富含矿物质和维生素的食物。

（7）限制精制糖摄入。

（8）营养支持。肿瘤患者抗肿瘤治疗期和康复期膳食摄入不足，在经膳食指导仍不能满足目标需要量时，建议给予肠内、肠外营养支持治疗。

二、恶性肿瘤患者的营养治疗

（一）恶性肿瘤患者能量和营养素推荐摄入量

1. 能量　一般按照 $20 \sim 25kcal/(kg \cdot d)$（非肥胖患者的实际体重）来估算卧床患者的能量，按 $30 \sim 35kcal/(kg \cdot d)$（非肥胖患者的实际体重）来估算能下床活动患者的能量，再根据患者的年龄、应激状况等调整为个体化能量值。如患者已存在营养风险，应给予充足能量以避免进一步的体重下降。如患者存在摄入不足情况，需考虑增加膳食摄入的能量密度。

2. 蛋白质　增加蛋白质摄入可增强患者肌肉蛋白质合成代谢。恶性肿瘤患者蛋白质摄入应在 $1.0g/(kg \cdot d)$ 以上，一般可按 $1.0 \sim 1.2g/(kg \cdot d)$（非肥胖患者的实际体重）给予，严重营养消耗者可按 $1.2 \sim 2.0g/(kg \cdot d)$（非肥胖患者的实际体重）给予。若体力活动下降且存在系统炎症状态，蛋白质可增至 $1.2 \sim 1.5g/(kg \cdot d)$。在肾功能正常者，给予 $1.5g/(kg \cdot d)$ 蛋白质是安全的；但如存在急（慢）性肾功能不全，蛋白质摄入不应超过 $1.0g/(kg \cdot d)$。优质蛋白应占总蛋白量的50%以上。

3. 脂肪　供能占总能量的 $20\% \sim 35\%$。推荐适当增加富含 $n-3$ 及 $n-9$ 脂肪酸食物。恶性肿瘤患者可更多利用脂肪酸供能。$n-3$ 脂肪酸降低炎症反应，减少免疫抑制。如存在体重下降并伴胰岛素抵抗，可增加中链甘油三酯供能比，减少碳水化合物的供能比，优化糖脂比例。高饱和脂肪可能缩短生存时间，而增加单不饱和脂肪可能延长生存时间。

4. 碳水化合物　供能占总能量的 $35\% \sim 50\%$。在体重下降并伴胰岛素抵抗者，若碳水化合物较高会加重血糖负荷，进而增加高血糖所致感染风险。对不存在胰岛素抵抗者，可参考一般人群标准，即碳水化合物供能占总能量的 $50\% \sim 65\%$。碳水化合物应来源于全谷类食物、蔬菜、水果和豆类等，利于降低肿瘤复发风险及合并心脑血管疾病风险，对超重或肥胖患者利于降低体重。添加糖可在一定程度上降低患者食欲，减少食物摄入量而导致营养风险。

5. 水　包括饮水和食物所含水，一般按 $30 \sim 40ml/(kg \cdot d)$ 给予，使每日尿量维持在 $1000 \sim 2000ml$。有心、肺、肾等脏器功能障碍的患者特别注意防止液体过多。

6. 矿物质及维生素　参考同龄、同性别正常人的矿物质及维生素每日推荐摄入量给予。在没有缺乏的情况下，不建议额外补充。在膳食摄入不足或经检查证实存在某类营养素缺乏或不足时，可经有资质的营养（医）师评估后使用营养素补充剂。

（二）恶性肿瘤患者的食物选择

1. 谷类和薯类　保持每天适量的谷类食物摄入，成年人每天摄入 $200 \sim 400g$ 为宜。在胃肠道功能正常的情况下，注意粗细搭配。

2. 动物性食物　适当多吃鱼、禽肉、蛋类，减少红肉摄入。对于放化疗胃肠道损伤患者，推荐制作软烂细碎的动物性食品。

3. 豆类及豆制品　每日适量食用大豆及豆制品。推荐每日摄入约 $50g$ 等量大豆，其他豆制品按水分含量折算。

4. 蔬菜和水果　推荐蔬菜摄入量 $300 \sim 500g$，建议各种颜色蔬菜、叶类蔬菜。水果摄入量 $200 \sim 300g$。

5. 油脂　使用多种植物油作为烹调油，每天在 $25 \sim 40g$。

6. 其他　①避免酒精摄入；②限制烧烤（火烧、炭烧）/腌制和煎炸的动物性食物；③肿瘤患者出现明确的矿物质及维生素等营养素缺乏时，在寻求医学治疗的同时，可考虑膳食强化而补充部分营养素。

值得强调的是，通过心理调控使恶性肿瘤患者获得良好心理状态对综合治疗有确定性效果。

素质提升

关注影响恶性肿瘤患者治疗的心理因素

人们的情绪及心理状态会影响疾病的转归。如果一个人长期处于孤僻、急躁易怒、忧悲等不良精神状态，机体的免疫力会下降，一旦有致癌因素就会导致恶性肿瘤的发生。恶性肿瘤又反过来影响人的心理和精神，形成恶性循环。中医认为，七情变化可引起高级神经活动、内分泌及免疫功能等多方面的失调，导致预防恶性肿瘤的能力下降，病情可迅速恶化。所以，我们应富有同情心，帮助患者调整心理平衡，从多方面引导患者，以自己饱满的情绪来感染患者，用语言和行动影响其内心活动，使其感受到家庭和社会的温暖以及生活的美好，从思想上改变对恶性肿瘤的错误观念，鼓起与疾病作斗争的勇气，将消极心理转化为积极心理状态，达到和保持心理平衡，从而维护各器官系统的正常功能，增强机体应激能力，提高免疫力。同时也要帮助患者正确认识疾病，认识到自己的生命价值，认识到他们的存在对社会的贡献，会给家庭和亲友带来幸福，认识到新的药物不断研制，治疗方案不断改进、完善，通过综合治疗可以治愈恶性肿瘤或延长生命。

（三）恶性肿瘤患者的膳食模式

恶性肿瘤完全缓解患者食物应多样化，多吃新鲜蔬果和全谷物食品，摄入充足的鱼、禽、蛋、乳和豆类，减少红肉，限制加工肉类摄入。如存在早饱、纳差等症状，建议少量多餐，减少餐时液体摄入，餐间补充水分。

（四）恶性肿瘤患者的营养支持

存在营养风险的患者应及时就诊，经营养咨询加强膳食营养供给，必要时加用口服营养补充（ONS）或特殊医学用途配方食品。如膳食摄入未改善营养状况，或未满足 60% 目标能量需求超过 1 周，可依次选择肠内或肠外营养。

1. 营养支持的适应证及时机　中国抗癌协会肿瘤营养与代谢分会推荐肿瘤患者营养支持治疗的适应证如下。

（1）绝对适应证　营养风险筛查（NRS－2002）≥4 分、患者主观整体评估（PG－SGA）评分≥9 分、6 个月之内非自主性体重持续丢失 >10%、饮食摄入量较平时减少 1/2 以上超过 1 周。

（2）相对适应证　NRS－2002 评分 2~3 分、PG－SGA 评分 4~8 分、6 个月之内非自主性体重丢失 >5%、饮食营养摄入较平时减少 1/3 以上超过 1 周。

尽管目前缺乏开始营养治疗最佳时间的证据，但是专家共识建议营养干预或营养治疗应在患者已存在营养风险，还没达到营养不良时尽早开始。

2. 营养支持方式和途径

（1）营养咨询　肿瘤患者常由于食欲欠佳、放（化）疗不良反应、围术期胃肠功能障碍、饮食误区、不良饮食习惯等因素导致饮食摄入不足。此时，应首先想办法通过控制症状及饮食调理增加食物摄入量。密切的营养随访、营养咨询及饮食指导有利于改善肿瘤放化疗及进展期肿瘤患者的营养摄入，减少体重丢失，进而提高患者生活质量，甚至延长患者生存期。

营养咨询不同于饮食指导，其特点是需要和患者有互动，进行深入沟通，是一种个体化的干预，一般由注册营养师进行。营养师可以通过开放式问题了解患者的营养问题及影响饮食营养的深层因素，如：不适症状、饮食误区、心理社会因素等。首先向患者传达营养良好的意义及营养干预的必要性，并根据影响饮食的原因制订个体化干预方案，包括设立营养干预的目标，激励患者通过记录饮食和体重进行自我营养管理，最终达到建立良好的健康生活方式，改善营养状况的目的。由于肿瘤患者常合并多种不适症状，如厌食、早饱、嗅觉和味觉变化、疼痛、便秘等，严重影响食物摄入。因此，应在营养干预之前进行纠正。

（2）口服营养补充（ONS）　是肿瘤患者首选也是最常用的营养支持手段。如果经过饮食调理后患者依然不能获得足够的饮食营养，则应考虑 ONS，如补充特殊医学用途配方食品。

ONS 一般采用 3 + 3 模式，即在三餐中间增加三次特医食品，每次 150 ~ 250ml（1kcal/ml），全天补充 400 ~ 600kcal，即可满足大部分中、重度营养不良患者的能量需要。

（3）肠内和肠外营养支持　由于肿瘤本身导致的食欲下降、肠梗阻、抗癌治疗的不良反应等原因，肿瘤患者可能不想、不愿或不能正常饮食。此时，通过肠内营养管饲或肠外途径补充营养是患者获取或补充营养的主要手段。可根据中国抗癌协会制定的"五阶梯营养治疗原则"选择合适的营养支持途径。对于某些临床情况，如消化道梗阻、肠瘘、肠缺血等患者，部分或全部肠外营养支持也扮演了重要角色，能够显著改善这部分肿瘤患者的 BMI、生活质量及生存时间。

3. 围术期营养支持治疗　针对肿瘤大手术的营养不良患者，美国肠外肠内营养学会指南建议在常规的营养治疗之外，推荐应用富含免疫营养素的肠内营养制剂。开腹大手术患者，应在术前使用免疫型肠内营养支持 5 ~ 7 天，并持续到手术后 7 天或患者经口摄食 >60% 需要量时为止，以减少患者术后感染性并发症发生。免疫增强型肠内营养应同时包含 ω – 3 PUFA、精氨酸和核苷酸三类底物。单独添加任一种或两种免疫营养素的临床效果仍需要进一步研究。

4. 放疗患者营养支持治疗原则　头颈部及上消化道肿瘤放疗导致的局部副作用，如口腔溃疡、疼痛、吞咽困难、味觉变化、口干、无食欲等，对饮食的影响较大。大部分副作用一般在放疗开始第 1 ~ 2 周后出现，在第 4 周结束时最严重，之后逐渐恢复。放疗结束后大部分不良反应可能会持续至放疗结束后 3 ~ 4 周，一些不良反应也可能持续 6 个月甚至更长。营养不良不仅增加放疗不良反应，还加大放疗摆位误差，影响放疗精确度，降低放疗敏感性和近、远期疗效。

（1）饮食　放疗患者营养支持治疗的目标是满足患者能量和蛋白质的需求，使体重丢失最小化。放疗患者的饮食原则首先是平衡膳食，在此基础上适量增加优质蛋白质和抗氧化维生素丰富的食物，如鸡蛋、鱼、禽畜瘦肉、豆腐、酸奶及菠菜、胡萝卜、西蓝花、芦笋、西红柿、猕猴桃、橙子等，并通过调整食物的性状及少量多餐等方法增加食物摄入；在治疗前 1 个小时进食一些清淡易消化的食物可能利于治疗的耐受；少食多餐要好于只进三顿正餐，手边可常备一些营养加餐小食品，如面包、饼干、藕粉、酸奶、水果、果汁、芝麻酱等；多喝水，每天 8 ~ 10 杯水（200ml/杯）有利于体内代谢废物的排出，最好在两餐间或餐前 30 分钟喝，进餐时少喝；如果患者合并厌食、口腔溃疡、吞咽困难等症状，可以把每餐食物用高速搅拌机制成流食状匀浆膳，同时加餐口服补充肠内营养配方粉（特殊医学用途配方食品）。

（2）营养支持治疗　放疗患者的筛查评估原则同其他肿瘤患者，应从放疗前就对患者进行营养筛查，没有营养风险每周重复筛查，一旦发现营养风险，则由营养专业人员进行营养评估，如果营养不良已经存在，则应尽早启动营养治疗。

目前，对于头颈部癌或食管癌接受放疗或放化疗的患者，指南建议的营养目标供给量同一般肿瘤患者。营养支持途径首选口服营养补充（ONS），对于治疗前存在严重营养不良的患者，可提前给予预防性管饲。管饲可选鼻胃管，如预计肠内营养时间需超过 4 周的患者，可考虑通过经皮内镜下胃造瘘

（PEG）给予营养支持。

放疗患者营养制剂首选整蛋白全营养配方。由于头颈部癌放疗患者营养不良的原因主要是吞咽及咀嚼功能方面的问题，而消化吸收功能一般问题不大，因此也可在营养专业人员指导下，配合使用自制匀浆膳进行营养治疗。

（3）营养随访　头颈部癌或食管癌放疗前确定为营养良好的患者，随着放疗次数的增加，营养不良的发生风险可能会显著增加。因此，多学科团队对放疗患者进行全程营养管理很重要。各国营养指南都建议所有接受头颈部或胃肠道肿瘤放疗的患者应在计划放疗时就进行常规营养筛查，并接受营养专业人员全面的营养评估及充分的营养咨询，必要时按照症状和营养状况给予对症治疗及营养支持。澳大利亚临床肿瘤协会指南建议，头颈癌患者放疗期间，应每周和临床营养师联系一次，放疗结束后每2周随访一次，至少6周。如监测发现1周内体重下降超过1～2kg，或1周内进食减少超过平时的1/3，则应尽早进行营养干预。

5. 肿瘤化疗患者营养支持治疗原则　化疗既可以通过抗肿瘤作用从根本上消除或减少肿瘤导致的营养不良，又可因其不良反应引起或加重患者的营养不良。多种化疗药有消化道不良反应，如恶心、呕吐、味觉改变、腹泻、口腔溃疡、胃肠道黏膜损伤、食欲减退以及厌食等，并导致某些食物不耐受的比例增高，如肉类、米饭、蔬菜沙拉等。化疗药的副作用取决于化疗药物种类以及个体基因类型。化疗反应一般持续3～5天或更长，严重影响摄食。合理的营养干预可减轻化疗相关不良反应，提高患者对治疗的耐受。饮食营养咨询和（或）ONS有助提高化疗患者营养摄入、稳定体重和改善生活质量。

某些化疗药物还可能影响营养素的代谢，导致一些营养素的需求增加，应注意适量补充。此外，由于食物和化疗药物间的相互作用，药物的服用时间及食物禁忌方面有一些注意事项，如口服环磷酰胺及厄洛替尼等化疗药和靶向药3天内应避免进食葡萄柚及其果汁，否则可造成疗效降低或毒性反应增加；服用卡培他滨必须在饭后30分钟服用；而特罗凯不能与食物同服，否则可导致皮疹和大量腹泻；奥沙利铂治疗5天内不应摄入冷的饮食，否则可发生短暂的手脚和喉咙感觉异常。

（1）饮食　化疗不良反应可导致患者摄入减少，消耗增加，免疫力下降。因此，化疗期间建议采用高蛋白质、高维生素的饮食营养原则，即在平衡膳食的基础上摄取足量富含蛋白质的食物，如鸡蛋、鱼禽畜瘦肉、大豆制品、酸奶等蛋白质，以利于身体组织修复及白细胞再生。蔬菜水果富含抗氧化维生素，有助于平衡体内的自由基，减轻化疗反应。

化疗药可能导致消化道黏膜损伤，应注意选择清淡、细软、易消化的食物，如鸡蛋羹、清蒸鱼、余丸子、炖肉、豆腐、酸奶、软饭、龙须面、馒头、细软的蔬菜等。避免油腻、粗硬、味道太浓或辛辣刺激的食物，以减轻消化道的负担。

贫血患者建议适量补充富含铁元素的食物，如红肉及动物肝脏、动物血等，帮助红细胞及血红蛋白的恢复；不建议任意食用食疗偏方，如大量摄入猪蹄汤、生酮饮食等，以免因饮食不当造成营养不良和不良反应。

对于食欲不好及恶心呕吐的患者饮食一般建议注意少量多餐，注意补充水分，避免脱水。

注意持续补水，如白开水、鲜榨蔬果汁、清淡的肉汤、运动饮料等。除了食物中的水分，每天建议额外饮水8～10杯（1杯200ml），以利于体内代谢废物的排出；建议两餐间或饭前30分钟喝汤水，以免影响进食；饮水不足者可通过静脉补液保证水、电解质平衡。

中性粒细胞低的患者应注意食品卫生，禁食生食，如蔬菜沙拉、生鱼片、泡菜等，外卖的熟食及常温放置时间超过2小时的食物需彻底加热后才能食用。

（2）营养支持治疗　肿瘤化疗患者启用营养治疗的指征基本同其他肿瘤患者。研究显示，化疗前及化疗期间体重丢失>5%与不良结局相关，包括发生剂量限制性毒性的风险增加，生活质量下降、生存期缩短。因此，需要化疗的营养不良患者营养支持的时机应提前至化疗开始前，并在化疗过程中，定期（每周期1次）由护士或营养师通过营养摄入评估和体重变化筛查患者的营养状况，早期发现营养不良，早期营养干预，以免营养状况进一步恶化影响化疗效果。

厌食和味觉改变在肿瘤化疗患者中十分常见，通过规范的个体化饮食指导及口服补充肠内营养制剂（特殊医学用途配方食品），可增加化疗患者营养摄入，减少体重丢失。只有当患者发生重度黏膜炎、难治性呕吐、肠梗阻、严重吸收不良、延迟性腹泻、不愿或不能耐受肠内营养支持者，可予以短期补充性肠外营养支持。

通用型 EN 及 PN 配方适用于多数肿瘤化疗患者的营养治疗，患者无脂代谢或肝脏胰腺功能异常时，可使用高脂肪低碳水化合物的配方，糖/脂肪比例最高可达1∶1。中/长链脂肪乳剂更适合恶病质及化疗合并肝功能障碍的患者。

（3）营养随访　化疗患者，尤其是消化系统化疗患者营养不良的风险较高，建议化疗患者每个周期找营养师评估一次营养摄入状况，以通过早期筛查和早期干预，减少营养不良发生。已经发生营养不良的患者应在医师或营养师指导下进行营养治疗。化疗期间由营养师进行的个体化饮食咨询和（或）口服营养补充能提高化疗患者的营养摄入、减少体重丢失、改善患者生活质量。

6. 肿瘤恶病质患者营养支持治疗和运动原则　肿瘤恶病质是肿瘤患者常见的一种综合征。关于恶病质的定义比较公认的是 Fearon K 教授于2011年在肿瘤恶病质国际共识中提出的定义：以持续性骨骼肌丢失（伴有或不伴有脂肪组织丢失）为特征，不能被常规营养支持完全缓解，逐步导致多器官功能损伤的多因素综合征。临床表现为食欲减退、厌食、早饱、体重下降、肌肉萎缩、乏力、贫血、水肿和低蛋白血症等。恶病质严重影响患者的生活质量，降低机体对治疗的敏感性与耐受性。40% ~ 80% 的肿瘤患者可能出现恶病质，可发生在肿瘤发展的任意过程中，约20%的恶性肿瘤患者死于肿瘤恶病质。《欧洲肿瘤恶病质临床指南》（以下简称指南）中将肿瘤恶病质分为三期：恶病质前期、恶病质期、恶病质难治期。

研究表明，早期饮食咨询在增加肿瘤患者摄入量方面是有效的。运动干预结合营养治疗的模式可能有效地提高肿瘤恶病质患者的身体功能，改善代谢，保持肌肉含量。而富含 ω - 3 脂肪酸等免疫营养素和丰富蛋白质的 ONS 与肿瘤恶病质患者的体重增加、瘦体组织增加以及生活质量改善相关。

（1）饮食及运动　恶病质患者的饮食及运动原则同一般肿瘤患者，不同的是更应重视优质蛋白质的补充及运动对肌肉合成等的改善作用。指南建议，肿瘤恶病质患者蛋白质应增加至 $1.2 \sim 1.5 g/(kg \cdot d)$。

运动应该在有氧运动的基础上联合抗阻运动，以对抗肌肉的消耗。研究显示，运动可以增加肿瘤恶病质患者胰岛素敏感性，提高蛋白合成效率，使得机体抗氧化酶的活性增强，并促使炎症水平下降，提高免疫反应。癌症患者无论是否患有恶病质，运动计划都能够改善他们的生活质量中等强度的运动，对于不同阶段的肿瘤患者均是安全的，可改善患者的有氧运动能力、肌肉力量、生活质量以及心理健康状况。

（2）营养支持治疗　肿瘤恶病质患者的营养支持治疗原则同普通肿瘤患者，不同的是普通的营养支持很难逆转恶病质期患者的营养状况，尤其对于肌肉力量的维持及改善效果不明显。目前，通过药理剂量的鱼油、非甾体类抗炎药等下调机体炎症状态及给予激素及促进胃动力的药物等增进食欲，进行抗阻运动对抗肌肉消耗，已成为目前治疗恶病质的研究重点。尽管多数研究证据级别不高，治疗效果也不尽人意，但是仍然有部分多种药物联合治疗的小样本研究取得了较为可喜的结果，也提供了进一步研究的思路。

随机对照研究发现，口服富含 ω - 3 脂肪酸和蛋白质的口服营养制剂与肿瘤恶病质患者的体重增加、去脂组织增加以及生活质量改善相关；支链氨基酸可改善患者食欲，对蛋白质合成有促进作用，能够抑制蛋白质的分解代谢；L－左旋肉碱可以改善肿瘤患者食欲，缓解乏力症状，增加去脂组织；糖皮质激素可能通过提高下丘脑神经肽水平抑制细胞因子的释放，改善情绪等作用，可短期内增加肿瘤患者食欲；沙利度胺具备一定免疫调节、抗炎及抑制血管生成和抗肿瘤等作用，可以抑制 TNF－α 促炎因子及肿瘤血管新生。

目前，指南已经推荐甲地孕酮用于改善肿瘤恶病质相关性厌食；推荐 ω－3 多不饱和脂肪酸用于改善恶病质患者食欲及减少肌肉消耗；推荐甲氧氯普胺作为消化道动力药物用于改善恶病质患者胃潴留造成的早期饱胀感以及厌食。

（3）营养管理策略　肿瘤恶病质患者的营养管理包括早期筛查及评估、全程营养管理、多学科多手段联合干预。研究显示，密切的营养随访、营养咨询和对患者的营养教育是预防及治疗恶病质的重要措施，仅仅是对食物的不同选择以及对食物摄入量的认识就能使患者摄入更多的能量及营养素，从而可能有助于改善患者营养状况。

由于恶病质的影响因素较多，恶病质前期尚可能通过营养支持维持或改善营养状况，一旦进入恶病质期则很难逆转。因此，唯有早期发现，尽早通过多学科协作进行多种模式联合干预，包括症状控制、饮食指导、营养支持、抗炎治疗、运动干预、心理干预以及个体化药物治疗，才有望达到减少肌肉丢失、提高生活质量、延长生存期等目的。

7. 肿瘤晚期患者营养支持治疗原则

（1）非终末期晚期患者　晚期肿瘤患者一般指肿瘤进展，肿瘤复发或转移，预期寿命从数月到数年不等，但是超过 2～3 个月的患者。由于这部分患者恶病质发生率较高，常影响患者的生活质量及对抗肿瘤治疗的耐受性及其生存期，大部分患者仍在进行积极或姑息的抗肿瘤治疗，因此，营养不良问题应得到足够的关注，营养治疗原则同恶病质肿瘤患者。营养治疗目标应为保证充足能量和蛋白质摄入，减少代谢紊乱，以维持适当的体能状态和主观生活质量，延长生存时间。对慢性膳食摄入不足和（或）存在不可控的吸收不良患者，可考虑采用家庭营养（肠内或肠外）。

家庭肠外营养（HPN）是一项复杂的治疗，对适应人群的选择亦有较高要求。在开始 HPN 训练计划之前，需要评估患者的认知能力和体力状况；同时应该通过多学科营养团队（例如包括社会工作者和其他指定的医疗专业人员）评估家庭环境、医疗适应性、康复潜在性、社会和经济因素和报销来源等因素制订营养支持计划。

（2）终末期患者　终末期指处于疾病快速进展期，预计生存期不足 2～3 个月，同时存在系统性炎症（CRP≥10mg/dl）和（或）体力状况 ECOG 评分≥3 的患者。尽管同时接受抗肿瘤治疗，人工营养的风险可能比益处更大，因此，干预措施应该是无创的。尤其在生命的最后几周和几天中，除可尝试少量口服营养补充或少量的水化治疗外，肠内（管饲）和肠外营养支持并无意义，因其不会给患者造成任何功能或舒适方面的改善。当患者接近生命终点时，已不需要给予任何形式的营养治疗，营养支持仅仅需要提供少量的水和食物以减少饥饿感，使患者感到舒适为目的。

总之，终末期肿瘤患者的营养治疗是一个复杂并涉及伦理、情感的问题，应组成由肿瘤学、营养、心理和姑息治疗等方面专家组成的多学科团队，对患者进行全面评估（包括患者的病情、预期生存时间，同时考虑到患者及家属的心理期望、宗教习俗），向患者家属解释清楚姑息支持的目标及营养支持的利与弊，以制订个体化的止疼、营养、心理、临终关怀等姑息支持方案。

三、恶性肿瘤的营养预防

大量的研究结果表明，多数恶性肿瘤是可以预防的。膳食营养因素在恶性肿瘤预防方面起非常重要的作用。

2007 年由世界恶性肿瘤研究基金会和美国恶性肿瘤研究所联合出版了"食物、营养、身体活动和恶性肿瘤预防"的第二份报告。在此报告的基础上，再由 21 名世界知名专家组成的专家组提出了降低恶性肿瘤风险的 10 条建议。这 10 条建议不仅对预防恶性肿瘤有意义，还对一些慢性疾病如心脑血管病、糖尿病具有重要意义。这 10 条建议如下。

1. 在正常体重范围内尽可能瘦 研究证实，身体脂肪过多会增加多种恶性肿瘤的危险性，特别是向心性肥胖与恶性肿瘤危险性增加密切相关，腰围每增加 2.5cm，患恶性肿瘤的风险增加 8 倍。肥胖会影响激素水平，并能促进产生恶性肿瘤危险性的炎症标志物的产生。因此，在一生中保持健康体重可能是预防恶性肿瘤的最重要方法之一。

2. 将从事积极的身体活动作为日常生活的一部分 每天至少进行 30 分钟的中度身体活动（相当于快步走）。随着身体适应能力的增加，每天可进行 60 分钟或以上的中度身体活动，或者进行 30 分钟或以上的重度身体活动。无论是什么样的身体活动，均能预防某些恶性肿瘤以及体重增加。

3. 限制摄入高能量密度的食物 高能量密度食物是指能量超过 225～275kcal/100g 的食物；含糖饮料和西式快餐多为高能量密度食物，应尽量避免摄入。

4. 以植物来源的食物为主 每日至少吃 5 份（至少 400g）不同种类的非淀粉蔬菜和水果；每餐都吃相对未加工的谷类和（或）豆类，限制精加工的淀粉性食物；将淀粉类根或块茎食物作为主食的人，要保证摄入足够的非淀粉蔬菜、水果和豆类。每天吃 9 份蔬菜和水果，其中包括番茄和浆果等。番茄所含有的番茄红素有助于预防细胞受到损害。浆果（如草莓、黑莓和蓝莓）富含抗氧化剂，而抗氧化剂可以防止细胞受到损害。有证据表明，大多数具有恶性肿瘤预防作用的膳食，主要是由植物来源的食物组成的。摄入较多植物性食物可能对各个部位的恶性肿瘤均有预防作用。非淀粉蔬菜和水果不仅可能对某些恶性肿瘤具有预防作用，而且由于能量密度很低，还可以预防体重的增加。

5. 限制红肉摄入，避免加工的肉制品 红肉和加工的肉制品是某些恶性肿瘤的充分或很可能的原因，而且含大量动物脂肪的膳食，能量通常也相对较高。每天红肉所提供的能量在总摄入能量的 10% 以下，尽可能选择禽、鱼肉。

6. 限制含乙醇饮料 如果单纯依据恶性肿瘤方面的证据，即便少量饮酒也应避免，考虑到适量饮酒可能对冠心病有预防作用，因此建议限制饮酒。如饮酒，每天不超过 1 份（以 1 份酒含 10～15g 乙醇计）。儿童和孕妇不能饮用含乙醇饮料。

7. 限制盐的摄入量 不吃或尽量少吃盐腌或过咸的食物，避免用盐腌保存食物。有力证据表明盐和腌制食物很可能是胃癌的原因。

8. 不推荐使用膳食补充剂预防恶性肿瘤 强调通过膳食本身满足营养需要。一般而言，对健康人，最好通过富含营养素的膳食来解决营养素摄入的不足；只是在某种情况下，可以用补充剂。

9. 保证足够的母乳喂养 母亲对婴儿最好进行 6 个月的完全母乳喂养，以后再添加其他液体和食物。母乳喂养对母子均有保护作用。对母亲来说，可预防乳腺癌的发生。对于孩子来说，能增强儿童的免疫力，防止婴儿期的感染，预防儿童的超重和肥胖等。

10. 遵循医生建议 恶性肿瘤患者接受治疗的同时，生活及饮食应该遵循恶性肿瘤预防的建议。要接受训练有素的专业人员提供的营养指导。

通过环境因素，如食物、营养和身体活动对恶性肿瘤危险性影响的研究，说明恶性肿瘤是一类可以预防的疾病，如果遵循以上建议，就有可能降低恶性肿瘤发生率。除了膳食干预外，还应注意避免与恶性肿瘤发生有关的感染、性行为和职业、环境致癌因素，并加强卫生立法；还要注意保持心理平衡、精神愉快。

答案解析

目标检测

一、单选题

1. 黄曲霉毒素可以使（　　）发生的危险性特异性增加

　　A. 乳腺癌　　　　　　　　B. 胃癌　　　　　　　　C. 鼻咽癌

　　D. 肝癌　　　　　　　　　E. 结肠癌

2. 下列不属于肿瘤患者营养支持的指导原则的是（　　）

　　A. 肿瘤患者若因胃肠道功能障碍，应给予肠内或肠外营养支持

　　B. 肿瘤患者若有严重营养不良，应给予肠内或肠外营养支持

　　C. 完全肠外营养支持有益于对化疗或放疗无效的进展期肿瘤患者

　　D. 营养良好或仅有轻度营养不良的肿瘤患者，无需特殊营养支持

　　E. 预期自然饮食足够的肿瘤患者在手术、化疗或放疗时无需特殊营养支持

3. 高盐饮食能使（　　）的发病危险增加

　　A. 口腔癌　　　　　　　　B. 肝癌　　　　　　　　C. 胃癌

　　D. 食管癌　　　　　　　　E. 肺癌

4. 防癌膳食建议，每天红肉所提供的能量占总摄入能量的（　　）

　　A. 50% 以下　　　　　　　B. 40% 以下　　　　　　C. 30% 以下

　　D. 20% 以下　　　　　　　E. 10% 以下

5. 长期卧床的恶性肿瘤患者中，能量给予一般为（　　）

　　A. 15 ~ 20kcal/（kg·d）

　　B. 20 ~ 25kcal/（kg·d）

　　C. 25 ~ 30kcal/（kg·d）

　　D. 35 ~ 40kcal/（kg·d）

　　E. 40 ~ 45kcal/（kg·d）

6. 恶性肿瘤患者每日至少提供的蛋白质量为（　　）

　　A. 1.0 ~ 1.2g/（kg·d）

　　B. 1.5 ~ 2.0g/（kg·d）

　　C. 1.8 ~ 2.0g/（kg·d）

　　D. 2.0 ~ 2.5g/（kg·d）

　　E. 0.5 ~ 1.0g/（kg·d）

7. 癌症与膳食营养的相关性是营养因素可以（　　）

　　A. 启动癌变　　　　　　　　　　　B. 促进癌变

　　C. 在癌症的所有阶段起作用　　　　D. 促进癌变过程发展

　　E. 增加致癌物吸收

8. 为了预防肿瘤发生，在防癌膳食建议中对肉食提出的要求是要减少（　　）

　　A. 鸡肉摄入　　　　　　　B. 鸭肉摄入　　　　　　C. 鱼类摄入

　　D. 猪肉摄入　　　　　　　E. 鹅肉摄入

9. 下列做法中，有利于预防癌症的是（　　）

A. 不限制熏肉的摄取　　　　B. 胰岛素抵抗　　　　C. 多吃蔬菜

D. 遗传　　　　E. 减少身体活动

二、思考题

简述国际专家组提出的降低癌症风险的建议。

（赵　琼）

书网融合……

本章小结

实 训

实训一　人体测量

【实训目的】

1. 掌握　人体测量的常用指标及测定方法。

2. 熟悉　人体测量常用指标的评价标准。

【实训准备】

1. 器械　身高坐高计、体重秤、卧式量板或量床、皮褶厚度计、卷尺。

2. 环境　安静、光线充足，室温 22～25℃。

【实训方法与结果】

一、实训方法

（一）身高（身长）、体重的测量

1. 使用器械　卧式量板或量床、身高坐高计、体重秤。

2. 测量方法

（1）身长　3 岁以下婴幼儿测量身长。3 岁以下儿童由于站立测量困难所以测量卧位身长用卧式量板或量床，婴幼儿脱去鞋、袜、帽，仅穿单裤，仰卧于量床底板中线上，一人用手左右固定婴幼儿头部，使头顶紧密接触头板。另一人站在婴幼儿右侧，左手握住两膝，使两下肢并拢紧贴量床，右手移动足板使其紧贴双脚足跟，读足板处所示数字。测量时要注意婴幼儿头部不能歪斜，双腿不能离开量床，足底与量床呈直角，否则就会出现测量误差。

（2）身高　3 岁以上测量身高。

第一步：被测量者赤脚，"立正"姿势站在身高计的底板上，上肢自然下垂。

第二步：足跟并拢，足尖分开约成 60°，脚跟、骶骨部及两肩胛骨（三点）紧靠身高计的立柱。

第三步：测量者立于被测量者右侧，移动身高坐高计的水平板向下，直至与被测量人的头顶接触，使其松紧度适当即可。

第四步：读数时双眼与压板水平面（两点）等高进行读数，记录数据，并告知被检者。

（3）体重

第一步：告知被检者体重测量的目的，以取得配合。

第二步：嘱被检者排空大小便，穿单衣，赤足轻轻踏上秤台，直立于正中或坐于底板上，手不乱动或接触其他物体。

第三步：读取与记录体重测量仪上指针的读数，即为被检者体重，以公斤表示。

第四步：告知被检者结果。

（二）肱三头肌、肩胛下角、腹部皮褶厚度的测量

1. 使用器械　皮褶厚度计。

2. 测量方法

第一步：调整"0"位，将皮褶厚度计上下两臂接点合拢，检查指针是否指在"0"位，如不在"0"位，轻轻转动刻度盘，使指针对准"0"位。

第二步：校正压力，皮褶厚度计压力要求 $10g/mm^2$ 以内。在皮褶厚度计下侧臂顶端的小孔上挂校验砝码（200g），使下侧臂的根部与该臂顶端的接点呈水平线，如指针处在 15~25mm 范围内，说明钳口压力符合要求，无需调节旋钮。如指针位于 25mm 以上，说明压力偏低，需卸下砝码，向左侧方向转动旋钮；如指针位于 15mm 以下，说明压力偏高，需卸下砝码，向右侧方向转动旋钮，直至指针调至符合要求为止。

第三步：受试者自然站立，充分裸露被测部位。常用测试部位如下。①肱三头肌部：位于左上臂肩峰至尺骨鹰嘴的中点下约2cm处，沿上肢长轴方向纵向捏提皮褶。②肩胛下角部：在肩胛下角下方约1cm处，与脊柱成45°角方向捏提皮褶。③腹部：测量在脐水平线与左锁骨中线交界处，沿躯干长轴方向纵向捏提皮褶。

第四步：测试人员用左手拇指、示指和中指将被测部位皮肤和皮下组织捏提起来，将皮褶计在距离手指捏起部位处钳入约1cm（注意皮褶计卡钳的卡口连线与皮褶走向垂直），放开活动把柄，在2秒内读数，以mm为单位，读数记录至小数点后一位。共测量3次，取中间值或两次相同的值。

（三）腰围、臀围

1. 使用器械 无伸缩性材料制成的卷尺，刻度为0.1cm。

2. 测量方法

（1）腰围 受试者自然站立，两肩放松，双臂交叉抱于胸前，测试人员面对受试者，用卷尺放在其右侧腋中线胯骨上缘与第12肋下缘连线的中点（通常是腰部的天然最窄部位），沿水平方向围绕腹部一周，紧贴而不压迫皮肤，在正常呼气末测量腰围的长度，读数精确至1mm。

（2）臀围 受试者自然站立，两肩放松，双臂交叉抱于胸前，测试人员位于受试者前方，将卷尺沿臀大肌最突起处水平绕一周，松紧度适宜（使皮肤不产生明显凹陷）。卷尺上与"0"相交的值即为测量值。记录以cm为单位，精确到小数点后一位。

二、评价标准

（一）身高（身长）、体重

1. 实测身高（身长）与同年龄组标准身高（身长）的比较 实测身高（身长）为标准身高（身长）的80%以下者被评为矮小；80%~93%为正常；大于105%者为高大。注意：长期的营养不良可导致儿童生长发育迟缓，表现为身高较相同年龄儿童矮小；长期的营养过剩可导致儿童生长发育过快，表现为身高较相同年龄高大及肥胖。

2. 体重 常用评价指标为BMI，计算公式为BMI＝体重（kg）/身高（m）^{2}。BMI＜18.5提示体重过轻；18.5~23.9提示体重正常；24~27.9提示超重；≥28提示肥胖。注意，BMI通常只适用于成年人，并不适用于未满18岁的儿童和青少年，运动员或者怀孕、哺乳期女性、长期卧床以及身体虚弱的老年人也不适合用BMI进行评判。

（二）皮褶厚度

1. 肱三头肌皮褶厚度 男性正常值为8.3cm，女性为15.3cm。测量值在参考值的90%以上不存在能量营养缺乏，80%~90%为轻度能量营养不良，60%~80%为中度能量营养不良，60%以下者为重度能量营养不良。

2. 肩胛下角褶厚度 临床上以肱三头肌皮褶厚度与肩胛下角褶厚度之和来判断营养状况。男性正常值为 10mm ~ 40mm，女性为 20mm ~ 50mm。男性 > 40mm、女性 > 50mm 为肥胖；男性 < 10mm、女性 < 20mm 为消瘦。

3. 腹部皮褶厚度 男性正常值为 5 ~ 15mm；测量值 > 15mm 为肥胖、< 5mm 为消瘦。女性正常值为 12 ~ 20mm；测量值 > 20mm 为肥胖、< 12mm 为消瘦，尤其对 40 岁以上妇女测量此部位更有意义。

（三）腰围、臀围和腰臀比

1. 腰围 判断腹部肥胖的重要标准，男性腰围 ≥ 85cm，女性腰围 ≥ 80cm 诊断为腹部肥胖。

2. 腰臀比 是腰围（cm）和臀围（cm）的比值，是判断中心型肥胖的重要指标。当男性腰臀比 ≥ 0.9，女性腰臀比 ≥ 0.8，可诊断为向心性肥胖；但随年龄、性别、人种不同而异。

三、实训结果记录及评价

实训表 1　人体测量实训结果记录单

指标名称	测量值或计算值	评价
身高（身长）（cm）		
体重（kg）		
BMI		
肱三头肌皮褶厚度（mm）		
肩胛下角皮褶厚度（mm）		
脐旁皮褶厚度（mm）		
腰围（cm）		
臀围（cm）		
腰臀比		

（何清懿）

实训二　肥胖度判断与减肥指导

【实训目的】

1. 掌握 肥胖度的判断的常用指标及减肥指导。

2. 熟悉 肥胖度判断的方法。

【实训准备】

1. 器械 身高体重计。

2. 环境 干净、整洁、安静。

【实训方法与结果】

一、实训方法

（一）体重的测量

1. 使用器械 身高体重计。

2. 测量方法

（1）被检者脱鞋，单衣站立于身高体重计底座上，站立位置正确，身体站直。

（2）读取与记录体重测量仪上指针的读数，即为被检者体重，以千克（kg）表示。

二、评价标准

1. 身高标准体重法 WHO 计算方法如下。

男性：（身高 cm - 80）× 70% = 标准体重

女性：（身高 cm - 70）× 60% = 标准体重

公式为：肥胖度% = ［实际体重（kg）- 身高标准体重（kg）］/ 身高标准体重（kg）× 100%

判断标准是：肥胖度 ≥10% 为超重，20% ~ 29% 为轻度肥胖，30% ~ 49% 为中度肥胖，≥50% 为重度肥胖。

2. 体重指数法 是目前世界范围内广泛采用的成人肥胖判定方法（实训表 2）。

$$BMI（kg/m^2）= 体重（kg）/ ［身高（m）］^2$$

实训表 2 世界各地体重指数法（BMI）标准

BMI 分类	WHO 标准	亚洲标准	中国参考标准
偏瘦	BMI < 18.5	BMI < 18.5	BMI < 18.5
正常	18.5 ≤ BMI < 25	18.5 ≤ BMI < 23	18.5 ≤ BMI < 24
超重	25 ≤ BMI < 30	23 ≤ BMI < 25	24 ≤ BMI < 28
肥胖	30 ≤ BMI < 35	25 ≤ BMI < 30	28 ≤ BMI < 32
重度肥胖	≥35	≥30	≥32

体重指数法的优点是充分考虑了全身的状况；缺点是受肌肉和骨骼的影响，如运动员的肌肉比较发达，体重较大，体重指数较高，但此时不能将其视为肥胖症。

3. 体脂率测量法 体脂率是指人体内脂肪重量在人体总体重中所占的比例，又称体质百分数，它反映人体内脂肪含量的多少，是目前最科学地判定肥胖的一种方法。

目前常用的生物电阻分析法是一种根据不同身体组织具有不同导电性质而设计的估算体组成的技术。电子脂肪秤就是根据以上原理，利用秤体表面的电极片与人体的双脚接触，通过一定的安全电流，测量人体电阻，然后基于输入的人体数据和测量得到的人体电阻，使用我们在广泛实验中得到的公式，能够比较准确精准地测量人体脂肪百分比、人体水分百分比、人体蛋白质百分比、人体肌肉百分比、骨骼重量等人体成分。

此方法使用方便，测量结果比较准确。

成年人的体脂率正常范围分别为女性 18% ~ 22%，男性 10% ~ 20%，若体脂率过高，超过正常值的 20% 就可视为肥胖。

三、减肥指导

1. 膳食改进建议 每餐必须要有蛋白质的摄入，适量的碳水，减少脂类的进食。

2. 运动建议 对于减肥而言，并不是运动强度越大就越有效。减肥应选择长时间，中、小强度的运动，运动的时间要足够长，一般每次运动的持续时间为 30 ~ 60 分钟。每周运动 4 ~ 5 次或坚持每天运动，形成运动习惯，可以选择跑步、骑自行车、爬山、游泳、健美操、跆拳道、球类活动等。

必要时，在医师指导下实施减肥计划。

四、实训结果记录及评价

指标名称	测量值或计算值	评价
身高（身长）（cm）		
体重（kg）		

参考文献

［1］杨月欣，葛可佑．中国营养科学全书［M］．2 版．北京：人民卫生出版社，2019.

［2］孙长颢，凌文华，黄国伟，等．营养与食品卫生学［M］．8 版．北京：人民卫生出版社，2017.

［3］中国营养学会．中国居民膳食指南（2022）［M］．北京：人民卫生出版社，2022.

［4］中国营养学会．中国老年人膳食指南［M］．北京：人民卫生出版社，2018.

［5］中国营养学会．中国居民膳食营养素参考摄入量（2013 版）［M］．北京：科学出版社，2014.

［6］蔡美琴．特殊人群营养学［M］．北京：科学出版社，2018.

［7］袁继红，李海燕，刘英华．膳食营养与治疗护理手册［M］．北京：科学出版社，2017.

［8］季兰芳，陈灵娟．膳食营养与食品安全［M］．北京：化学工业出版社，2016.

［9］林杰，闫瑞霞．营养与膳食［M］．北京：人民卫生出版社，2016.

［10］中国营养学会．中国学龄儿童膳食指南（2016）［M］．北京：人民卫生出版社，2016.

［11］于康．临床营养治疗学［M］．2 版．北京：中国协和医科大学出版社，2010.

［12］孙建琴，营养与膳食［M］．上海：复旦大学出版社，2015.